Ästhetik als Therapie

European Society of Aesthetics and Medicine

Gefördert durch die
API Betriebs gemeinnützige GmbH
Eine Gesundheitseinrichtung der VAMED Gruppe

Ästhetik als Therapie

Therapie als ästhetische Erfahrung

Festschrift zum 60. Geburtstag von Michael Musalek

Herausgegeben von
Martin Poltrum und Ulf Heuner

PARODOS

Bibliografische Information der Deutschen Bibliothek
Die Deutsche Bibliothek verzeichnet diese Publikation in der Deutschen Nationalbibliografie; detaillierte bibliografische Daten sind im Internet über http://dnb.ddb.de abrufbar.

Druck: Print Group Sp. z o.o., Stettin
Printed in Poland

ISBN: 978-3-938880-77-7

www.parodos.de

Inhalt

Vorwort

Lieber Michael!

Dir zu Ehren ein Buch zu machen ist uns eine besondere Freude und wir dachten, dass wir Dir als Person und Deinem Lieblingsdiskurs der letzten Jahre vielleicht am nächsten kommen, wenn wir das schöne und gute Leben in den Mittelpunkt der Reflexion stellen (vgl. Musalek 2010 u. 2015).

Festschriften sind immer so eine Sache, eine Sammlung von Texten für einen Mitstreiter, Vordenker, Diskurspartner, Mentor, Chef, Freund ..., die Anekdotisches mit Wissenschaftlichem verbindet und eine Fachöffentlichkeit als Leser sucht. Nicht selten versammeln solche Schriften „Ladenhüter", da alle immer viel zu tun und zu schreiben haben, manchmal beinhalten solche Bücher auch Texte, welche die Kernüberlegungen des Jubilars herausfordern und in einigen Fällen enthält so eine Publikation sogar subtile wissenschaftliche „Bösartigkeiten", getarnt und gekonnt platziert. Keine Sorge, Letzteres haben wir allein schon dadurch vermieden, dass wir die Nietzsche-Platon-Debatte beiseitegelassen haben – über Nietzsche ist also nur Gutes zu lesen und Platon kommt so gut wie gar nicht vor ... Aber aufgeschoben ist nicht aufgehoben ☺! Im besten Fall ist eine Festschrift ein Buch, in dem die Gedanken des zu Feiernden aufgenommen und weitergesponnen werden und so das Œuvre des Geburtstagskindes zur Geltung kommt. Wir hoffen sehr, dass uns Letzteres gelungen ist und haben daher die ästhetisch-therapeutische Sache – Deine und unsere Sache – ins Zentrum der Überlegungen gestellt.

Im Ästhetikdiskurs der letzten Jahre ist der Begriff der *ästhetischen Erfahrung* aus vielen verschiedenen Gründen zu einer Art Leitbegriff avanciert (vgl. Pöltner 2008, 17). Der Begriff sagt zunächst nicht viel mehr aus, als dass eine Ästhetik, die auf der Höhe der Zeit argumentieren möchte, vom Begriff der Erfahrung auszugehen hat und sich Überlegungen zur Ästhetik nicht in einer am Kunstwerk orientierten Philosophie oder einer Theorie des Schönen erschöpfen dürfen.

Die *erneute* Hinwendung zum Begriff der ästhetischen Erfahrung – motivisch ist sie bereits bei Baumgarten und in Kants *Kritik der Urteilskraft* angelegt – war zunächst kunsttheoretisch motiviert (vgl. Küpper u. Menke 2003, 9). Die moderne Kunst hat seit den ersten Avantgardebewegungen Anfang des 20. Jahrhunderts eine Reihe von traditionellen Unterscheidungen und Trennungen infrage gestellt – zum Beispiel die Scheidung von Künstlern und Kunstrezipienten, Akteuren und Zuschauern, Werk und

Umgebung, formgebender Gestaltung und Zufall oder generell gesprochen von Kunst und Leben. Die sogenannte historische Avantgarde und die Neoavantgarden haben sich also immer (bis heute) das Ziel gesetzt, die Grenzmarken zwischen Kunst und Nicht-Kunst einzureißen. Ob die Versuche einer Aufhebung der Grenzen zwischen Kunst und Leben letztlich überhaupt möglich bzw. sinnvoll sind und nicht vielmehr entweder zu einer Auflösung der Kunst im Leben oder zu einer ästhetischen Einrahmung des Lebens führen müssen, ist allerdings eine Frage (vgl. dazu Heuner 2008). In jedem Fall ist klar, dass die traditionellen Orte und Settings der ästhetischen Rezeption – Sockel der Plastik, Rahmen des Bildes, Konzerthaus, Theater, Galerie, Museum, Buch etc. – einer grundsätzlichen Kritik unterzogen wurden (vgl. Bürger 1974; Poltrum 2005, 115).

Das hat eine Kunsttheorie, die diesen Entwicklungen nicht hinterherhinken wollte, dazu genötigt, ihre Begriffe zu erweitern, da die Reflexion über Kunst nicht mehr vom Werkcharakter der Kunst ausgehen konnte, den sie in ihren Leitvorstellungen bislang vorausgesetzt hatte. Denn wenn so unterschiedliche Dinge wie ein *Ready-made* von Duchamp, die *Schießbilder* von Niki de Saint Phalle, Arnulf Rainers *Selbstübermalungen*, Yves Kleins *Anthropometrie* (1960), dessen Erklärung, ganz Paris sei für einen Tag ein Kunstwerk (der Himmel, die Straßen, alle Ereignisse an diesem Tag), das *Orgien-Mysterien-Theater* eines Hermann Nitsch oder Marina Abramović's Performance *The Artist is present* (2010) zu den ästhetischen Aktivitäten und Strategien der modernen und postmodernen Kunst gehören, dann ist der einzige Angelpunkt für eine Theorie, die diese äußerst unterschiedlichen künstlerischen Statements noch einigermaßen in einem theoretischen Diskurs bzw. mit einem zentralen Begriff zu fassen vermag, der Begriff der ästhetischen Erfahrung. Wenn aber nicht mehr das Werk oder der Gegenstand Auskunft darüber geben, wann Kunst folgt bzw. sich ereignet, sondern die Art und Weise, wie wir dem, was als Kunst gilt oder gelten möchte, begegnen, nämlich durch eine bestimmte Art der Erfahrung, dann kann diese Erfahrungsweise prinzipiell auch Gegenständen entgegengebracht werden, die prima facie nichts mit Kunst zu tun haben. Ästhetische Erfahrungen lassen sich somit nicht nur an von vornherein ästhetisch aufgeladenen Objekten machen, sondern es kann im Prinzip alles Gegenstand der ästhetischen Erfahrung werden, auch ein höchst unscheinbares und unspektakuläres Objekt, und jede alltägliche Erfahrung kann zu einer ästhetischen werden (vgl. Seel 1996).

In den Avantgardebewegungen und den sie begleitenden Theorien geht es zumeist darum, den sogenannten Rezipienten aus eingefahrenen Seh-, Denk- und Erfahrungsmustern zu reißen, ihn zu provozieren, zum (nicht immer freiwilligen) Mitakteur zu machen etc. Dass mit ästhetischen Erfahrungen auch sehr angenehme, eben im doppelten Sinne schöne Erfahrungen verbunden sein können, geriet so fast aus dem Blick. In weiten Teilen der Theorie und Kunst ist es vielmehr zu einem Dogma geworden, dass Kunst alles sein darf, nur nicht schön. Wie weit sich die ästhetische Theorie mittlerweile von ihren ursprünglichen Begriffen entfernt hat, kann man z.B. daran absehen, dass der Philosoph Martin Seel in einem Vortrag auf dem Kongress der Gesellschaft für Ästhetik 2008 in Jena das Auditorium mit der augenscheinlich provokativ gemeinten These konfrontierte, Ästhetik habe seines Erachtens doch etwas mit dem Schönen zu tun.

Die Künstler hatten und haben bei ihren gern als *Entgrenzungen* bezeichneten Aktionen somit wohl oft mehr Spaß als diejenigen, die eine ästhetische Erfahrung machen sollen. Dieser Aspekt mag mit ein Grund dafür sein, dass psychotherapeutische Ansätze im Kontext der Kunst zunächst vor allem das kreative Tätigsein als therapeutisch wirksame Ressource unter dem Stichwort Kunsttherapie ausgeschöpft haben. Jedoch kann nicht nur die eigene künstlerische Tätigkeit, sondern auch die Rezeption der Kunst, d.h. die ästhetische Erfahrung, therapeutisch wirken, und außerdem können mit jeder Form von Therapie generell auch ästhetische Erfahrungen verbunden sein: Diese Erkenntnis haben wir Michael Musalek und seinen Mitstreitern zu verdanken, die auf diesem Feld Pionierarbeit geleistet haben.

Die Geschichte dieser Pionierarbeit, unter anderem mit der Gründung der European Society of Aesthetics and Medicine, präsentiert uns Christian Haring in seiner Hommage an Michael Musalek. Mit den weiteren Arbeiten schließt der Band an den gerade skizzierten aktuellen Theoriediskurs zur ästhetischen Erfahrung an und verknüpft diesen mit den spezifischen Fragestellungen im Kontext ästhetischer Therapie bzw. therapeutischer Ästhetik. Dabei werden sowohl ästhetische Psychotherapieansätze vorgestellt und erörtert als auch Felder ästhetischer Praxis außerhalb konkreter Therapiearbeit auf ihre therapeutische Relevanz und die Eröffnung neuer Möglichkeitsräume hin befragt. Die Themenfelder sind entsprechend vielfältig: existentielles Hören und Horchen, Traumabewältigung, Sportfaszination, Werterleben, Rezeption von Liebesfilmen im klinischen Kontext, Momente des Genusserlebens, Achtsamkeitsmeditation und jegliche Augenblicke der gesteigerten Präsenzerfahrung.

Ästhetische Erfahrungen sagen uns nicht nur mit Rilke: „Du mußt Dein Leben ändern" – sondern im Moment der ästhetischen Erfahrung ist das Leben bereits anders: besser, reicher, schöner und herrlicher als im Modus der außerästhetischen Alltäglichkeit. Damit wird ein Gedanke aufgenommen und weitergeführt, der bereits in dem Band *Ars Medica. Zu einer neuen Ästhetik in der Medizin* (Musalek, Poltrum 2011) im Zentrum stand – Ästhetische Erfahrungen öffnen die Seele und das Schöne ist ein Medikament.

Lieber Michael – weiterhin volle Kraft voraus – es gibt noch viele gemeinsame Abenteuer, die auf Dich warten, und noch mehr ästhetische Felder, die erobert werden müssen. Alles Gute zu Deinem Geburtstag und eine tolle gemeinsame Zeit wünschen wir Dir ganz herzlich auch im Namen der Autoren und Förderer dieser Schrift!

Martin Poltrum und Ulf Heuner
Wien und Berlin im Februar 2015

Literatur

Bürger, P. (1974) Theorie der Avantgarde. Suhrkamp: Frankfurt a.M.
Heuner, U. (2008) Wer herrscht im Theater und Fernsehen? Parodos: Berlin.
Küpper, J. & Menke, Ch. (Hg.) (2003) Dimensionen ästhetischer Erfahrung. Suhrkamp: Frankfurt a.M.
Musalek, M. (2010) Social aesthetics and the management of addiction. Current Opinion in Psychiatry 23, 530-535.
Musalek, M. & Poltrum, M. (Hg.) (2011) Ars Medica. Zu einer neuen Ästhetik in der Medizin. Parodos: Berlin.
Musalek, M. (2015) Der Wille zum Schönen. Auf dem Weg zu einem schönen Leben. Parodos: Berlin (in press).
Poltrum, M. (2005) Schönheit und Sein bei Heidegger. Passagen: Wien.
Pöltner, G. (2008) Philosophische Ästhetik. Kohlhammer: Stuttgart.
Seel, Martin (1996) Ästhetik und Aisthetik. Über einige Besonderheiten ästhetischer Wahrnehmung – mit einem Anhang über den Zeitraum der Landschaft. In: ders., Ethisch-ästhetische Studien. Suhrkamp: Frankfurt a.M., 36-69.

Christian Haring

Bella Vista: Schöne Ein- und Aussichten – eine Hommage an Michael Musalek

Alles hat an einem wunderschönen, sonnigen, frühlingshaften Tag im April 2004 auf der Terrasse des Hotels Schubert in Gmunden am Traunsee begonnen. Michael Musalek und ich haben uns dort zufällig getroffen, beide gerade auf dem Weg zum Hotel, beide aber auch eingefangen von den verlockenden warmen Sonnenstrahlen, die den kommenden Sommer erahnen ließen. Wir sitzen auf der Terrasse mit Blick auf den See und es ergibt sich ganz unbefangen ein Gespräch, wir sprechen über die gerade besuchte Tagung der Österreichischen Gesellschaft für Psychiatrie und Psychotherapie (ÖGPP) und wir beginnen auch zu träumen, was unser Fach, zu dieser Zeit ist die Psychiatrie in Österreich primär naturwissenschaftlich dominiert, alles bereichern könnte. Eine Arbeitsgruppe für Philosophie in der Psychiatrie im Rahmen der ÖGPP könnte auch humanistischen Inhalten Bedeutung verleihen, das war uns in kurzer Zeit klar. Ebenso klar war, dass man ohne geisteswissenschaftliche Grundlagen Menschen mit psychischen Problemen nicht helfen kann. Mathematik und Statistik liefern ihre Beiträge, reichen aber bei weitem nicht aus, den Problemen unserer PatientInnen gerecht zu werden. Das war die Quintessenz eines langen Gespräches und man trennt sich beseelt von Sonne, Wärme und tiefgeistigen Gedanken. Vielleicht könne man sich im Rahmen der Tagung nächstes Jahr weiter an diesem Thema beglücken, wenn die Sonne wieder schiene, so dachte ich. Nicht so Michael Musalek. Wenige Wochen nach unserem Treffen ruft er mich an und erinnert an unser Gespräch und man müsse nun an die Gründung der Arbeitsgruppe im Rahmen der ÖGPP gehen. Aber was heißt Arbeitsgruppe? Philosophie sei so wichtig, dass wir eine Sektion gründen müssten. Er werde mit dem Präsidenten der ÖGPP, damals Christoph Stuppäck, sprechen und auf die Notwendigkeit hinweisen bzw. einfach darauf bestehen. Ich habe das damals ehrlich gesagt nicht wirklich ernst genommen. Ich bestehe auch immer wieder auf etwas, leider nützt das dann aber herzlich wenig. Wer aber Michael Musalek kennt, weiß, wenn er auf etwas besteht, dann besteht er einfach darauf und Widerstand wird schwierig, eigentlich fast unmöglich und wer das kennt, weiß auch gleich, wie die Geschichte ausgegangen ist. Seit dem Sommer 2004 gibt es die Sektion Philosophie in der ÖGPP, und seit der

Jahrestagung 2005 der ÖGPP gibt es gesonderte wissenschaftliche Sitzungen dieser Sektion. Im Rahmen der folgenden Sitzungen tauchten zwei weitere wichtige Personen regelmäßig in der Rednerliste der Sektionssitzungen auf – Guenda Bernegger und Martin Poltrum. Beide sind von Hause aus Philosophen und vertreten das ästhetische Moment in der Philosophie. Im Rahmen eines Abendessens des Vorstandes der ÖGPP wurde die Rolle der Ästhetik dann intensiv diskutiert und man kam überein, die ästhetische Dimension der Medizin durch die Gründung einer eigenen Gesellschaft ins Auge zu fassen. Und im Jahre 2005 wurde in Mailand die European Society of Aesthetics and Medicine (ESAEM) gegründet. Von nun tagte jedes Jahr nicht nur während des ÖGPP-Jahreskongresses die Sektion Philosophie in der Psychiatrie, sondern es fand auch regelmäßig ein Kooperationssymposium der ESAEM und des Philosophiereferates der Deutschen Gesellschaft für Psychiatrie und Psychotherapie, Psychosomatik und Nervenheilkunde (DGPPN) auf dem Jahreskongress der DGPPN im November in Berlin statt. Dazu trafen sich die Mitglieder der ESAEM zwei bis drei Mal im Jahr zu Tagungen, auf die ich nun speziell eingehen möchte.

Die Gründungsmitglieder kamen aus der Schweiz (Guenda Bernegger, Lazare Benaroyo, Vincent Barras), Italien (Alessandra Ferlini, Rossana Becarelli) und Österreich (Michael Musalek, Martin Poltrum und Christian Haring). Wichtige Mitglieder aus Deutschland (Jann E. Schlimme, Helmut Albrecht, Martin Heinze und Ulf Heuner) kamen im Laufe der Zeit dazu. Das Gründungstreffen fand im September 2005 in Mailand statt und es ging zunächst um viel Organisatorisches, aber auch um den Namen der Gruppe: „Bella Vista" war der Vorschlag von Michael Musalek und damit auch der gesamten Gruppe aus Österreich. Als Reaktion gab es ein betroffenes Schweigen in der Gruppe der italienisch sprechenden Mitglieder. Nochmals von Michael Musalek der Vorschlag „Bella Vista", jetzt aber mit eingehenden Begründungen fußend auf der europäischen Geistesgeschichte von Aristoteles bis Martin Heidegger und wer Martin Poltrum kennt, weiß, dass dies sein Stichwort ist und er wie kein anderer über „das Schöne im Leben" oder „the Beauty in life" philosophieren und eloquent argumentieren kann, so auch an diesem 26. September 2005 in Mailand. Weiter betretenes Schweigen in der italienischen Sprachgruppe. Nun endlich erklärt sich jemand bereit, uns aufzuklären, was denn dieses Schweigen ausgelöst hat. Die Formulierung „Bella Vista" verweise zwar auf eine „schöne Aussicht" im Sinne von „verlockendes Leben", sei aber in Italien (und auch in der italienisch sprechenden Schweiz) eher eng mit ausschweifender Sexualität und regelmäßigen Bordellbesuchen assoziiert.

Nun betroffenes Schweigen in der österreichischen Gruppe. So explizit wollte man die ästhetische Dimension unserer Treffen auch wieder nicht verstanden wissen. Da hat dann selbst das Durchsetzungsvermögen von Michael nicht ausgereicht und der Name ESAEM wurde geboren. Hinter vorgehaltener Hand erinnern wir uns aber doch noch ab und zu an „Bella Vista" und heimlich schleicht sich die „schöne verlockende Aussicht" dann doch bis in den Titel eines kleinen Textes hinein.

Nach Mailand folgten eine Reihe von ESAEM-Treffen in Lausanne, Turin, Hall in Tirol, Verona, Mailand, Wien, Berlin, Tübingen, Lissabon, Madrid, Oxford und zwei Treffen in Sils Maria, dem Ort, an dem Friedrich Nietzsche viele Sommermonate verbrachte. Ich habe mir erlaubt, eine chronologische Auswahl der wichtigsten Vortragsthemen mit den einzelnen Orten der Treffen aufzulisten (siehe Anhang der Festschrift), um zu vermitteln, wie sich die ESAEM entwickelt hat und wie durch die Treffen ein Prozess in Gang gesetzt worden ist, der bei allen Teilnehmern wichtige Erkenntnisse und Einsichten hinterlassen hat, die spürbar und unmittelbar in die tägliche Patientenarbeit eingeflossen sind. Hier möchte ich noch auf eine Besonderheit der ESAEM-Treffen hinweisen. Die Tagungsreferate dauern jeweils ca. 30 Minuten und anschließend wird ca. eine Stunde diskutiert. Aus eigenen Erfahrungen darf ich berichten, dass dem Referat eine intensive Vorbereitung zu Grunde liegt und man im Anschluss an die Präsentation mit einer hochkarätigen Gruppe, für alle Teilnehmer sehr bereichernd, intensiv das jeweilige Thema diskutieren kann. Besonders wichtig erscheint mir im Speziellen wieder der Faden, den Michael Musalek mit dieser Gruppe gesponnen hat. Über allgemeine Abhandlungen zum Thema der Ästhetik in der Medizin hat er uns immer weiter in die ästhetischen Aspekte der Institution eingeführt, ein Verständnis für die Sucht und deren Behandlungsmöglichkeiten entwickelt, das letztendlich in das Orpheusprogramm des Anton Proksch Instituts einmündete. Die Themen, die Michael Musalek in die Diskussionen der ESAEM (und darüber hinaus in den nationalen und internationalen Ästhetik- und Medizin-Diskurs) eingebracht hat, sind vollständig in den im Anhang gelisteten Programmen angeführt.

Alle ESAEM-Treffen sind mit Erinnerungen an Begebnisse verbunden, die sich am Rande der Tagungen ereignet haben. Zum Beispiel das köstlichste „OssoBucco" meines Lebens in einem Restaurant in Mailand, die Abendstimmung auf der Piazza Duomo in Mailand, ein Gespräch spät am Abend am extrem langsam fließenden, ruheeinflößenden Neckar in Tübingen, der Besuch der legendären Diana Bar in Hall in Tirol, ein Essen in einem urigen Fischrestaurant in Lissabon, ein Tag im Nietzschemuseum und Wanderungen auf den Spuren Nietzsches in Sils Maria sowie eine Wanderung im Gedenken an R. M. Rilke in Soglio. Besonders in Erinnerung geblieben ist die Atmosphäre und Stimmung im Grandhotel Waldhaus. Und ein ganz besonderes Ereignis und Erlebnis war die Präsentation des Buches *Ars Medica. Zu einer Neuen Ästhetik in der Medizin* im November 2010 in Berlin. Dieses Buch wurde von Michael Musalek und Martin Poltrum herausgegeben, von den Verlagen Parodos und Pabst Science Publishers mit intensiver Unterstützung von Ulf Heuner verlegt. Das Buch *Ars Medica* kann als Zusammenfassung der Arbeit der ESAEM bis 2010 gesehen werden. Das Buch, das Sie nun hier in den Händen halten, kann als Fortsetzung der Arbeiten der ESAEM betrachtet werden.

Der schöne, bleibende Ausblick wird hoffentlich sein, dass der Stellenwert der „Aesthetic based Medicine" zunehmen wird und neben der „Evidence based Medicine" Fuß fassen kann. Ein weiteres Ziel muss es sein, dass die ästhetischen Aspekte der Medizin auch im universitären Bereich an Stellenwert gewinnen. Vor wenigen Tagen habe ich erfahren, dass Michael Musalek und Martin Poltrum gemeinsam an der Sigmund Freud PrivatUniversität Wien ein Institut für „Social Aesthetics und Mental Health" gegründet haben. Nach diesen Zeilen wissen auch Sie, welche Bedeutung dieses Institut erlangen wird.

Lieber Michael Musalek, wir sind dir alle zu größtem Dank verpflichtet, da du der Motor all dieser Aktivitäten bist. Es gäbe weder die Sektion Philosophie in der ÖGPP noch die European Society of Aesthetics and Medicine, wenn du nicht die Entstehung in die Wege geleitet hättest und in weiterer Folge die gemeinsame Arbeit vorangetrieben und durch deinen Input enorm befruchtet hättest. Dafür darf ich dir hier persönlich und ausdrücklich natürlich auch im Namen aller Mitglieder der ESAEM und der Mitglieder der Sektion Philosophie der ÖGPP meinen Dank aussprechen.

Herzlichst – dein Christian Haring
Hall in Tirol im Februar 2015

Rainer Gross

Präsenz – ein Konzept zwischen Kulturwissenschaft und therapeutischem Diskurs

I

Seit Beginn der Neuzeit, spätestens aber seit der Epoche der Aufklärung leben wir als moderne Subjekte in einer „Repräsentationskultur": Als Beobachter nehmen wir diese Welt als eine Oberfläche voller Zeichen wahr, deren „eigentlicher" Sinn von uns aber erst dahinter/darunter enträtselt und interpretiert werden muss. Die sinnlichen Wahrnehmungen „stehen für etwas anderes", das sie für uns nur re-präsentieren. So „extrahieren" wir Bedeutung aus der Natur und aus unseren Beziehungen zu anderen Menschen. Erst durch diese Bedeutungserteilung, diese Interpretation generieren wir unser Wissen.

Die epistemologische Grundstruktur für dieses Denken und Erleben, das „hermeneutische Feld" wurde (spätestens) seit René Descartes vorgegeben durch eine Überkreuzung zweier erkenntnistheoretischer Achsen:

Auf einer horizontalen Achse steht der Mensch als Subjekt, der Beobachter als „reiner Geist" ohne Körper, ohne Geschlecht der „Welt" der Objekte gegenüber. Der Körper des beobachtenden Subjekts, des Menschen gehört auch zur Welt, ist „res extensa" und so dem Geist als „res cogitans" gegenübergestellt.

Senkrecht zu dieser Subjekt-Objekt-Achse steht die vertikale Dimension von Oberfläche und Tiefe: Einer sinnlich erfahrbaren, materiellen Oberfläche der Welt steht eine dahinter verborgene intellektuelle bzw. spirituelle Tiefe gegenüber, die erst den „eigentlichen Sinn" erfahren lässt. (Diese Achse entspricht auch der späteren Signifikant-/Signifikat-Achse beim Linguisten de Saussure.)

Wir erleben hier also eine Abwertung der sinnlich erfahrbaren Oberfläche. Falls sich ein Mensch wirklich nur als körperloses Subjekt und reiner Geist (der Welt gegenüber) begreift, besteht für ihn auch die Gefahr einer unsinnlichen, zerebralen Wüste des Erlebens. Daher gab es auch spätestens seit der ideengeschichtlichen Epoche der Romantik Gegenbewegungen, Versuche, die Welt wieder „ganzheitlicher" zu erleben. Allerdings ermöglichte das Descartes'sche „hermeneutische Feld" auch die Entwicklung der modernen Wissenschaft – somit auch über die letzten

200 Jahre einen phänomenalen intellektuellen und technischen Fortschritt. Parallel dazu bewirkte dieses Primat des rationalen Denkens jedoch bei vielen eine Sehnsucht nach „Wiederverzauberung der Welt".

2004 erschienen fast zeitgleich zwei Bücher aus gänzlich unterschiedlichen Wissenschafts-Gebieten, die versuchten, als Gegensatz zu diesem Erkenntnismodell der „Kultur der Bedeutung/Repräsentationskultur" den Begriff der Präsenz ins Zentrum zu rücken: das Buch *Diesseits der Hermeneutik. Die Produktion von Präsenz* des Philosophen und Kulturwissenschaftlers Hans Ulrich Gumbrecht und gleichzeitig die Publikation *Der Gegenwarts-Moment* des bekannten Entwicklungspsychologen und Psychoanalytikers Daniel Stern mit seiner Bostoner Arbeitsgruppe. Spannenderweise wurde in diesen beiden Texten Ähnliches in verschiedenen Feldern beschrieben – nämlich die Bedingungen des Erlebens von „Präsenz", von „Now-Moments" sowohl in der ästhetischen Erfahrung als auch im therapeutischen Kontext.

Gumbrecht wendet sich in seinen Texten (vgl. Gumbrecht 2004, 2013) gegen den Versuch der Hermeneutiker, immer noch ein Quäntchen mehr Bedeutung aus der Welt herauszuquetschen, er polemisiert gegen die „Wut des Verstehens".[1] Dem hermeneutischen Furor stellt er die primär sinnfreien, intensiv erlebten Momente der Präsenz entgegen: Diese Präsenz ist immer unvorhersehbar, emergent. Es handelt sich um sinnliche Wahrnehmungen oder Bewegungen, die zunächst ohne Sprache, immer aber mit dem Erleben von Resonanz zwischen Subjekt und Welt intensiv erlebt werden.

Als wichtige Eigenschaften von „Präsenzkulturen" beschreibt Gumbrecht im Gegensatz dazu die Genese von Erkenntnis nicht durch Interpretation, sondern durch „Offenbarung". Dabei agiert der Mensch nicht als körperloses Subjekt, sein Körper ist vielmehr zentraler Bestandteil, Zentrum des Kosmos (vgl. die Analogie Mikrokosmos/Makrokosmos). Wichtig sind hier Harmonie und Balance im Gegensatz zum Primat des Fortschritts und der Entwicklung in den Repräsentations-Kulturen. Bedeutung wird nicht durch Repräsentation und Interpretation, sondern durch Verkörperung erzielt. Gumbrecht beschreibt auch sehr klar die Risiken solcher Präsenzkulturen: Eventuell kann ein Mangel an (Selbst-)Reflexion zur Verschmelzung von Subjekt und Welt und zur „subjektivistischen Überschwemmung" führen.

---

1 Dieser Ausdruck stammt ausgerechnet vom Begründer der Hermeneutik, Friedrich Schleiermacher: „Mit Schmerzen sehe ich es täglich, wie die Wut des Verstehens den Sinn gar nicht aufkommen lässt ... (in: Über die Religion, 1799, 140)

Fast alle kulturellen Phänomene sind laut Gumbrecht beschreibbar als Kombinationen von Subjektkultur und Präsenzkultur. Die entscheidende Differenz bestünde aber in der jeweiligen Selbstbeschreibung der Kulturen:

	Bedeutungs-Kultur ≅ Subjekt-Kultur ≅ Repräsentations-Kultur	**Präsenz-Kultur**
Selbstreferenz	Im Zentrum steht ein (körperloses) Subjekt ≅ die „res cogitans"	Im Zentrum der Körper, die „res extensa"
Stellung des Subjekts	Subjekt steht in exzentrischer Beobachterposition sowohl außerhalb der Welt als auch dem eigenen Körper gegenüber. Die Welt wird aus Beobachterposition interpretiert.	Körper ist interner Bestandteil, ist Zentrum des Kosmos (siehe Analogie Mikrokosmos/Makrokosmos). Körper und dessen Bewegungen konstituieren erst eine Kosmologie.
Produktion von Wissen	Produktion von Erkenntnis durch Interpretation, durch das Subjekt. Wissen wird zur Basis der wissenschaftlichen Transformation der Welt.	Genese von Erkenntnis durch Offenbarung (göttliche O. oder Selbst-O.). Offenbarte kosmologische Gesetze werden vom Menschen zur magischen Beschwörung abwesender Objekte genutzt.
Zeit/Raum	Dominante Dimension ist die Zeit (Transformation der Welt in der Zeit normal und erwünscht).	Dominante Dimension ist der Raum, er konstituiert sich um Körper im Zentrum (Veränderung = Unordnung im Kosmos).
Paradigma	Fortschritt/Entwicklung („heiße Kulturen")	Harmonie/Balance (zyklische „kalte Kulturen")

Typische „Institutionen"	Parlamentsdebatte (rationale Diskussionen, „bestes Argument" möge sich durchsetzen)	Eucharistie (Produktion der „wirklichen" Anwesenheit des Transzendenten)
Zeichen	Die Signifikanten evozieren das abwesende Signifikat	Substanz braucht eine Form
Produktion von Bedeutung	durch Repräsentation/Interpretation	durch Verkörperung
Gefahren	Subjektkulturen können kalt, körperlos und unsinnlich werden. „cerebrale Wüste"	Präsenzkulturen riskieren einen Mangel an (Selbst-) Reflexion, eine Verschmelzung von Subjekt und Welt. „subjektivistische Überschwemmung"

Tabelle I: Charakteristika von Bedeutungskulturen und Präsenzkulturen grob schematisiert

Die Beispiele für die intensiven Erlebnisse von Präsenz bezieht Gumbrecht vor allem aus dem Feld des ästhetischen Erlebens, z. B. auch im Bereich des Sports. Hier kommt es am leichtesten bzw. für viele Menschen zu den heute oft so ersehnten „Momenten der betonten Gegenwärtigkeit" (nach einem Ausdruck von Martin Seel, zitiert in: Gumbrecht 2012, 215).

Ästhetisches Erleben und die Gründe für seine Attraktivität

Ästhetisches Erleben geschieht in Augenblicken der Intensität, mögen sie schön oder auch schmerzhaft sein. Gumbrecht führt in seiner Vorlesung „Things of Beauty" neben hochkulturell kanonisierten Beispielen wie Mozarts *Don Giovanni* oder Gedichten von García Lorca auch die Architektur des Crystal Palace in London an, sowie die zweckfreie ästhetische Erfahrung beim Beobachten eines Football-Matches.

Was empfinden wir in solchen Augenblicken? Wahrscheinlich „nur" ein besonders hohes Aktivitätsniveau unserer angeborenen kognitiven, emotionalen – vielleicht sogar physiologischen – Kompetenzen: Die Besonderheit ist also von quantitativer Art. Diese Momente sind weder absichtlich herstellbar noch wiederholbar, sie dauern nur Sekunden: Entscheidend ist die Verbindung des quantitativen Konzeptes „Intensität" mit der zeitlichen Fragmentierung des „Augenblicks-Konzepts". Die hohe Intensität bei ganz kurzer Dauer bewirkt das „Flash-Erlebnis".

Warum erleben wir diese Augenblicke als besonders attraktiv? Weil wir durch sie ein Gefühl von Intensität erfahren, das wir in unserer historischen/kulturellen Alltagswelt sonst kaum finden. Daher kann ästhetische Erfahrung auch (z. B. von der Psychoanalyse) als „Symptom" für vorbewusste Bedürfnisse und Wünsche bestimmter Gesellschaften gelesen, interpretiert werden.

Diese Augenblicke hoher Intensität ereignen sich in den Sekundenbruchteilen zwischen Wahrnehmung und Erfahrung:

Sensorische Wahrnehmung (physiologisch) → (ästhetisches) Erleben → Erfahrung ≅ Bedeutungsgebung (psychologisch).

„Erleben" setzt also voraus, dass der sensorische Akt der Sinnes-Wahrnehmung bereits stattgefunden hat, dass aber „Erfahrung" – verstanden als Interpretation von Welt, als Bedeutungshöhepunkt – erst später folgen wird.

Der Situationsrahmen ästhetischen Erlebens ist zentral bestimmt durch den Abstand zwischen dieser ästhetischen Erfahrung und unserer Alltagswelt. Gumbrecht adaptierte dafür den Begriff der „Insularität": Damit bezeichnete der Historiker Michail Bachtin die herausgehobene Stellung der „Karnevalskultur", die er für das mittelalterliche Europa beschrieb. Eine Implikation dieser „Insularität ästhetischen Erlebens" ist die Unvereinbarkeit zwischen eben diesem Erleben und der Verbreitung und Vertiefung ethischer Normen: Eine Projektion ethischer Normen auf mögliche Gegenstände des ästhetischen Erlebens führt unweigerlich zur Erosion des Potential eben dieser Gegenstände. (Daher auch der Unwillen vieler Künstler, wenn sie nach der „Botschaft" ihrer Werke gefragt werden – wie z. B. Roman Polanski: „Wenn ich eine Botschaft hätte, würde ich sie mit der Post schicken." [laut *Spiegel* vom 31.10.1966]) Diese Trennung des ästhetischen Erlebens von der Sphäre der Moral unterscheidet die beschriebene „ästhetische Präsenz-Theorie" von den klassischen Positionen zur Funktion der Kunst: Die Einheit des Wahren, Guten und Schönen funktioniert nicht mehr so, wie sie z. B. vom romantischen John Keats 1819 in den letzten beiden Zeilen seiner berühmten *Ode an eine griechische Urne* formuliert und in den folgenden 150 Jahren so oft zitiert wurde:

> Beauty is truth, truth beauty – that is all ye know on earth and all ye need to know.

Wenn die intensiven ästhetischen Erfahrungen auch weder „herstellbar" noch beliebig verlängerbar oder gar wiederholbar sind, so kann man doch „förderliche Bedingungen" herstellen, die ein solches ästhetisches Erleben ermöglicht: Gumbrecht beschreibt zwei Wege, auf denen wir zu „insulären Situationen" gelangen können:

1. Der dramatischere dieser Wege wäre der Modus der „auferlegten Relevanz": Ein plötzliches Erscheinen von Gegenständen der Wahrnehmung lenkt uns von unseren Alltagsroutinen ab, hält uns auf Distanz. Dies kann durch Naturereignisse wie den Blitz geschehen, aber auch ein spezielles Licht über einer Landschaft, die Schönheit eines für uns besonderen Körpers. Neben solchen Erfahrungen in Richtung des „Numinosen" gibt es aber auch die „Epiphanien des Gewöhnlichen" (so der Ausdruck von W. Benjamin) im Alltag – berühmte Beispiele dafür werden in den japanischen Haikus beschrieben, aber auch in westlichen Texten wie z. B. in Ezra Pounds Gedicht *In a Station of the Metro*:

> The apparition of these faces in the crowd;
> Petals on a wet, black bough
>
> Das Erscheinen dieser Gesichter in der Menge;
> Blütenblätter auf einem nassen, schwarzen Ast.
>
> (Pound 2000, 123; Übers.: Eva Hesse)

2. Man kann aber vergleichbar intensive Erfahrungen auch ermöglichen, ja „einladen" durch Gelassenheit, also durch zugleich offenes und konzentriertes Verhalten: Viele Menschen erleben einen solchen Umschlag von Gelassenheit in intensives (ästhetisches?) Erleben bei der konzentrierten Ausübung einer Sportart, die sie gut beherrschen. Ein Schwimmer beschrieb diesen Zustand als: „To be lost in focussed intensity" (Gumbrecht 2010, 78) Hier gibt es meiner Meinung nach Übergänge zum Begriff des „Flow" von Mihály Csíkszentmihályi.

Eine andere Möglichkeit zur „Einladung", zum Ermöglichen einer intensiven ästhetischen Erfahrung wäre der jedem zugängliche Gang ins Theater, in den Konzertsaal oder ins Museum. Auch hier gibt es für uns Normalbürger wohl kaum ein so intensives Erlebnis, wie es Rainer Maria Rilke im Louvre bei Ansicht einer archaisch-griechischen Statue hatte und mit seinem Gedicht *Archaischer Torso Apollos* berühmt gemacht hat: Obwohl dieser Torso weder Kopf noch Augen hatte, fühlte sich der Dichter vom Stein „angeschaut". Daher die letzten Zeilen des Gedichtes, die diesen „Appell" des unbelebten Dings beschreiben:

> „Denn da ist keine Stelle, die dich nicht sieht.
> Du musst dein Leben ändern." (Rilke 1986, 503)

Rilkes Gedicht ist der Versuch, einen hoch intensiven „erfüllten Augenblick" festzuhalten – eine Feier eines Präsenz-Moments.

Gumbrecht betont, dass bei den allermeisten kulturellen Phänomenen sich Präsenz-Momente und Repräsentations-Anteile vermischen, also Erleben und Reflexion. Dem klassischen Intellektuellen ist es ja oft unheimlich, wenn er von seinen eigenen Affekten – z. B. gegenüber einem Kunstwerk – überwältigt wird. Ein schönes Beispiel für diese Abfolge von Überwältigung und Bewältigung derselben durch Reflexion finden wir bei Sigmund Freud: Als Freud während seines ersten Rom-Aufenthalts 1901 Michelangelos kolossale Marmorstatue des Moses (in der Kirche San Pietro in Vincoli) zu Gesicht bekam, war er von dieser tief beeindruckt:

> „Denn ich habe von keinem Bildwerk je eine stärkere Wirkung erfahren. Wie oft bin ich die steile Treppe vom unschönen Corso Cavour hinaufgestiegen zu dem einsamen Platz, auf dem die verlassene Kirche steht, habe immer versucht, dem verächtlich-zürnenden Blick des Heros standzuhalten, und manchmal habe ich mich dann behutsam aus dem Halbdunkel des Innenraums geschlichen, als gehörte ich selbst zu dem Gesindel, auf das sein Auge gerichtet ist..." (Freud, GWX, 174 f)

Im Gegensatz zur Feier des Geheimnisses bei Rilke aber ist Freud diese „Wirkmächtigkeit" des Kunstwerks etwas unheimlich und er versucht daher, dessen Faszination zu ergründen: Sein Aufsatz „Der Moses des Michelangelo" beginnt daher mit der Beschreibung des Präsenz-Momentes und setzt dann fort mit dem Versuch von dessen Analyse:

> „Eine rationalistische oder vielleicht analytische Anlage sträubt sich in mir dagegen, dass ich ergriffen sein und dabei nicht wissen solle, warum ich es bin und was mich ergreift." (Freud, GW X, 172)

Hier kommen wir wieder auf den Begriff der Präsenz zurück: Ein vergleichbares Erleben wie jenes, das Freud angesichts der Moses-Statue des Michelangelo spürte, gibt es auch in anderen Situationen. Auch dort können wir uns „verwandelt" fühlen von einer belebten oder auch unbelebten Macht/Einwirkung auf unsere Seele. Diese Wirkung versuchte Christopher Bollas mit seinem „Verwandlungs-Objekt" zu erfassen – für mich deshalb so beeindruckend, weil er die Parallelen im ästhetischen Erleben und im klinischen Alltag von Therapien betonte.

Modi von intensiven Präsenz-Erfahrungen/Transformations-Erfahrungen

Christopher Bollas beschrieb bereits in *Der Schatten des Objekts* das „Verwandlungsobjekt" (transforming object): Das Baby kann „verwandelt" werden durch den affektiven Kontakt mit der Mutter/den Blick der Mutter.

Analog dazu oder „nachholend" im Sinne der corrective emotional experience kann auch der Patient in Psychotherapien durch den Therapeuten/Analytiker „verwandelt" werden. Ähnlich intensive Affekte aber kann laut Bollas auch eine ästhetische Erfahrung bewirken: Auch der Kontakt mit einem großen Kunstwerk kann uns so tief bewegen, dass wir uns angerührt, ja sogar verwandelt fühlen.

Seine für mich gut nachvollziehbare Hypothese: Diese „transformativen" Erfahrungen wirken deshalb so intensiv bis lebensverändernd (wenn auch oft nicht bewusst erinnert), weil ein Subjekt hier gleichzeitig ganz bei sich *und* ganz mit dem Objekt verschmolzen sein kann – weil für einen glücklichen Moment die Balance zwischen Selbstbezogenheit und Objektbezogenheit suspendiert ist. Dies wäre ein Moment der absoluten Präsenz. In diesen Sekunden ist die Frage, was dieser Moment bedeuten mag, völlig irrelevant – er *ist* einfach und wir erleben uns in ihm und durch ihn als höchst lebendig!

Wenn man Bollas' Konzept des Verwandlungs-Objektes noch ausdehnt auf „objects without faces" (also diejenigen unserer „Objekte", die keine Menschen sind)[2], könnte man die Liste der „transforming experiences" nochmals verlängern. Solche Erfahrungen wären dann möglich

- für das Baby mit der Mutter
- für den Erwachsenen mit einem geliebten Menschen
- für PatientInnen in „glücklichen Stunden" mit ihren TherapeutInnen
- im ästhetischen Erleben/angesichts großer Kunstwerke
- und zuletzt: als spirituelles Erlebnis (im Extremfall: als mystische Erfahrung) mit einem „transzendentalen" Objekt (sei dies nun Natur, das Universum oder eine Gottheit)

Gumbrecht würde in allen oben genannten Fällen von „insularen Erfahrungen" sprechen: Immer geht es hier um den (oft auch erschreckenden) Einbruch einer „anderen Wirklichkeit", die quersteht zur sonstigen Realität des Alltags (vielleicht analog zum klassischen Begriff des „Kairos"

---

2 Siehe dazu den klugen Aufsatz von Kenneth Wright: „Have objects got faces?".

als Gegensatz, aber auch als notwendiges Gegengewicht zur linearen und geordneten Zeiterfahrung, zum „Chronos"; vgl. *Präsenz aus dem Geist von Ästhetik und Therapie: Eine Spurensuche* von Tauss i. d. Band).

Solche Erfahrungen müssen kurz und flüchtig bleiben, die Sehnsucht nach Wiederholung wirkt aber lange nach.

All diese Präsenz-Erfahrungen sind „emergent": Das bedeutet, dass man sie zwar erwünschen und ersehnen kann, jedoch nicht bewusst und absichtlich herbeiführen – und sei es durch noch so große Anstrengung. Allerdings kann man Bedingungen schaffen, die das Erleben solcher Intensiv-Momente ermöglichen (z.B. durch Meditation).[3] Eine solche Erfahrung ist fast nie mit den Mitteln der Sprache beschreibbar, daher nur sehr eingeschränkt kommunizierbar (mit Ausnahme einiger weniger MystikerInnen, wobei auch diese in allen Fällen betonten, dass ihr Versuch der sprachlichen Beschreibung schmerzlich weit hinter der Intensität ihrer Erfahrung zurückblieb).

II
„Verwandlung" durch Präsenz der Künstlerin/des Kunstwerks: Marina Abramović – The Artist is present

Als „Fallbeispiel" für eine solche insulare Erfahrung, für ein Transformationserlebnis durch Kunst möchte ich Ihnen eine Performance von Marina Abramović vorstellen, von der sich viele ZuschauerInnen/TeilnehmerInnen „verwandelt" fühlten: Die „Präsenz" taucht hier schon im Titel auf: Marina Abramović – The Artist is present.

Abramović wurde 1946 in Belgrad geboren und ist heute (laut ihrer selbstironischen Kurz-Definition) die „Godmother of performance art". Vater und Mutter waren beide hochdekorierte Partisanen, Helden des Widerstands – aber beide Eltern waren auch sichtlich psychisch höchst auffällig: Die Mutter litt an einer Zwangsneurose und hat ihre Tochter bewusst während der gesamten Kindheit niemals geküsst – um sie ja nicht zu verwöhnen oder zu verweichlichen! Laut Abramović taten sich ihre Eltern oft gegenseitig Gewalt an („Die Pistole lag immer neben dem Bett."). Wenn der Vater von einer seiner Geliebten nach Hause kam, kam es zu furchtbaren Streitigkeiten, die Mutter hielt die kleine Marina vor ihren Körper, um sich vor Schlägen des Vaters zu schützen. Marina wurde extrem streng und „militärisch" erzogen, musste noch mit 30 um 10 Uhr abends daheim sein. Sie berichtete, dass alle ihre Performances in Jugosla-

3 Auch dazu mehr im Text von Martin Tauss in diesem Band.

wien vor 10 Uhr abends enden mussten: ihr ganzes Schneiden, sich selbst auspeitschen, Brennen und fast Sterben im Feuerring.

Als wohl einzige Quelle von Sicherheit (bzw. Resilienz-Stärkung) gab es für die kleine Marina ihre Großmutter: Sie sei zärtlich zu ihr gewesen und hätte ihr viele Geschichten erzählt. Diese Kindheit und Jugend macht Abramović selbst dafür verantwortlich, dass es „drei Marinas" gebe: die Partisanentochter mit großer Stärke und Willenskraft, das ängstliche Kind, das sich nach Liebe sehnt, und die „spirituelle Frau".

Abramović betont in Interviews selbst immer wieder die wichtige Funktion ihrer künstlerischen Arbeit bei der Bewältigung der kindlichen Scham, der Ängste und Aggressionen:

> „Ich suche immer die Auseinandersetzung. Meine Arbeit erzählt davon, wie man Schmerz erträgt, umwandelt und sich von ihm befreit. Ich bin eine Art Spiegel, in dem ich diese Gefühle stellvertretend durchlebe und zeige. Es ist wichtig, einen Weg zu finden, schmerzvolle Gefühle zu transzendieren".

Sie erzählt auch über ihren Rückzug in „meine eigene erfundene Welt" in der Kindheit, ihr Überleben durch Phantasie. So gesehen ist ihre Biographie ein Paradebeispiel für Sigmund Freuds Konzept der „kompensatorischen Funktion von Kunst": Freud bemerkte ja, dass es neben dem neurotischen Symptom auch noch einen anderen Rückweg aus der Phantasie in die Realität gäbe, nämlich die Kunst (und deren Rezeption) [Freud, GW XI/390 f., Vorlesung Nr. 23].

Fast alle früheren analytischen Erklärungsversuche gehen von diesem Modell eines emotionalen Defizits und dessen Rekompensation durch Kunst-Produktion aus – also Kunst als Versuch der Bewältigung eines psychischen Mangels. Dies gilt auch für die Rezeption von Kunst: Die Beziehung zu den unbelebten Objekten (Büchern, Bildern, Musikstücken, Filmen) kann als Ausweg oder als Kompensationsversuch aufgrund schwieriger oder missglückter Beziehungen zu den belebten Objekten fungieren. Allerdings kann eine solche „Defizit-Hypothese" der Kreativität nicht erklären, warum von den vielen traumatisierten Kindern nur so wenige aufgrund ihrer erlittenen Erfahrungen Kunstwerke schaffen können.

Marina Abramović wurde bereits Ende der Siebzigerjahre berühmt durch ihre riskanten, oft aber auch poetischen Performances: Konsequent wie kaum sonst jemand benutzte sie ihren Körper als Instrument, dem sie alles abforderte, wobei sie sich auch oft in Lebensgefahr begab oder sich selbst große Schmerzen zufügte (Schnittverletzungen, Verbrennungen, extreme Strapazen). Beeindruckende „Paar-Performances" zeigte sie gemeinsam mit ihrem langjährigen Partner im Leben und in der Kunst, Ulay,– mit dem sie speziell die Rolle von Männern und Frauen in Liebesbeziehungen und den daraus entstehenden Schmerz darstellte.

Nach den Massakern im Balkan-Krieg saß sie in einer ihrer bekanntesten Performances bei der Biennale in Venedig auf einem riesigen Haufen stinkender Knochen und sang serbische Volkslieder …

So ist sie seit Jahrzehnten bekannt – aber eher bei einem Insider-Publikum, das sich für moderne Kunst und speziell für Performance interessiert.

Den endgültigen Durchbruch zum Weltruhm aber erbrachte ihr erst eine Personale im Museum of Modern Art in New York 2010: Im Rahmen dieser Ausstellung „The Artist Is Present" saß Abramović vom 14. März bis 31. Mai jeden Tag sieben Stunden lang unbeweglich auf einem Sessel im Atrium des Museums. Jeder Besucher war eingeladen, den gegenüberstehenden Sessel einzunehmen und beliebig lang sitzenzubleiben. (Alle Besucher wurden dahingehend instruiert, dass weder eine Berührung der Künstlerin noch Sprechen mit ihr erlaubt sei – ausschließlich Blickkontakt.) Nach eher flauem Beginn entwickelte diese Performance ein beeindruckendes Eigenleben. Ein Dokumentarfilmer begleitete Abramović durch die gesamte Aktion. Auch sein Film heißt *The Artist Is Present.*

Abramović berichtete, dass in den ersten zwei Monaten ihres „Langzeit-Sitzens" wenig passierte und die Leute vorbeigingen, aber irgendwann „im dritten Monat machte es klick: Solche Langzeitprojekte sind transformativ, aber sie brauchen Zeit. Ich habe Schmerzen gelitten, aber am Ende waren sie vergessen. Ich stand vom Sessel als eine andere Person auf."

„Transformativ" scheint mir hier das Schlüsselwort zu sein: Es ging um Verwandlung von Künstlerin *und* Publikum, um eine Erfahrung von Transformation für sehr viele jener Menschen, die ihr gegenüber saßen [Vgl. dazu die Überlegungen von Christopher Bollas zum „transforming object": zuerst die Mutter, evtl. auch der Analytiker, aber auch zum „transformation of subject" durch die Interaktion mit einem Kunstwerk, Bollas 1997].

Fast 800.000 Menschen besuchten die Ausstellung, insgesamt saßen über 1.500 Leute der Künstlerin gegenüber, darunter auch Prominente wie Sharon Stone, Tilda Swinton, Michael Stipe von REM oder Isabella Rossellini. In den letzten Wochen stellten sich die Menschen tage- und nächtelang an „just to sit with Marina." Es gab einen Internet-Blog „Marina

Abramović made me cry". Die Künstlerin selbst sprach von einem „gigantischen Berg von Schmerz", den sie gespürt hätte.

Zum Film *The Artist Is Present*

Noch in der „abgefilmten" Präsenz-Situation, im „Begleitfilm" zur monatelangen „Sitz-Performance" ist etwas von der im Live-Kontakt fast magischen Präsenz der Künstlerin zu spüren: Die FAZ berichtete (anlässlich der Premiere bei der Berlinale 2012), dass auch viele BesucherInnen im Kino geweint hätten.

Diese intensive Affekt-Resonanz ist ein schönes Beispiel für die These von Hans-Ulrich Gumbrecht, dass die meisten Ereignisse sowohl einen „Präsenz-Anteil" als auch einen „Bedeutungs-Anteil" haben: Einerseits gibt es wohl kaum eine purifiziertere Präsenz als jene der Abramović. Was immer sie hier bewirkt – sie tut es durch ihren unbeweglichen Körper, schweigend, mit intensivem Blick auf ihre „Interaktions-Partner".

Andererseits: Wäre irgendjemand anders dort gesessen, irgendeine Person, deren Körper nicht (wie alle BesucherInnen wussten) in den Jahrzehnten davor in vielen Performances fast über die Grenze der physischen Belastbarkeit hinaus gequält worden war und dadurch so mit Bedeutung aufgeladen – er hätte nicht diese Wirkung hervorrufen können. In diesem Fall wird also der Status ihrer Kunst „beglaubigt" durch den oftmaligen Einsatz ihres Körpers, das Riskieren ihres Lebens für eben diese Kunst.

Bei den vielen Beschreibungen der Performance im MoMA fallen immer wieder die Begriffe der Präsenz, des Charismas – bei Ansicht des Films kommt einem auch das Konzept der Katharsis in den Sinn. Allerdings verstehe ich unter Katharsis die Auslösung heftiger, „heilender" Affekte beim Publikum durch das Beobachten von Handlungen (speziell von tragischen Handlungen mit intensiven Affekten der AkteurInnen auf der Bühne). Was aber sollte hier Katharsis bewirken? Handelte es sich hier um eine „stille", „schüchterne" Katharsis?[4] Wodurch sollte sie bewirkt sein? Keine Worte, keine Handlungen, keine „Botschaft", keine beobachtbare verbale oder gestische Interaktion zwischen Abramović und den Gegenübersitzenden. Trotzdem ist hier eindeutig etwas geschehen – und zwar mit fast allen Beteiligten. Abramović selbst sprach von der ungeheuren Masse an Schmerz, die sie gespürt habe. Viele BesucherInnen nahmen an dem Blog „Marina Abramovic made me cry" teil – viele weinten nach wenigen Sekunden, einige berichteten über fast mystische Erlebnisse von Nähe und Verschmelzung ...

---

4 Ich danke Martin Poltrum für diesen spannenden Hinweis.

Wenn wir das romantische Konzept des Genies und auch die schon inflatorisch gewordene Vorstellung der „charismatischen Persönlichkeit" einmal beiseitelassen – was hat dann diese heftigen Affektwirkungen hervorgerufen? Sichtlich eine intensive und durch die Inszenierung noch zusätzlich aufgeladene Präsenz der Künstlerin Marina Abramović.

III
Präsenz-Konzepte für Psychotherapie/Psychoanalyse

Im therapeutischen Vokabular formuliert: Woher kommt diese intensive Affekt-Resonanz, diese Rührung? Sowohl die Äußerungen des Publikums als auch die Kommentare von Abramović selbst lassen darauf schließen, dass bei diesem „Sitting" die Grenzen zwischen dem Subjekt (Abramović) und dem Objekt (Gegenübersitzende) verschwommen sind: So kann Abramović den ungeheuren Schmerz der Gegenübersitzenden wahrnehmen – umgekehrt sind diese gerührt vom (von ihnen phantasierten und „mitgefühlten") Schmerz der madonnengleich dasitzenden Künstlerin. [Vielleicht wäre dieses beiderseitige Erleben auch verstehbar durch das alte Konzept der „Regression im Sinne des Ich", das Ernst Kris bereits vor 50 Jahren für die Rezeption von Kunstwerken postulierte. Kris 1977/1952, 149 f]

Zurück zum Begriff der „Präsenz": Dieser ist ja seit vielen Jahren zentral geworden für eine beziehungszentrierte Psychotherapie des „Hier und Jetzt" – immer mehr auch für die Psychoanalyse. Dies betont im deutschen Sprachraum z. B. Ralf Zwiebel in seinem klugen Buch *Was macht einen guten Psychoanalytiker aus?*

Zwiebel betont auch, dass nur die Präsenz einen Zugang bietet zu den ganz frühen, präverbalen Erfahrungen, nicht jedoch die narrativ-verbale Ebene – daher auch nicht die Deutung:

> „Präsenz in diesem Sinn versteht die analytische Beziehung auch als eine sinnliche Wahrnehmungsbeziehung, die in ihrer Bedeutung der verbal-narrativen Beziehung gleichgestellt ist." (Zwiebel 2013, 20)

Diese „Wahrnehmungsbeziehung" wurde von Sebastian Leikert genauer beschrieben. Parallel und „unterhalb" der sprachlichen Ebene konzipiert er als Basis des ästhetischen Erlebens eine „kinästhetische Semantik":

> „Im Akt der Wahrnehmung verbindet sich die körperlich-kinetische und Bedeutung gebende Binnen-Wahrnehmung mit der ästhetischen Außenwahrnehmung zu einer eigenen Semantik, die als eine zweite

Modalität neben der lexikalischen Semantik aufzufassen ist." (Leikert 2011, 409 ff)

Hier sehe ich eine starke Beziehung zu den frühen, präverbalen Erfahrungen, den Vitalitäts-Affekten und zu den „Gegenwartsmomenten" nach Daniel Stern bzw. zum prozeduralen Gedächtnis:

> „Zu dieser Ebene der psychischen Struktur hat nur die im Jetzt stattfindende Wahrnehmung einen Zugang." (Leikert 2011, 421)

Diese „im Jetzt stattfindende Wahrnehmung", eben die Präsenz des Analytikers in der Beziehung zu seinem Patienten versteht Leikert als eine sinnliche „Wahrnehmungsbeziehung", die in ihrer Bedeutung der bisher so priorisierten verbal-narrativen Beziehung gleichzustellen wäre.

So oszillieren wir in Therapien ununterbrochen und häufig zwischen einer Ebene der Präsenz, auch der Körperlichkeit und dann wieder der Repräsentanz, der Abstraktion und der Sprache. Wir versuchen die verbale und die nonverbale Ebene gleichzeitig im Blick zu behalten.

Hier aber liegt auch die entscheidende Differenz eines therapeutischen Settings zum „Setting" der Performance von Marina Abramović: Bei ihr ist zwar ebenso wie in der Therapie die „motorische Abfuhr" versperrt bzw. verboten (Verbot von Bewegung, Berührung etc.). Im Gegensatz zur Therapie aber ist auch die sprachliche Äußerung von Affekten, Wünschen etc. untersagt – es bleibt als beeindruckender Beleg für die Macht einer nonverbalen Interaktion ausschließlich der Blickkontakt!

Eben dieser „Blickkontakt" ist aber auch entscheidend beim „affect attunement" zwischen Mutter und Kind: Erst durch die Spiegelung im Auge der Mutter und die mütterliche „Markierung" der Affekte des Säuglings kann dieser zum Subjekt werden. (In diesem Sinne verstehe ich auch Winnicotts berühmten Ausspruch: „Wenn ich sehe und gesehen werden, so bin ich!" Winnicott 1973 , 128])

Aus diesem Blickwinkel könnte man Marina Abramović' MoMA-Performance als (für sie sichtlich geglückte) Re-Inszenierung ihrer Situation als hilflos ausgeliefertes Kind interpretieren: Sie beschrieb sich ja selbst als ein Kind, dessen Schmerz bis heute gelindert werden müsse durch die Zuwendung, ja Liebe ihres Publikums. Und so sitzt sie (thront sie) jetzt als wohlwollende, aber unerreichbare Mutter im Atrium des MoMA – sehr berührend, allerdings nicht berührbar! Es geht um eine Verkehrung von Objekt- und Subjektpositionen: Das bedürftige Kind Marina wird zur passiv-rezeptiven, wohlwollenden, nicht invasiven Mutter. Die Umkehrung Objekt/Subjekt funktioniert aber auch in anderer Hinsicht: Während wir in einer „normalen" Ausstellung Kunstobjekte ansehen, wird hier der Zuschauer zwar aktiv eingebunden, aktiv aber wird auch das Kunstwerk als „schauendes" Subjekt, als Körper. [Vgl. Rilke 1908: *„Denn da ist keine Stelle, die dich nicht sieht. Du mußt dein Leben ändern."* Bei Rilke – übrigens auch bei Freud – war es eine Statue, jetzt ist es der lebendige, atmende Körper einer Künstlerin.]

Ein weiterer „Link" zu unserem therapeutischen Denken und Handeln: Von vielen AutorInnen, vielleicht am prominentesten von der „Boston Process of Change Study Group" (inklusive Daniel Stern, Louis Sander, Karlen Lyons-Ruth etc.) wurde in den letzten zehn Jahren die Wichtigkeit, ja vielleicht sogar die Dominanz der nonverbalen Kommunikation auch in der psychoanalytischen Therapie betont: In dem Aufsatz „Something more than interpretation" rüttelte die Boston Study Group mit ihrem Konzept des „Etwas mehr als Deutung" an einem grundlegenden Konzept der „Talking cure": Hier wird ein komplementärer (evtl. sogar zugrundeliegender) nonverbaler Wirkfaktor auch in der Psychoanalyse beschrieben im Gegensatz oder als Ergänzung zur „gewöhnlichen Deutung" psychodynamisch verdrängten Materials: Es geht um die seither so bekannt gewordenen „Gegenwartsmomente". Dabei führt eine Störung im gewohnten Kommunikationsmodus zwischen Therapeut und Patient dazu, dass (wohlgemerkt: ohne verbale Intervention) beide sich (im Falle des Gelingens) danach auf einem höheren Niveau ihrer Selbst-/Fremdregulierungs-Kompetenz wiederfinden (dazugehörige Begriffe: emotional-prozedurales Gedächtnis, implizites Beziehungsgedächtnis, nichtdeklarative Gedächtnis-systeme etc.). Dieses intensive emotionale Erlebnis soll definitiv *nicht* gedeutet werden!

Im Konzept der Bostoner Gruppe wird auch die Übertragungsbeziehung differenziert in sprachlich deklarative Anteile und andere, die aus nicht-bewusstem, überwiegend im nicht deklarativen Gedächtnissystem gespeichertem Beziehungswissen bestehen. In den Gegenwartsmomenten bzw. Momenten der Begegnung finden die Veränderungen vor allem im nicht deklarativen Gedächtnissystem statt! Daher werden sie dem Patienten und oft auch dem Analytiker nicht bewusst – bewirken aber trotzdem eine Transformation bei Patient *und* Therapeut!

In der durch ihren ersten Aufsatz ausgelösten intensiven Diskussion gingen die Bostoner noch weiter und betonten, dass für sie auch die Entstehung von psychischer Bedeutung beim Säugling nicht erst mit dem Erwerb sprachlicher Symbole und dem deklarativen Gedächtnissystem beginnt, sondern schon früher mit den affektiven Signalen in der Mutter-Kind-Beziehung. Erst später werden dann mit dem Spracherwerb diese Spuren mit Symbolen durchsetzt bzw. „überschrieben". Säuglinge erschaffen also Bedeutungen lange vor dem Symbolerwerb – und eben diese Bedeutungen werden zu Grundlagen ihres impliziten Beziehungswissens! Das erst sekundär entstehende auf Symbolen basierende System von Bedeutungen ruht auf diesen primär implizit-codierten Bedeutungsmustern. Es transformiert diese frühen Muster aber nicht zu symbolisierten Zeichen, vielmehr bleibt ein implizites Beziehungswissen eigenständig und sich ständig weiterentwickelnd ein Leben lang erhalten: Noch pointierter formuliert: Bereits Säuglinge „denken" eben schon vor dem Symbolerwerb, diese Denkmuster beinhalten bereits Konflikte, Abwehrprozesse, unbewusste Phantasien etc. Es gibt also nicht den so lange postulierten linearen „Fortschritt" von der präsymbolischen zur symbolischen/sprachlichen Ebene – sondern lebenslang zwei intensiv interagierende Ebenen von Erfahrung. Psychoanalytische Überlegungen in diese Richtung finden wir schon viel früher bei Hans Loewald, philosophisch bei Susanne Langer mit ihrer Unterscheidung von diskursiven und präsentativen Symbolen.

Daher muss jede Deutung nach dem „Two track-System" funktionieren, wenn sie wirksam sein soll – wirksam eben auch durch Aktivierung nichtdeklarativen Beziehungswissens. So könnte man auch den „transformierenden" Effekt der sitzenden Marina Abramović in einem zweiten Schritt „deuten" – was für die intensive Wirkung aber sichtlich nicht erforderlich ist.

Es geht immer um den Dreischritt von

1. sensorischer Wahrnehmung
2. Präsenz bzw. Erleben und
3. Verarbeitung dieses Erlebens und „subjektive Bedeutungs-Zuteilung". (s. Grafik auf nächster Seite)

Mit diesen Konzepten kann man nach meiner Einschätzung auch die so fulminante Wirkung, ja eklatante Übertragungs-Auslösung durch die stumme und bewegungslose Marina Abramović zumindest teilweise erklären!

Präsenz-Konzepte in der Psychoanalyse werden auch immer wichtiger bei der „Suche nach Repräsentanz", beim Bemühen der Analytiker, nichtrepräsentierte (nicht-symbolisierte) seelische Inhalte durch Einfühlung, Achtsamkeit – und eben Präsenz in der Sitzung – bewusstseinsfähig zu machen.

So auch der Titel des großen Themenheftes der *Psyche* (Heft 9/10 2014: *Suche nach Repräsentanz. Neuere Arbeiten zu seelischen Transformationsprozes-*

sen). In diesem Heft präsentiert Manfred G. Schmidt eine Übersichtsarbeit über die bisherigen psychoanalytischen Präsenz-Konzepte: „Der Einfluss der Präsenztheorie auf die psychoanalytische Behandlungstechnik" (in: *Psyche*, Jg. 68, 951-970)

Mit diesen präsenz-zentrierten neueren psychoanalytischen Ansätzen könnte man auch überlegen, woher der so große Hunger nach Erfahrungen, nach Erlebnissen in unserer Gegenwart stammt – warum es sichtlich in Beziehungen, aber auch auf ästhetischer und intellektueller Ebene so etwas wie einen „Erfahrungshunger" gibt.

Dass diese Sehnsucht nach intensiven Erlebnissen in den letzten Jahren auch massiv trivialisiert und bei der Anpreisung verschiedenster Konsumgüter verwendet wird, steht auf einem anderen Blatt.

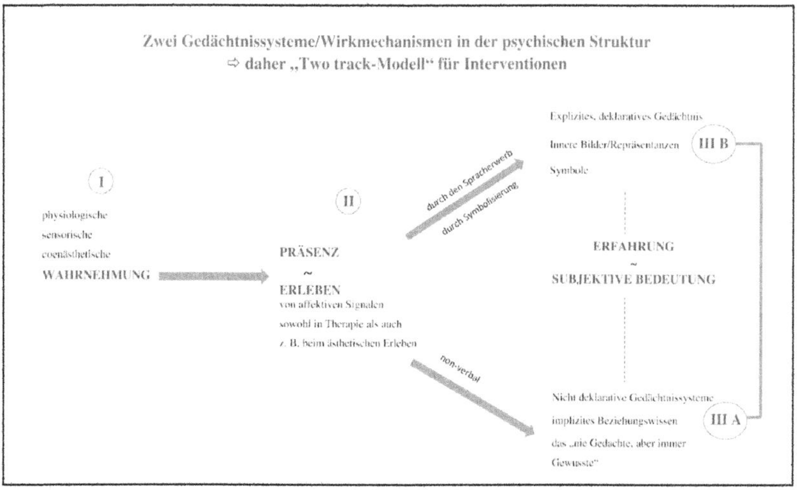

Literatur

Bollas, Christopher (1997) Der Schatten des Objekts. Das ungedachte Bekannte: Zur Psychoanalyse der frühen Kindheit. Übers. v. Christoph Trunk. Stuttgart: Klett-Cotta [engl. Original 1987].

Freud, Sigmund (1914) Der Moses des Michelangelo, in: GW X. Frankfurt/M: Fischer, 172-201.

Gumbrecht, Hans-Ulrich (2004) Diesseits der Hermeneutik. Die Produktion von Präsenz. Frankfurt/M: Suhrkamp.

Gumbrecht, Hans-Ulrich (2010) Unsere breite Gegenwart. Übers. v. Frank Born. Frankfurt/M: Suhrkamp.

Gumbrecht, Hans-Ulrich (2012) Präsenz. Frankfurt/M: Suhrkamp.

Hesse, Eva und Ickstadt, Heinz (Hg.) (2000) Englische und amerikanische Dichtung (zweisprachige Ausgabe). Band 4. München: dtv.

Kris, Ernst (1977) Die ästhetische Illusion. Phänomene der Kunst in der Sicht der Psychoanalyse. Frankfurt/M.: Suhrkamp (Original 1952).

Langer, Susanne (1965) Philosophie auf neuem Wege. Das Symbol im Denken, im Ritus und in der Kunst. Frankfurt/M: Fischer [Original 1942].

Leikert, Sebastian (2011) Die kinästhetische Semantik. Der Wahrnehmungsakt und die ihm korrespondierende Form der psychischen Organisation. Psyche, Jg. 65, 409-438.

Pound, Ezra (2000) In a station of a Metro. Übers. v. Eva Hesse. In: Eva Hesse, Heinz Ickstadt (Hg.) Englische und amerikanische Dichtung (zweisprachige Ausgabe), Band 4. München: dtv, 123.

Rilke, Rainer-Maria (1986) Archaischer Torso Apollos [1908]. In: Die Gedichte. Frankfurt/M: Insel

Schleiermacher, Friedrich (1958) Über die Religion – Reden an die Gebildeten unter ihren Verächtern. Hamburg [Erstauflage 1799].

Schmidt, Manfred G. (2014) Der Einfluss der Präsenztheorie auf die psychoanalytische Behandlungstechnik. Psyche, Jg. 68, 951-970.

Stern, Daniel, Sander Louis et al. (2002) Nicht-deutende Mechanismen in der psychoanalytischen Therapie. Das „Etwas-Mehr" als Deutung. Übers. v. Elisabeth Vorspohl, Psyche, Jg. 56, 974-1006 [engl. Original 1998].

Stern, Daniel (2005) Der Gegenwartsmoment. Veränderungsprozesse in der Psychoanalyse, Psychotherapie und Alltag. Übers. v. Elisabeth Vorspohl. Frankfurt/M: Brandes und Apsel [engl. Original 2004].

Winnicott, Donald Woods (1973) Vom Spiel zur Kreativität. Übers. v. Gudrun Theusner-Stampa. Stuttgart: Klett-Cotta, [engl. Original 1971].

Wright, Kenneth (2005) Have „objects" got faces? In: N. Field (ed.) Ten lec-

tures on psychotherapy and spirituality. London: Karnac, 41-60.
Zwiebel, Ralf (2013) Was macht einen guten Psychoanalytiker aus? Stuttgart: Klett-Cotta.

Martin Tauss

Präsenz aus dem Geist von Ästhetik und Therapie: Eine Spurensuche

„Die wahre Entdeckungsreise besteht nicht darin, neue Landschaften zu suchen, sondern mit neuen Augen zu sehen."

Marcel Proust

Wer Ästhetik und Therapie miteinander in Dialog bringt, eröffnet weite Reflexions- und Praxisräume. Wenn diese Räume institutionell unter einem Dach zusammenfallen, kann man wohl von besonders günstigen Bedingungen sprechen. Das jedenfalls ist im Wiener Anton Proksch Institut der Fall. Dort hat die Auseinandersetzung mit dem Spannungsfeld von Ästhetik und Therapie zu neuen theoretischen Impulsen sowie zur Erweiterung des Rehabilitations- und Behandlungsprogramms durch philosophisch fundierte Therapiekonzepte geführt (Musalek & Poltrum 2011; Musalek 2010).

In der Therapie soll die Ausrichtung auf ästhetische Erfahrung wesentlich dazu beitragen, attraktive und nachhaltig motivierende Alternativen für die Klienten anzubieten sowie den Fokus auf bereichernde, erfüllende Ziele zu richten. Praktisch steht somit die Neu- und Wiederentdeckung der schönen Seiten des Lebens im Vordergrund: „Ein gesundes Leben ist ein wichtiges Therapieziel, aber gerade im Zusammenhang mit Suchterkrankungen geht es darum, vom gesunden zum schönen Leben zu gelangen, denn nur das ist ein nachhaltiges Prophylaktikum." (Musalek & Poltrum, 2011:10). Das Schöne und die Ästhetik sind hier nicht, wie heute oft üblich, als oberflächliche Phänomene zu betrachten, sondern vielmehr in ihrer existenziellen Tiefendimension zum Vorschein zu bringen – so wie es in der europäischen Philosophiegeschichte vielfach verbürgt ist (Poltrum 2010).

Es stellt sich daher die Frage, welche Faktoren imstande sind, die Tiefendimension der Ästhetik zu erschließen und nutzbar zu machen. Im Vergleich zur ästhetischen Berieselung des Alltags bedeutet dies eine Erfahrung des Schönen, die uns tiefer trifft und näher geht – und somit auch eher mit einer Neuausrichtung des Lebens korreliert. Die Auseinandersetzung mit Präsenz und ihrer Konzeptualisierung erscheint in diesem Zusammenhang vielversprechend.

Als praxisrelevantes Konzept zwischen Kulturwissenschaft und therapeutischem Diskurs wurde „Präsenz" etwa beim *Salon philosophique* des Anton Proksch Instituts vorgestellt (Gross 2014). Inspiriert durch diese Veranstaltung, werden hier weitere Fährten zum Thema Präsenz aufgenommen.

Präsenz als Offenbarung und Übung

In der westlichen Philosophiegeschichte ist Präsenz ein ursprünglich theologischer Begriff und verweist, wie etwa in Augustinus' Brief *De praesentia Dei,* auf eine Omnipräsenz Gottes. Aber auch zeitgenössische christliche Denker wie Richard Rohr beziehen sich heute in zentraler Weise auf Präsenz – nun etwa im Sinne eines „reinen Daseins", in dem die Quintessenz der christlichen Spiritualität und überhaupt der mystische Kern aller großen Religionen dargestellt werden soll (Rohr 2013). In der modernen Philosophie finden sich Präsenz-Konzepte unter anderem in der Phänomenologie Edmund Husserls sowie im Denken von Martin Heidegger und Jacques Derrida. Etymologisch geht der Begriff auf das lateinische „praesentia" zurück und heißt so viel wie Gegenwart oder Anwesenheit.

Im Sinne von Geistesgegenwart – der rote Faden dieser Überlegungen – meint Präsenz zunächst schlicht ein Da-Sein im Hier und Jetzt. Man ist sich dessen gewahr, *was* geschieht, *während* es geschieht. „Gegenwärtig-Sein" verweist weiter auf eine Begegnung oder Konfrontation, und zwar indem man etwas oder jemanden „gewärtigt", ihm entgegensieht. Präsenz ist abzuleiten aus „prae-esse" (lat.), der Situation des „Vor-Einem-Befindens" (Gumbrecht 2004, 33). Die Wortherkunft zeigt an, dass man im Modus der Präsenz *gegenüber* den Phänomenen anwesend ist. Das lässt sich mit der Katze vor dem Mauseloch veranschaulichen: Auch wenn diese oft einen schläfrigen und zutiefst entspannten Eindruck macht, wird sie das Erscheinen der Maus nicht verpassen. Präsenz impliziert, *rechtzeitig* zur Stelle zu sein.

Hier lässt sich das antike Konzept der beiden Zeitdimensionen von Chronos und Kairos ins Spiel bringen. Chronos, der Gott mit der Sanduhr, steht für den Ordnung gebenden Zeitverlauf und die geordnete Zeiterfahrung; Kairos hingegen galt als Gott des rechten Augenblicks und der günstigen Gelegenheit. In der griechischen Mythologie wird der Kairos oft als Figur mit kahl geschorenem Hinterkopf und einem Haarschopf an der Stirn dargestellt: Der Mann mit den Flügeln an den Füßen ist eine flüchtige Erscheinung; man bekommt ihn nur schwer zu fassen – und nur dann, wenn man ihm von vorne entgegentritt, ihn im Vorhinein gewärtigt. Läuft man erst einmal hinterher, greift man unerbittlich ins Leere. Denn wann, wenn nicht im gegenwärtigen Augenblick, besteht schon eine reelle Chance, das Leben am Schopf zu packen? Das ist eine Einsicht, die vielleicht am besten in der Sprache der Dichter zum Ausdruck kommt, etwa in den Worten des palästinensischen Poeten Mahmoud Darwish: „Übe das Leben jetzt, damit es dich Leben lehrt [...] und setz ab hier und jetzt von deinen Schultern deine Bahre [...]" (Darwish 2004, 20).

Ob durch Naturereignisse wie einen aufleuchtenden Blitz oder einen verglühenden Sonnenuntergang, ob bei der Betrachtung eines Gemäldes oder beim Musikhören – eindringliche Präsenz kann ganz plötzlich als Augenblick außergewöhnlicher Wahrnehmung entstehen: eine Art des Erlebens, die die Alltagsrealität gleichsam durchschneidet. (Dazu passt das scharfe Messer, mit dem der Kairos manchmal dargestellt wird.) Das Konzept der Präsenz wird daher einerseits in der Kategorie der Offenbarung gedacht, gleichsam als Gabe, die unvermittelt vom Himmel fällt (also „Top-Down"): als Ereignis der Intensität, als Einbruch einer anderen Wirklichkeit, als „insulare Erfahrung" (Gumbrecht). Oder, um bei der Analogie von Chronos und Kairos zu bleiben, als „Zeitwende", als herausragender Moment, als zeitliches Empfinden, das quer steht zur linearen Abfolge der messbaren Stunden. Auch der Geistesblitz des Erkennens wird damit evoziert. Im Rahmen einer christlichen Lesart erhält der Kairos im Neuen Testament noch andere Bedeutungsfärbungen, zum Beispiel als „erfüllte Zeit".

Präsenz ist aber nicht ausschließlich mit dem flüchtigen Erscheinen des Kairos assoziiert; sie ereignet sich nicht nur in unvorhersehbaren magischen Momenten. Denn Geistesgegenwart zeigt sich auch in subtilsten Schattierungen; und sie kann kultiviert werden: Wiewohl Präsenzerfahrungen nicht willentlich herbeiführbar sind, kann man günstige Bedingungen dafür schaffen. Diese inneren und äußeren Bedingungen umfassen im therapeutischen Kontext etwa die Gestaltung von Behandlungsatmosphären, die entsprechende Schulung und Sensibilität des Therapeuten sowie den Einsatz spezieller Behandlungsverfahren, insbesondere achtsamkeitsbasierter Therapien. Geistesgegenwart kann sich entfalten, wie eine Pflanze, die bei ausreichend Licht, Luft und Wasser gen Himmel wächst: Das Konzept der Präsenz sollte daher ebenso in der Kategorie der Praxis und der Übung erfasst werden (also „Bottom-Up"). Dieser Zugang ist gerade an der Schnittstelle von Ästhetik und Therapie von Interesse.

Präsenz und ästhetisches Erleben

Seit den 1990er-Jahren hat sich ein zunehmend breites Forschungsfeld entwickelt, das sich mit Präsenz-Effekten in Kunst und Literatur auseinandersetzt (Kreuzmair 2012, 234). Vor allem durch die einflussreichen Arbeiten des deutsch-amerikanischen Literaturtheoretikers Hans Ulrich Gumbrecht ist der Begriff der „Präsenz" in den Geistes- und Kulturwissenschaften prominent geworden. Gumbrecht plädiert dafür, das ästhetische Erleben von Präsenz gegenüber dem ausschließlich interpretierenden Weltzugang aufzuwerten, der die letzten Jahrhunderte des abendländischen Denkens – und somit auch unsere Wahrnehmungsgewohnheiten – geprägt hat. Während die Hermeneutik darauf abzielt, den „eigentlichen Sinn" jenseits der Oberfläche der Welt zu enträtseln, lenkt Gumbrecht den Blick auf das konkrete Diesseits: die Materialität der Texte und Kunstwerke oder die Körperlichkeit der ästhetischen Erfahrung. Beispielhaft für Präsenzerlebnisse seien das „Augenblicksversprechen" durch bestimmte Bilder, die „überströmende Süße" beim Hören klassischer Musik, aber auch der „Moment der Bewunderung" bei Sportereignissen wie dem American Football. Die intensive Begegnung mit Kunst oder anderen Objekten ästhetischer Erfahrung ist demnach ein Ort der Gegenwart; das ästhetische Erleben oszilliert zwischen Präsenz und Sinn. Ausgehend von diesem Konzept sieht Gumbrecht die moderne westliche Gesellschaft vornehmlich als „Sinnkultur", die aber gerade heute von einer „Sehnsucht nach Präsenz" befallen sei (Gumbrecht 2012, 332f; 2010, 143).

Wer nach schönen Beispielen sucht, um diese These zu bekräftigen, findet in einer Kunst-Performance am New Yorker „Museum of Modern Art" starken Stoff. Im Jahr 2010 machte die serbische Künstlerin Marina Abramović ihre eigene Anwesenheit zum Thema einer Ausstellung: Für das Projekt „The artist is present" saß sie für jeweils sieben Stunden an sechs Tagen pro Woche auf einem Sessel im Atrium des Museums, und das drei Monate lang. Die Besucher waren eingeladen, einzeln gegenüber der schweigenden Künstlerin Platz zu nehmen. Allmählich entwickelte das Kunstprojekt eine erstaunliche Dynamik und emotional aufgeladene Atmosphäre. In den letzten Wochen der Performance stellten sich die Besucher sogar tage- und nächtelang an, nur um für eine Weile mit der Künstlerin zu sitzen. Viele wurden zu Tränen gerührt, einige schilderten fast schon mystische Erlebnisse von Nähe und Verschmelzung. Zeitungen berichteten, dass auch beim Dokumentarfilm zur Performance viele Kinobesucher emotional mitgenommen wurden. Und das, obwohl – oder gerade weil? – es keinen verbalen Austausch zwischen Abramović und den Teilnehmern gegeben hatte. Was war geschehen? Wie ist die heftige Affektwirkung zu erklären? Es gibt eine Erklärung, die über die konkreten psychologischen Aspekte, über die persönliche und künstlerische Biographie von Abramović hinausweist. „Wenn wir die Vorstellung der

‚charismatischen Persönlichkeit' einmal beiseite lassen", so der Psychiater und Psychoanalytiker Rainer Gross, „wurde der Effekt schlicht durch die intensive und durch die Inszenierung weiter aufgeladene Präsenz der Künstlerin hervorgerufen" (Gross 2014, 12).

Diese Performance lässt sich als einprägsames Lehrstück über Präsenz heranziehen – an Kunstuniversitäten ebenso wie in Meditationsseminaren oder in der Fortbildung für Psychotherapeuten. Sie verdeutlicht nicht nur Gumbrechts Präsenzverständnis; es scheint, als ob hier Kunst exemplarisch zu erlebter Gegenwart verdichtet wird. Diese Tendenz teilt die Performance mit allen Kunstformen, bei denen körperliche Präsenz radikal eingefordert wird. Aber nicht nur das: Ist es nicht so, dass Kunst generell unsere Gegenwart provoziert, auf authentische Begegnung angelegt ist? Im Fall von Abramović ist das eine Begegnung zwischen Menschen, aber der Aspekt der „ästhetischen Einladung" findet sich auch bei den Kunstobjekten (und der Welt ihrer Schöpfer), sowie überhaupt bei der Erfahrung des Schönen, dessen Anziehungskraft unsere Aufmerksamkeit ruft. Das Schöne ist *per se* attraktiv: Um seinen Ruf braucht man sich keine Sorgen zu machen; dieser ist quer durch alle Zeiten und Kulturen zu vernehmen. Denn das Schöne appelliert an unsere Sinne und an unser ganzes Wesen.

Ästhetische Faktoren wirken in großer Vielfalt. Ihre vereinnahmende Wirkung kann sich umso mehr entfalten, wenn sie in einer günstigen Umgebung zum Vorschein kommen, etwa wenn ein Abstand zwischen Alltagswelt und ästhetischer Erfahrung hergestellt ist. Ergriffenheit durch Musik oder Film entsteht leichter im feierlichen Rahmen des Konzertsaals oder der dunklen Höhle des Kinos als zuhause vor der Stereoanlage oder vor dem Fernsehgerät. Die Kunst der Ausstellungsmacher ist gefragt, wenn es darum geht, Kunstwerke zur Geltung zu bringen. Auch Sakralbauten können die Kraft des Schönen atmosphärisch fördern. Weitere Beispiele wären rasch zur Hand. Was aber sind die inneren Bedingungen, die ästhetische Erfahrung begünstigen?

Wer wach und mit offenen Augen durch die Gegend geht, kann an jeder Straßenecke solche Erfahrungen machen. Man begegnet dem Schönen dann auch unverhofft, zum Beispiel in Form von wild wuchernden Gewächsen, die sonst gemäß kulturell konditionierter Wahrnehmung als „Unkraut" abgetan würden. Denn der Ruf des Schönen verhallt oft in den Grauschleiern des Alltags, in der Rund-um-Geschäftigkeit des modernen Lebens. Es bedarf somit einer „ästhetischen Haltung" und einer ebensolchen „Aufmerksamkeit", um für diesen Ruf empfänglich zu werden:

„Ästhetische Faktoren wirken immer, auch ohne dass wir uns ihrer bewusst sind. Wir können sie uns aber bewusst machen, sie kultivieren und damit intensivieren, indem wir unsere ästhetische Wahrnehmungsbereitschaft, also die Möglichkeit zu empfinden und zu erleben durch ästhetische Aufmerksamkeit, Achtsamkeit, Offenheit und ästhetische Zuwendung erhöhen. Wie und wie viel wir ästhetisch erleben, hängt somit nicht nur von der jeweiligen Situation, sondern vor allem auch von unserer ästhetischen Aufmerksamkeit und Haltung ab." (Musalek & Poltrum 2011, 12)

Es bedarf, so lässt sich folgern, einer bestimmten Art von Präsenz, um ästhetisches Erleben in Gang zu setzen oder zu vertiefen. Von dieser Geistesgegenwart ist zu erwarten, dass sie bei entsprechender Intensität den Blick auf die Tiefendimension der Ästhetik eröffnen kann.

Präsenz durch kontemplative Praxis

Um zu sehen, welche Wirkung innere Bedingungen im Hinblick auf das ästhetische Erleben entfalten können, lohnt es sich, einen Bereich ins Auge zu fassen, in dem die Kultivierung von Präsenz gewissermaßen auf der Tagesordnung steht. In den Yoga-basierten kontemplativen Traditionen mit ihren vielfältigen Erscheinungsformen ist dies der Fall. Buddhistische Meditation beispielsweise ist eine bestimmte Form der Yoga-Praxis. Sie hat sich ab der zweiten Hälfte des 20. Jahrhunderts in der westlichen Welt verbreitet und wird heute auch im säkularen Kontext, im Dialog mit der Hirnforschung, als „Wissenschaft des Geistes" ohne metaphysischen Überbau diskutiert (vgl. u.a. Singer & Ricard 2013) – und, in weiterer Folge, sogar als Werkzeug, das flächendeckend in den Schulen vermittelt werden sollte, um die geistige Autonomie der Schüler im Zeitalter der neuen Medien zu erhöhen (Metzinger 2014, 361ff).

Lässt sich damit womöglich auch die ästhetische Empfänglichkeit steigern? Wer sich mit zeitgenössischer buddhistischer Literatur auseinandersetzt, wird immer wieder auf Berichte und Anekdoten stoßen, in denen die meditative Praxis die Erfahrung des Schönen hervorbringt. So erzählt etwa die Meditationslehrerin Christina Feldman, wie sie einmal ein Seminar in der Wüste von Arizona geleitet hat: Unzählige Personen hatten ihr zuvor von der gigantischen Schönheit dieser Landschaft berichtet, und sie war schon gespannt, dies auch selbst zu erleben. Nach der nächtlichen Ankunft stellte sie sich daher schon frühzeitig den Wecker, um den Sonnenaufgang ja nicht zu verpassen. Doch der erste Blick war enttäuschend

– nur eine braune, flache Landschaft ohne jeden Anschein von Leben. War das womöglich eine andere Wüste als in den Berichten? Erst nach ein paar Tagen fortgesetzter Meditationspraxis, so Feldman, begann die Landschaft das Geheimnis ihrer Schönheit preiszugeben: „Je mehr ich schaute, lauschte und fühlte, desto mehr sah ich. Die Wüste war durchdrungen von Leben. Der Dunst der Hitze schimmerte über dem Boden. Im braunen Ton der Landschaft waren unzählige subtile Schattierungen und Texturen. Jede Stunde, wenn die Sonne sich bewegte und verschiedene Licht- und Schattenmuster warf, veränderte sich die Wüste." (Feldman 2001, 171; Übersetzung des Autors).

Eine andere Anekdote findet sich beim britischen Theravada-Mönch Achan Brahm, der in der thailändischen Waldtradition gelernt hat und heute Abt eines buddhistischen Klosters in Australien ist. Es handelt sich um einen Bericht, der die wahrnehmungsverändernde Kraft einer stark gesteigerten Achtsamkeit verdeutlichen soll:

> „Als junger Mönch im Wat Pa Nanachat im nordöstlichen Thailand übte ich in der Halle gern das Meditieren im Gehen und fand dabei Frieden. Ich hielt den Blick stets gesenkt, sodass er etwa zwei Meter vor mir über den Betonboden strich. Dann musste ich stehen bleiben. Ich traute meinen Augen nicht, aber der triste Betonboden wandelte sich zu einem Bild von unfassbarer Schönheit. Die Grautöne zusammen mit der Oberflächenstruktur erschienen mir auf einmal als das Schönste, was ich je gesehen hatte. Ich dachte schon, man müsste dieses Stück Boden ausschneiden und an die Tate Gallery in London schicken – ein Kunstwerk! Ein, zwei Stunden später war es wieder ein absolut gewöhnliches und nichts sagendes Stück Betonboden." (Achan Brahm 2007, 148)

Vermag intensive Geistesgegenwart auch die nichts sagenden Dinge des Alltags zu strahlender Schönheit zu erwecken? Berichte dieser Art deuten jedenfalls darauf hin, dass die Intensität der ästhetischen Erfahrung durch das Ausmaß der Präsenz vermittelt werden kann. Ästhetisches Erleben ist gemäß der buddhistischen Lehre allerdings kein Selbstzweck – geht es doch auch darum, die unschönen und unappetitlichen Seiten des Daseins zu kontemplieren, um den tief sitzenden Gewohnheiten des geistigen Anhaftens entgegenzuwirken.

In der buddhistischen Weisheitslehre soll Präsenz letztlich dazu verhelfen, die Natur der Phänomene klar zu erkennen. Diese Geistesgegenwart wird im Rahmen des „edlen achtfältigen Pfades" konzeptualisiert, und zwar über das Zusammenspiel der beiden Geistesqualitäten „rechte Achtsamkeit" und „rechte Sammlung", die durch „rechtes Bemühen" zu entwickeln sind. Ein solches Sich-Üben konstituiert die Praxis der Meditation (Pali: „Samadhi"). Anders ausgedrückt bemüht sich der Meditierende, durch Kultivieren eines achtsamen *und* gesammelten Geistes eine bestimmte Form von Präsenz zu entwickeln. Diese meditative Praxis soll von den anderen Pfad-Faktoren aus den Bereichen „Weisheit" und „Ethik" (Tugend) getragen werden. Man könnte auch sagen, dass Präsenz hier aus dem Geist von Weisheit und Ethik hervorgebracht wird: eine Geistesgegenwart, in die alle Faktoren des „edlen achtfältigen Pfades" hineinwirken sollen – analog zur traditionellen Darstellung der Lehre als Rad, dessen acht Speichen im Zentrum zusammenkommen. In einer derart zentrierten Präsenz soll die gesamte buddhistische Geistes- und Herzensschulung kulminieren.

Präsenz als therapeutischer Faktor

Dass Aufmerksamkeit und Geistesgegenwart erlernbar sind und durch konkrete Übungen geschult werden können, ist die Prämisse der Yogabasierten kontemplativen Traditionen. Seit dem ausgehenden 20. Jahrhundert ist dieser Zugang massiv in das therapeutische Feld eingeflossen. Ausschlaggebend dafür war auch die persönliche Begegnung einer wachsenden Zahl von Therapeuten mit meditativen Formen der Aufmerksamkeitsschulung. Die Entdeckung dieses Potenzials im klinisch-therapeutischen Kontext geht maßgeblich auf die Pionierarbeit von Jon Kabat-Zinn zurück, der in den 1970er-Jahren das Programm der *„Mindfulness-based Stress Reduction"* (MBSR), der achtsamkeitsbasierten Stressreduktion, begründet hat.

Die weite Verbreitung und erfolgreiche Weiterentwicklung dieses Ansatzes in einer Vielzahl achtsamkeitsbasierter Verfahren hat das aktuelle Verständnis, wie Präsenz für die Therapie hilfreich sein kann, wesentlich geprägt. Insofern erfolgt die Auseinandersetzung mit dem therapeutischen Faktor „Präsenz" heute größtenteils unter dem Label der „Achtsamkeit". Und nicht nur das: Plakativ, aber durchaus berechtigt lässt sich sagen, dass das 2500 Jahre alte Konzept der Achtsamkeit zu Beginn des 21. Jahrhunderts die Wissenschaft erobert – so zumindest lautete der Titel eines interdisziplinären Projekts, bei dem Natur-, Sozial- und Geisteswissenschaftler im Dialog mit Vertretern des Buddhismus die enthusiastische Rezeption der Achtsamkeit in der Medizin, Psychologie und Hirnforschung sowie in der Pädagogik und anderen Sozialwissenschaften beschrieben (Zimmermann et al., 2012). Heute ist Achtsamkeit das mit Abstand am besten erforschte Präsenz-Konzept.

Abgeleitet von ihren Wurzeln in der buddhistischen Psychologie bezeichnet Achtsamkeit eine bestimmte Form der Hinwendung zur gegenwärtigen Erfahrung. Achtsamkeit vermittelt eine, wenn man so will, warmherzige Präsenz: Denn diese Hinwendung zur momentanen Erfahrung ist charakterisiert durch Qualitäten wie Akzeptanz, Wohlwollen und Offenheit. Sie erfolgt unmittelbar und unvoreingenommen, ohne automatische Wertung und (Vor-)Urteil. Achtsamkeit ist gleichsam „Hautkontakt" mit der Gegenwart – sie erkundet einfach, was im Moment da ist. Das bedeutet, mit der ganzen Aufmerksamkeit im *Hier und Jetzt präsent zu sein* und sich dabei der Sinneswahrnehmungen, Gedanken, Gefühle, Verhaltensimpulse und/oder anderer Bewusstseinseindrücke gewahr zu sein, sowie auch der Aufmerksamkeitslenkung selbst bewusst zu werden (vgl. Remmel et al., 2013, 116).[1]

Die Steuerung der Aufmerksamkeit ist ein integraler Bestandteil der Achtsamkeitsschulung. Tatsächlich wird mit zunehmender Fähigkeit, die Aufmerksamkeit zu lenken, die geistige Autonomie erhöht. Wie bei einem Schiff, das bisweilen einem stürmischen Wellengang ausgesetzt war, gibt es nun jemanden, der das Steuerrad zu bedienen weiß. Durch Achtsamkeitstraining entsteht so etwa die Fähigkeit, von quälenden Grübeleien und Emotionen Abstand zu nehmen; die Patienten können erfahren, dass sie dem Krankheitserleben nicht machtlos ausgeliefert sind. Umgekehrt wird das Vermögen gestärkt, mit der Aufmerksamkeit bei heilsamen Aspekten der Erfahrung zu verweilen und damit positive Ressourcen zu nähren. Das gilt auch für die Begegnung mit dem Schönen und damit assoziierte Qualitäten wie ästhetischer Genuss, Freude oder Dankbarkeit.

Dem Prinzip Achtsamkeit wird heute generell große Bedeutung für den klinischen Alltag in Medizin und Psychotherapie beigemessen: In der Behandlungssituation gilt Achtsamkeit als einer jener unspezifischen Wirkfaktoren, die laut Psychotherapieforschung sogar bedeutsamer sind als spezifische Faktoren oder Techniken. Das heißt, dass der Therapeut bereits als Person, in seiner Präsenz und Klarheit, seinem Wohlwollen und seiner Zugewandtheit, eine signifikante Wirkung entfaltet (Ryan et al. 2012). Von Seiten der Patienten kann Achtsamkeit die spezifischen The-

1 Zur Begriffserörterung von „Achtsamkeit" an der Schnittstelle von Buddhismus, Wissenschaft und Therapie vgl. Williams & Kabat-Zinn 2013; Zimmermann et al., 2012; Weber 2009; zur umfassenden Bedeutung des Begriffs der „rechten Achtsamkeit" im Kontext der buddhistischen Lehre vgl. Thanissaro Bhikkhu 2012.

rapien grundlegend fördern. Als immer wieder zu übende Grundhaltung und Einstellung kann sie therapeutische Veränderungsprozesse wesentlich erleichtern. Die Wirksamkeit von achtsamkeitsbasierten Therapien wird mittlerweile in zahlreichen klinischen Anwendungen durch kontrollierte Studien belegt, insbesondere auch in der Behandlung und Rückfallprophylaxe bei Menschen mit Suchterkrankungen (Remmel et al. 2013; Bowen et al. 2010).

Um die Arbeit mit Achtsamkeit weiterzuentwickeln, ist die Reflexion ihres historischen Ursprungs weiterhin wichtig. Denn bei der Übersetzung des Konzepts der Achtsamkeit aus einer kontemplativen in eine therapeutische Praxis ist eine Rumpffassung des ursprünglichen Begriffs (Pali: „Sati") entstanden, herausgelöst aus den erkenntnismäßigen und ethischen Kontexten der buddhistischen Lehre (Weber 2010). Und Achtsamkeit erscheint in der modernen Rezeption nunmehr ohne jene Geistesqualität, die ihr traditionellerweise als untrennbarer Zwilling an die Seite gestellt wurde: „Samadhi", die Sammlung, Zentrierung und Einung des Geistes, die mit innerer Stabilität einhergeht und dafür sorgt, dass die Achtsamkeit langfristig aufrechterhalten werden kann. Mit wachsender Ausprägung verleiht „Samadhi" der ganzen Erfahrung zunehmende Tiefe. Auch dieser Aspekt der kontemplativen Praxis, der im therapeutischen Diskurs bislang so gut wie ausgeblendet ist, könnte nicht nur für Yogis interessant sein.

Die buddhistische Psychologie ist aber bei weitem nicht die einzige Quelle für Präsenz-Konzepte, die an der Schnittstelle von Ästhetik und Therapie relevant erscheinen. So kann der antike griechische Mythos des Kairos, des günstigen Augenblicks, auch heute noch für die therapeutische Arbeit aufschlussreich sein (Knittel 2014). Spuren zum Thema Präsenz finden sich nicht nur in der abendländischen Geistesgeschichte, sondern auch in der westlichen Therapie-Tradition selbst: beispielsweise im Werk von Carl Rogers, dem Begründer der Person-zentrierten Psychotherapie, der eindringliche Erfahrungen in Encounter-Gruppen mit dem Begriff „presence" charakterisierte (Tichy 2002); in der Gestalttherapie von Frederick Perls, der sich auf ein Konzept des „Hier und Jetzt" bezog (Knittel 2014); oder in Eugene Gendlins Beschreibung einer „verkörperten Bedeutung" am Übergang zwischen somatischer und gedeuteter Welt (Weber 2010, 64f). Auch das ganze Spektrum der Körper-orientierten Psychotherapien bietet Anknüpfungspunkte, denn ein wichtiger gemeinsamer Nenner westlicher und östlicher Auffassungen von Geistesgegenwart ist das Körper-Gewahrsein: Präsenz ist demnach *nicht-dissoziiert* vom körperlichen Erleben (Weber 2010, 67).

Präsenz als Konzept und Erfahrung

Wie der bisherige Streifzug gezeigt hat, erscheint Präsenz tatsächlich als intimes Bindeglied zwischen Ästhetik und Therapie. Die Kultivierung von Präsenz ermöglicht stets ein tieferes „Sehen": Insofern ist sie wie ein Schlüssel zur Tiefendimension der Ästhetik und zur heilsamen Erfahrung des Schönen.

Aufschlussreich in diesem Zusammenhang ist bereits die Wortherkunft von Ästhetik, denn der altgriechische Begriff „Aisthesis" meint ursprünglich so viel wie Sinneswahrnehmung oder Sinnesempfindung (vgl. Poltrum 2010, 2007). Während also Ästhetik im engeren Sinn mit Schönheit und Kunst assoziiert ist, gründet Ästhetik im weiteren Sinn auf „Aisthesis", auf jeglicher Form von Sinneswahrnehmung, und bezeichnet dabei jenen „Ort, wo Ego und Welt, Ich und Lebenswelt vermittelt über die Sinne ineinander verschlungen sind [...]" (Poltrum 2010, 53). Im breiten Spektrum zwischen den konträren Polen „Ästhetik" (Entfaltung der Sinneswahrnehmung) und „Anästhetik" (Betäubung der Sinneswahrnehmung) weist Präsenz eindeutig in die ästhetische Richtung. Sie führt im Hinblick auf die Sinneskanäle zur vollen Ausschöpfung des „ästhetischen Potenzials". Umgekehrt wird klar, warum bei der therapeutischen Anwendung eines Präsenz-Konzepts wie Achtsamkeit auch Voraussetzungen und Kontraindikationen abzuklären sind, denn es gibt Menschen, die gleichsam einen anästhetischen Schutz gegenüber Aspekten ihrer Wahrnehmung benötigen, insbesondere im klinischen Kontext.

In der Auseinandersetzung mit Präsenz gilt es schließlich noch ein subtiles Paradoxon im Verhältnis von Konzept und Erfahrung zu beachten: Denn einerseits ist Präsenz ein grundlegender Modus des menschlichen Geistes, eine universelle Erfahrungsqualität, die nicht an ideologische oder kulturelle Identitäten gebunden ist. Sie kann in allen Lebensbereichen aufscheinen: zum Beispiel im Zusammensein mit einem geliebten Menschen, in der Inspiration durch große Kunst, in der therapeutischen Begegnung oder beim Sport. Andererseits aber ist Präsenz bestimmt durch die Motive und Bedingungen ihrer Entstehung und somit auch konditioniert durch den etwaigen Übungsweg, der sie hervorgebracht hat. Präsenz-Konzepte wirken auf diese Weise in die Präsenz-Erfahrung hinein. Diese wiederum ist in besonderem Maß dazu geeignet, Konzepte aller Art hinter sich zu lassen. In der konkreten Erfahrung manifestieren sich die Früchte der Präsenz – nicht zuletzt eine *Attraktivität des Erlebens,* die gerade für die Suchttherapie hilfreich sein könnte.

Literatur

Abramović, Marina (2010) The Artist is Present. Hrsg. v. Klaus Biesenbach. The Museum of Modern Art: New York (siehe auch DVD mit gleichlautendem Dokumentarfilm).

Ajahn Brahm (2007) Im stillen Meer des Glücks. Handbuch der buddhistischen Meditation (Orig.: Mindfulness, Bliss, and Beyond). Aus dem Englischen von Jochen Lehner. Lotos Verlag: München.

Bowen, Sarah; Chawla, Neha; Marlatt, G. Allan (2010) Mindfulness-based relapse prevention for addictive behaviors. A Clinician's Guide. Guilford Press: New York.

Darwish, Mahmoud (2004) Setz ab hier und jetzt. In: ders., wo du warst und wo du bist. Gedichte. A1 Verlag: München.

Feldman, Christina (2001) The Buddhist Path to Simplicity. Spiritual Practice for Everyday Life. Thorsons (Harper Collins Publishers): London.

Gross, Rainer (2014) Präsenz – ein Konzept zwischen Kulturwissenschaft und therapeutischem Diskurs. Vortrag am 8.1.2014 im „Salon philosophique" des Anton Proksch Instituts (API), Wien (Unveröffentlichtes Manuskript).

Gumbrecht, Hans Ulrich (2004) Diesseits der Hermeneutik. Über die Produktion von Präsenz. (Orig.: Productions of Presence. What Meaning Cannot Convey). Aus dem Englischen von Joachim Schulte. Suhrkamp Verlag: Frankfurt am Main.

Gumbrecht, Hans Ulrich (2010) Unsere breite Gegenwart. Aus dem Englischen von Frank Born. Suhrkamp Verlag: Berlin.

Gumbrecht, Hans Ulrich (2012) Präsenz. Suhrkamp Verlag: Berlin.

Knittel, Barbara (2014) „chronos und kairos". Von unterschiedlichen Zeiterfahrungen und deren Wirkung in der Therapie. Online abgerufen unter www.wende-punkt.at/pdf/chronos_kairos.pdf (12/2014).

Kreuzmair, Elias (2012) Hans Ulrich Gumbrechts Begriff der Präsenz und die Literatur. In. Helikon. A Multidisciplinary Online Journal 2:233-247.

Metzinger, Thomas (2014) Der Ego-Tunnel. Eine neue Philosophie des Selbst: Von der Hirnforschung zur Bewusstseinsethik. Piper Verlag: München (erweiterte und aktualisierte Ausgabe; erste deutschsprachige Auflage 2009).

Musalek, Michael (2010) Social aesthetics and the management of addiction. Current Opinion in Psychiatry 23(6): 530-535.

Musalek, Michael; Poltrum, Martin (Hg.) (2011) Ars medica. Zu einer neuen Ästhetik in der Medizin. Papst Science Publishers/Parodos: Len-

gerich/Berlin.
Poltrum, Martin (2010) Klinische Philosophie. Logos Ästhetikus und Philosophische Therapeutik. Papst Science Publishers/Parodos: Lengerich/Berlin.
Poltrum, Martin (2007) Ästhetik und Anästhetik. Das Schöne als Therapeutikum. In: psycho-logik. Jahrbuch für Psychotherapie, Philosophie und Kultur, Bd. 2. Hrsg. v. Rolf Kühn u. Karl Heinz Witte. Karl Alber: München.
Remmel, Andreas; Remmel-Richarz, Britta; Tauss, Martin (2013) Achtsamkeit als Haltung und Basis therapeutischer Veränderungsprozesse – Chancen für die Suchtbehandlung. In: rausch. Wiener Zeitschrift für Suchttherapie 2: 115-127.
Rohr, Richard (2013) Pure Präsenz: Sehen lernen wie die Mystiker (Orig.: The Naked Now). Aus dem Amerikanischen von Andreas Ebert. Claudius Verlag: München (6. Auflage; erste Auflage 2010).
Ryan, Anjanette; Safran, Jeremy D.; Doran, Jennifer M.; Muran, J. Christopher (2012) Therapist mindfulness, alliance and treatment outcome. Psychotherapy Research 22: 289-97.
Singer, Wolf & Ricard, Matthieu (2013) Hirnforschung und Meditation. Ein Dialog. edition unseld: Frankfurt/Main (7. Auflage; erste Auflage 2008).
Thanissaro Bhikkhu (2012) Right mindfulness: memory & ardency on the buddhist path. Metta Forest Monastery: Valley Center, CA. Online abgerufen unter www.accesstoinsight.org/lib/authors/thanissaro/rightmindfulness.pdf (12/2014).
Tichy, Harald E. (2002) Authentisches Verstehen und Meditation. Methodologische Überlegungen zur Begegnung des Person-zentrierten Ansatzes mit der Religion am Beispiel des Buddhismus. Unveröffentlichte Abschlussarbeit im Psychotherapeutischen Fachspezifikum. IPS: Wien.
Weber, Akincano M. (2009) Achtsamkeit – ein Begriff zwischen den Welten. Teil 1 – Zur Psychologie buddhistischer Geistesgegenwart. In: Transpersonale Psychologie und Psychotherapie 2: 71-82.
Weber, Akincano M. (2010) Achtsamkeit – ein Begriff zwischen den Welten. Teil 2 – Buddhistische Geistesgegenwart in therapeutischer Praxis. In: Transpersonale Psychologie und Psychotherapie 1: 61-73.
Williams, Mark & Kabat-Zinn, Jon (Hg.) (2013) Achtsamkeit. Ihre Wurzeln, ihre Früchte (Orig.: Mindfulness: diverse perspectives on its meaning, origins, and multiple applications at the intersection of science and dharma). Aus dem Englischen von Mike Kauschke. Arbor Verlag: Freiburg im Breisgau.

Zimmermann, Michael; Spitz, Christoph; Schmidt, Stefan (Hg.) (2012) Achtsamkeit. Ein buddhistisches Konzept erobert die Wissenschaft. Huber Verlag: Bern.

Alfried Längle

Emotion, Ästhetik und Existenz
Zur Bedeutsamkeit von Wert und Schönheit für erfülltes Leben

Gefühle bringen Leben in das Dasein. Sie spielen daher eine lebensbestimmende Rolle und haben einen anderen Ursprung als die Vernunft und die Rationalität. Gefühle haben zwei Aktionsformen: Fühlen und Spüren. Im Fühlen wird der Lebensbezug und im Spüren der Bezug zum Wesentlichen hergestellt. Spüren ist intuitives, phänomenologisches Sehen des jeweils tieferen Gehalts einer Situation. Es stellt die Grundlage für die Wahrnehmung des Schönen dar. Im Fühlen wird das Geschehen in seiner Relevanz für das eigene Leben erfasst. Durch das Fühlen wird die Wahrnehmung zum persönlichen Erleben, und dieses zur Grundlage für ein erfülltes Dasein. Abgesehen von der Bedeutung des Erlebens für die Lebensqualität eignet es sich auch als Zugang zur Behandlung von gestörten Verarbeitungsprozessen. Dazu dient die Methode der Personalen Existenzanalyse (PEA), die daher auch zur Behandlung des fixierten Erlebens (d.i. der psychischen Störungen) eingesetzt werden kann. Ästhetik als phänomenologisches Ansichtig-Werden von Wesentlichem spielt für die Persönlichkeitsbildung und die Lebensqualität eine wichtige Rolle. Das Freiwerden des Erlebens und das Spüren des Wesentlichen gibt die Person frei für den dialogischen Austausch mit sich selbst und mit der Welt – und damit für eine erfüllende Existenz: für ein Leben mit innerer Zustimmung.

1.) Gefühle spielen im Leben eine Rolle

Unser Leben dreht sich weitgehend um Gefühle – jedenfalls mehr, als uns üblicherweise bewusst ist. Man neigt in unserer sachlichen Welt dazu, das Ausmaß der Bedeutung der Gefühle im Lebensvollzug zu unterschätzen.

Mit den Gefühlen kommt Leben in uns auf. Wenn sich Gefühle einstellen, wird das Leben lebendig, da verdichtet es sich, da „ist was los", kommt „Leben ins Leben". Gefühle bringen Dynamik und Bewegung, negative und positive, wie Freude, Lust, Glück oder Schmerz, Trauer, Belastung. Darum „bauen" wir unser Leben um die Gefühle herum, möchten viele gute Gefühle „hereinbekommen". Wir wollen etwas *er-leben,* um der nüchternen Sachlichkeit zu entkommen. Denn es erfüllt nicht, Tag für

Tag nur zu *funktionieren,* Tatsachen abgehandelt zu haben. Die reine Sachlichkeit des Sein-Könnens in der Welt ist zwar basal und auch notwendig; man kann auch den Fakten des Daseins nicht entkommen. Doch wird das Leben leer, beziehungsarm und unbefriedigend, wenn nicht Interesse, Freude oder die Wichtigkeit empfunden wird oder wenn man sich nicht mit anderen Menschen mitfreuen kann.

Warum kommt den Gefühlen diese Bedeutung zu? In einer phänomenologischen Sicht haben Gefühle eine gewichtige Funktion: Sie stellen den Bezug der Situation zum eigenen Leben her (vgl. die Ausführungen in Längle 2008, 39ff). Dank unseres Fühlens können wir das Leben *„erleben"*. Das Leben erhält so gleichsam „Fleisch und Blut", wenn es mit dem Fühlen verbunden ist. – Wird das Fühlen zu wenig beachtet, ist man zu wenig mit dem *Erleben der Werte* (nicht nur mit dem Erfüllen ihrer Ansprüche!) befasst, übergeht man die gefühlten Bedürfnisse und Triebe, so entsteht Unzufriedenheit, manchmal auch Spannung, eine Art Lebens-„Hunger". Ein solcher anhaltender Mangel stellt einen Suchtkeim dar. Das regelmäßige Übergehen der Gefühle und des Erlebens kann unbemerkt im Alltag passieren, weil man durch die vielen Aufgaben und Beschäftigungen abgelenkt ist, oder es ist rational gut abgepolstert (es kann vor einem bestehen, weil es „vernünftig" ist) oder ethisch gut vertretbar (so „selbstlos", so „hilfsbereit"). Selbst wenn der Mangel verborgen oder gar kognitiv akzeptiert ist, wächst die Suchtgefahr. Daraus kann wiederum ersehen werden, wie sehr das Leben nach seinem Recht verlangt. Die Existenz will eben ganzheitlich gelebt werden.

Nun haben wir die Bedeutung der Gefühle herausgestrichen. Dies soll aber nicht heißen, dass neben den Gefühlen nicht auch anderes wichtig für ein erfüllendes Leben wäre, wie etwa die Sachlichkeit, das Selbstsein, die Gerechtigkeit oder der Sinn. Auf dieses Zusammenspiel verweist ja auch die Theorie der vier personal-existentiellen Grundmotivationen (Längle 1999a, 2008). Gefühle stellen darin eine der beiden Grundpositionen zur Bewältigung und erfüllenden Gestaltung des Lebens dar. Als zentrale Erscheinungsformen der zweiten und dritten Grunddimension der Existenz – auch personal-existentielle Grundmotivationen (GM) genannt – repräsentieren sie das *Innenleben der Person.* Die andere Grundposition wird von der ersten und vierten GM gleichsam als Rahmen darum gebildet und stellt den *Außenbezug* im Existenzvollzug dar. Denn zum Überleben in der Welt (1. GM) und für die Sinnausrichtung (4. GM) der Existenz geht es primär nicht um Fühlen und Spüren (2. und 3. GM), sondern um Wahrnehmen, Erkennen und Sich-Abstimmen.

Wenn die Gefühle (2. und 3. GM) jedoch nicht von der anderen Grundposition in der Existenz komplettiert sind, wenn Wahrnehmung und Erkennen sowie Abstimmung mit der Situation nicht dazukommen, wenn es also einseitig nur um das Fühlen geht, zerbricht die Ganzheitlichkeit der Existenz. Hält solche Unvollkommenheit an, so verkommen die Gefühle zur *Sentimentalität*. Dann handelt es sich um „Gefühlsduselei", um ein Spiel mit dem Gefühl und nicht um wahrhaftiges, ehrliches, offenes Sich-in-seinem-Leben-berühren-Lassen. Das Echte solcher Einbindung der Gefühle in das Leben besteht darin, dass das Leid und der Schmerz nicht ausgespielt werden.

2.) Die Gefühle – das Spüren

Die Terminologie zur Emotionalität ist sehr heterogen. In der Existenzanalyse haben wir uns daher geeinigt, den Begriff „Gefühl" als Oberbegriff für zwei unterschiedliche Erlebnisweisen zu nehmen, nämlich für *Fühlen und Spüren* (Längle 2003a). Sie werden deswegen als Gefühle bezeichnet, weil sie nicht Objekte in ihrem Sein (als Faktizität), sondern in ihrer Qualität erfassen. Fühlen und Spüren stellen keine rationalen, diskursiven oder reflexiven Aktivitäten dar. Bei beiden handelt es sich um ein inneres Resonanzphänomen.

Die beiden Fähigkeiten des Innenlebens des Menschen unterscheiden sich hinsichtlich ihres Bezugs auf das jeweilige intentionale Objekt, also in dem, worauf sich der in der inneren Resonanz wahrgenommene Inhalt bezieht. Das Fühlen ist ein Gefühl der Nähe (gehört also in die 2. GM), es bezieht sich auf das körperliche und psychische Befinden, das sich in Ruhe oder in Gegenwart eines Objektes (oder Menschen, Situationen usw.) einstellt. Dagegen handelt es sich beim Spüren um eine gefühlte Wahrnehmung von Werten, Entwicklungen oder Atmosphären in der Welt (vgl. auch Tellenbach 1968).

Das Spüren ist daher ein vom eigenen Körper wegführendes, „intentionales" Fühlen, wie Max Scheler (1980, 261f.) es bezeichnete. Spüren ist Fühlen über die *Distanz* von Raum und Zeit hinweg und läuft im Grunde auf das Erleben einer Stimmigkeit bzw. Unstimmigkeit der wahrgenommenen Elemente hinaus. Das Spüren ist eine Zusammenschau, das die Sachen im Zusammenhang sieht und daher auch das im Blickfeld hat, worauf eine Sache oder Situation hinausläuft. Im Spüren geht es daher nicht um die Frage: „Wie geht es *mir* dabei?" Das ist beim Fühlen der Fall. Im Spüren achtet der Mensch darauf, „wie *etwas* zu mir spricht", „was ich *von der Sache als solcher* spüre". Es ist ein Gefühl, das sich einstellt, wenn man sich in eine Situation versetzt[1] (z.B.: ich spüre ein Unbehagen bei der morgigen Begegnung). Im Spüren ist also wie in einem Fernsinn stets eine Distanz (auf der Basis der Selbst-Distanzierungsfähigkeit – cf. Frankl 1959, 1982a) zum eigenen Lebens- und Körpergefühl enthalten. Das Fühlen nimmt jedoch – wie ein Nahsinn – gerade zu diesen Inhalten Kontakt auf.

Das *Spüren* kann daher als eine intuitive, phänomenologische Wahrnehmungsfähigkeit von Qualitäten aufgefasst werden. Einfacher gesagt: Wir können spüren, wie das *gemeint* ist, was jemand sagt. Wir können spüren, was *hinter* einem Blick steckt; wir können eine Absicht bei jemandem als bös oder gut erspüren, wir können die Zuneigung hinter den Worten unseres Bekannten spüren und bekommen Kenntnis, wie er zu mir steht. Wir spüren also eine Qualität, ein „Wie" aufgrund weniger Information „intuitiv". Manche Menschen haben eine sehr stark ausgeprägte intuitive Kraft, andere sind darin fast blind und verlassen sich mehr auf den Verstand oder die Erfahrung.

3. Die Gefühle – das Fühlen

Beim *Fühlen* ist es anders. Es geht nicht um das phänomenologische Erschauen von Zusammenhängen in sich, sondern um den Bezug zum eigenen Leben. Man kann mehrere Qualitäten des Fühlens unterschieden (für eine detailliertere Beschreibung cf. Längle 2003a). Zwei seien hier wegen ihrer Bedeutung eigens hervorgehoben:

a) die *Emotion*, die im Inneren geschaffene Gefühlsantwort auf ein Erleben oder auf einen Gedanken ist ein tiefes Gefühl (z.B. Freude, Liebe, Trauer)

b) der *Affekt*, das stimulusabhängige Gefühl, das sich wie ein Reflex auf einen Reiz einstellt, erreicht nicht die personale Tiefe (z.B. Ärger, Angst, Erotisierung).

Auch diese *Begriffe* werden in der Psychologie unterschiedlich gebraucht. In der Existenzanalyse verwenden wir sie in der ursprünglichen Bedeutung der Worte (lat. e-movere: von innen heraus bewegen; ad-ficere: „angemacht" werden).

---

1 Davon zu unterscheiden ist die Empathie, bei der es sich um ein fühlendes Sich-Einfinden im Bezugsrahmen des anderen handelt. In der Empathie können wir sagen „Ich fühle, wie es Dir geht". Empathie ist Mitfühlen, ist kein Erspüren der Bedeutung oder einer anstehenden Entwicklung der Umstände. Es geht in der Empathie um das subjektive Befinden des anderen und nicht um das, was da passieren kann, und auch nicht um ein Bewerten der Richtigkeit/Stimmigkeit des Handelns.

Was ist nun *Fühlen*? Fühlen findet ganz basal in der sinnlichen Wahrnehmung statt. Etwas fühlt sich kalt an oder man fühlt einen Schmerz. In Analogie dazu werden auch nichtsinnliche Wahrnehmungen, die sich körpernah auswirken, als Fühlen bezeichnet, z.B. wenn man eine Trauer fühlt. Dann fühlt man *sich* – eben traurig. Fühlen kann daher als inneres Berührt-Sein durch das Erleben von Nähe zu einem (realen oder imaginären) Objekt bezeichnet werden.

Emotion und Affekt sind Formen von Fühlen. Emotionen und Affekte sind daher zu verstehen als Effekte von *Berührung durch eine* Nähe zu einem Objekt (Gegenstand, Mensch, Gedanke, Musik etc.). Die Berührung durch Nähe wirkt sich in einem Prozess von vier Schritten aus. Beim Betrachten dieser Schritte wird ersichtlich, auf welcher Grundlage das Fühlen zur Realisierung kommt und welche Inhalte in ihm enthalten sind.

1.) Die Entstehung eines aktuellen Gefühls beginnt mit dem *Sich-in-Beziehung-Setzen*. Das bedeutet: Fühlen findet nur in Beziehung statt, ist somit eine *Beziehungsform* (z.B. hinschauen, zuhören, sich dem Menschen zuwenden, in Kontakt treten mit der Tischplatte, die ich gerade anfühle), die durch *Zuwendung* verstärkt werden kann.
2.) Das Spezifische dieser Beziehungsform besteht im *Auf-sich-wirken-Lassen* der Wahrnehmung, es geht darum, sich der Wirkung des „Objekts" zu öffnen, in ihr zu verweilen. Man läßt im Fühlen das Objekt sozusagen etwas mit sich machen. Ein Gefühl haben bedeutet, eine Wirkung in sich eindringen zu lassen.[2] Wenn man sich *Zeit* nimmt für die Wirkung, gibt man ihr mehr Kraft. Sich Zeit nehmen ist ein „Gefühlsverstärker".
3.) Worauf wirkt das Objekt, wenn man sich ihm fühlend öffnet? – Was wird dem Objekt angeboten, was wird in die *Nähe* gebracht, wenn man es „anfühlt"? Was ist der Schirm, der das auffängt, die „Substanz", worauf sich der Wahrnehmungsinhalt eindrückt? – Was hält man diesem Objekt entgegen? – Sind es Gedanken, ist es Wissen, der Körper oder Erinnerungen?
   Wenn man das Objekt auf sich wirken lässt, so lässt man es auf sein Lebendig-Sein, auf seine Vitalität und innere Beweglichkeit einwirken. Mit anderen Worten: das angefühlte Objekt drückt sich in das eigene „Herz" ein. Der Fühlende fragt sich im Grunde: *Wie lebt es sich damit?* Fühlen ist aufgrund dieses Sich-einer-Wirkung-Aussetzens ein *körper-*

2 Ist das der „ur-feminine Akt" – stehen darum Gefühle dem Weiblichen näher? – Ist das die Form, in der das Feminine Geborgenheit erleben kann, indem ihm Zeit gegeben wird?

nahes Erleben. Es ist also das leibhaftige Leben, was man dem Objekt im Prozess des Fühlens entgegenhält. Schematisch dargestellt würde dieser Schritt so aussehen:

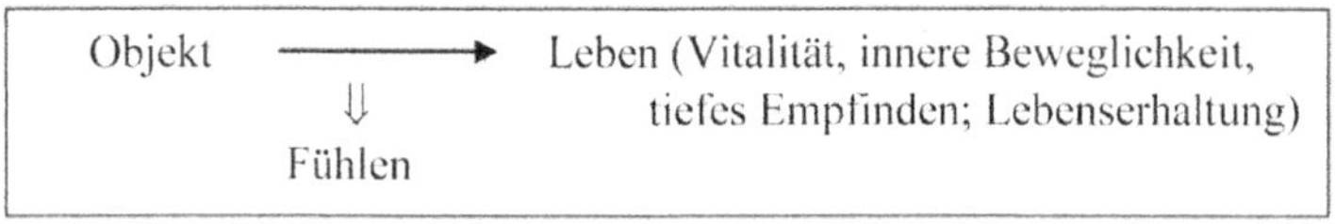

Abb. 1: Schema zur Darstellung des Entstehens des Fühlens.

Aus der Wirkung des Objekts auf das eigene Leben entspringt das Fühlen. Anders herum formuliert steht man in der Frage: *„Wie fühlt sich mein Leben an* in der Beziehung zu diesem Objekt, das ich anfühle?" Wie fühlt es sich an z.B. in deiner Gegenwart, bei der Musik, wenn ich den Kaffee trinke ... – Auch hier gilt wieder: Je mehr Nähe angeboten wird und möglich ist, desto intensiver wird das Gefühl.
4.) Was *mobilisiert* dieses Erleben im Subjekt? Was *be*wirkt der Eindruck im Wahrnehmenden? Was *„löst"* es in ihm *„aus"*? – Es setzt das eigene Leben in Gang, knüpft an der *Lebenskraft*, an der „Vitalität" an. Das ist dann ein „Gefühl" im engeren Sinn. *Fühlen* kann so verstanden werden als *mobilisierte Vitalität*, erweckte Lebenskraft.

Als Ergebnis dieses Prozesses entsteht eine körperliche, psychische und geistige innere Berührung. Etwas hat innerlich „angerührt" und dadurch innerlich bewegt. Handelt es sich um ein plötzliches, heftiges Ereignis (z.B. eine schreckliche Nachricht), dann ist das Berührt-Sein eine „Betroffenheit". Die Empfindung ist körpernah, kann oft im Körper sogar lokalisiert werden, und ist geistig zugleich, ist von der Bedeutsamkeit eines Inhalts angestoßen worden. Dieses von einer Nähe-Erfahrung angestoßene Berührt-Sein, das eine innere Bewegung auslöst und als auftauchende Kraft empfunden wird, nennen wir „Gefühl im engeren Sinn". Es spricht davon, dass wir im Leben berührbar sind, so wie wir als Personen ansprechbar sind. Im Berührt-Sein kommen drei *Charakteristika des Lebens* zum Tragen:

- Leben ist *gefühlt*; ist Erleben und Erleiden durch Berührt-Sein
- *Wechsel und Veränderung*, was sich im Erleben des Fließens und der Bewegung im Gefühl niederschlägt (Analogie des Fühlens mit dem Fließen des Wassers)
- *Vitale Kraft* als Ausdruck der körperlichen Natur im Gefühl

Neurophysiologisch gesehen kommt es zu einer Erregung vor allem der alten Riechhirnäquivalente und anderer vitaler Zentren, was die Nähe der Gefühle zum Riechen (jemanden nicht mehr riechen können ist ein Ausdruck belasteter Beziehung) und zur Lebenskraft hirnphysiologisch aufzeigt. Außerdem kommt es über Verbindungen mit dem Großhirn zur Zuschreibung von Bedeutungen zu den Erregungen. Das ist die neuroanatomische Grundlage für den Versuch, das Er-lebte zu verstehen.

Wenn ein Gefühl das ist, was auf die Lebenskraft direkt einwirkt, und daher das Leben in Gegenwart eines Objektes widerspiegelt, dann gibt ein Gefühl eine grobe Orientierung, was förderlich bzw. hinderlich ist für das Leben. Das ergibt einen Brückenschlag zu den existentiellen Werten. Dasjenige, was das Leben fördert (oder „verspricht", es zu fördern), was also so mit dem Leben in Resonanz kommen kann, erleben wir subjektiv als *Wert,* im negativen Falle als Unwert. *Existentiell relevante Werte werden durch die Gefühle entdeckt.* Ein Wert kann als am Leben maßgenommene Bedeutsamkeit verstanden werden. Und Lust kann als eine Bestätigung von lebensrelevantem Erleben verstanden werden. – Was aber das eigene Leben zu fördern verspricht, das kann und soll auch Grundlage für *Entscheidungen* sein. So ist das Gefühl der Willensbildung vorgängig (Längle 2000a).

Zusammenfassend kann gesagt werden: Jedes Gefühl wird in unserem Verständnis als Wirkung eines wahrgenommenen Wertes angesehen, den das Subjekt, bewusst oder unbewusst, erlebt hat (Längle 1993a, 24 ff.). So wie jeder Gedanke eine Aussage fasst, so beinhaltet jedes *Gefühl eine Qualitätswahrnehmung* aus der äußeren oder inneren Welt. Mit diesem Verständnis von Emotionalität arbeitet die Personale Existenzanalyse, die den im Gefühl enthaltenen Wert heben und in seiner Lebensrelevanz verstehbar und lebbar zu machen versucht.

Für die Arbeit mit den Gefühlen ist eine Unterscheidung wichtig, die den Unterschied zwischen Affekt und Emotion betrifft. Eine *Emotion* ist „berührte" oder „angerührte" Zustimmung zum Leben, eine Antwort aus der Tiefe der Beziehung zum Leben, des Empfindens des Lebens; man könnte auch sagen: eine Antwort des *personalen Lebens* auf einen Inhalt, der das Subjekt erreicht hat (und durch diese Art der Berührung zum Wert/Unwert wurde). Emotionen sind innerlich *frei* (Längle 2003a, 187).

Affekte sind dagegen stimulusbezogen, also „gereizte" Lebendigkeit. Der Stimulus trifft auf das Leben unter dem primären Aspekt der Lebenserhaltung. Affekte fassen daher nicht das Personale, Innere, Tiefe, Eigene, sondern sind ursachenbezogene (damit *unfreie, unpersönliche*) Reaktionen auf einen Reiz. Sie dienen der unmittelbaren Erhaltung des Lebens (Triebe, Bedürfnisse), seinem unmittelbaren Schutz oder der Abwehr von Gefahren. Sie können auch kultiviert werden etwa in Form von Appetizer, Statussymbolen, reizvoller Kleidung usw. (vgl. Längle 2003a, 186).

4. Das Erleben

Die Wachheit für Gefühle im Alltag bereichert unser Leben. Unter Einbindung der Gefühle werden Wahrnehmungen, ja selbst Gedanken, Phantasien und Erinnerungen zum Er-lebnis. Erfahrungen, die wir machen, bleiben nicht nur kognitive Informationsaufnahmen, sondern durch das Hinzunehmen ihrer emotionalen und affektiven Resonanz werden aus Erfahrungen Erlebnisse.

Der Begriff Erlebnis sagt schon, um was es sich dabei handelt. Er verweist auf den Kontakt des Wahrnehmungsinhalts mit dem Leben. „Erleben" heißt so viel wie: das Wahrgenommene auf sein Fühlen wirken lassen, den Inhalt am eigenen Leben anfühlen. So wird im Erleben die Situation über die Resonanzwirkung auf das eigene Leben aufgenommen.

Erleben ist also dadurch gekennzeichnet, dass es *Gefühle* beinhaltet. *Erleben* ist eine *„Wahrnehmung mit affektiver Resonanz"*. Ohne Gefühl bliebe es eine reine Kenntnisnahme von Information, ein kühler Gedanke, eine rationale Assoziation, eine Wiederholung einer Zahl usw. Das *Substrat des Erlebens* sind Gefühle, die ja eben die Form sind, durch die wir uns auf das Leben beziehen, wie oben bereits ausgeführt[3]. Da Gefühle Zeit für ihre Resonanz brauchen, ist für die Intensität des Erlebens meistens auch das Zeit-Haben eine Voraussetzung (ausgenommen bei besonders intensiven, heftigen Eindrücken). Es nimmt die Erlebnisdichte ab, wenn man unter Zeitdruck steht, also z.B. „Stress" hat. Zum „Erlebnis" wird eine Reise, eine Musik, ein Gespräch dann, wenn man sich dem Inhalt hingeben kann, ohne ständig auf die Uhr schauen zu müssen.

Das Erleben ist aber nicht nur zur persönlichen Bereicherung und „Durchpulsung" des Daseins wichtig, sondern stellt auch eine Basis dar für den echten, personalen Dialog. Bezieht man sich im Dialog auf das eigene Erleben, ist man für die affektive und emotionale Schwingung während des Gesprächs offen, so ist das wie das Mitnehmen des eigenen Lebens in den Austausch, ein Teilhaben-Lassen des anderen am eigenen Leben und

3 Vgl. auch die Theorie der 2. GM z.B. in Längle 1993a, 1994a, 2008.

an der eigenen Person. Nur jenes Gespräch, in welchem die Partner eine Offenheit für das eigene, unmittelbare Erleben aufrechterhalten und aus ihm heraus sprechen, d.h. darauf Bezug nehmen (was nicht bedeutet, es stets und unmittelbar auszusprechen, was man erlebt und fühlt, es jedoch innerlich präsent zu halten), führt zu einem personalen Dialog, zu einer Begegnung. Andere Formen des Sprechens sind Debatten, Diskussionen oder Berichte. Sie beziehen sich nicht auf die prozessualen Verarbeitungskräfte der Person[4]. Sie haben den Fokus auf der Sachebene oder in der Dynamik eines Zieles, das sie verfolgen. Dagegen wird im Dialog – eben durch die Bezugnahme auf das eigene Erleben – die Art und Weise, wie etwas „für mich und dich" ist, deutlich. Mit anderen Worten wird im Dialog die *Prozessebene der Person* bzw. die *Strukturebene des Ichs* erreicht. Es interessiert uns, wie eine Information beim Subjekt „ankommt", wie sie sie versteht, wie sie mit ihr „umgeht", was sie aus ihr „macht" und was sie mit dem anderen[5] „macht". Diese Prozessinformation ist am dichtesten im *subjektiven Erleben* gegeben. Für dialogische Therapierichtungen ist daher die Bezugnahme auf das subjektive Erleben der Patienten bzw. Klienten für die Arbeit am besten geeignet (vgl. Längle 2003b). Das Erleben enthält die meiste Information für psychotherapeutisch effiziente Gespräche. Es stellt die „Schnittstelle" zwischen Innen- und Außenwelt dar. Es ist die Grundlage für die Bewältigung und Gestaltung des Lebens in der konkreten Welt der Bedingungen, Möglichkeiten und Anforderungen. Ein guter Zugang zum Erleben ist daher eine Voraussetzung für die Existenz – für das persönlich gestaltete, dialogisch-offene Leben inmitten der „Welt".

Wegen der Bedeutung des Erlebens für ein erfülltes Leben wie auch für die psychotherapeutischen Gespräche soll die Entstehung des Erlebens anhand der Personalen Existenzanalyse (PEA – Längle 1993b, 2000b) beschrieben werden. Dies erlaubt auch einen Blick in Bereiche, wo das Erleben blockiert sein kann.

5. Der Beginn des Erlebens

Wie kommt es zum Erleben? Ein Spaziergang durch den Park, ein Sonnenuntergang, eine Autoreise, eine Begegnung, ein Film, eine Wut ... was macht das Geschehnis zum Erleben, bzw. wann handelt es sich nicht um

4 Diese Gesprächsformen sind daher zu schwach, um einen (traumatisch) blockierten Verarbeitungsprozess wieder anzustoßen oder ein Strukturdefizit zu beheben. Jeder Therapeut weiß, dass die Wirkung eines Therapiegespräches aussetzt, wenn man ins Diskutieren gerät oder gar Positionen verteidigen würde.

5 Das generische Maskulinum ist geschlechtsunabhängig gebraucht.

ein Erleben? Das Erleben entsteht, wie gesagt, wenn bei einer Beschäftigung Gefühle zu ihrem Inhalt bzw. zur Situation auftauchen. Wenn also das, worauf wir unsere Aufmerksamkeit richten, zur Entwicklung von Gefühlen führt. Ein Beispiel soll das erläutern. Stellen wir uns einen Frühlingsspaziergang vor. Wir gehen durch die Natur, die Sonne, die Blüten, der Wind „sprechen" gewissermaßen zu uns. Wenn wir offen sind für all diese Eindrücke, wenn wir uns von dieser Natur „ergreifen" lassen können, dann entsteht eine begleitende „Gefühlsmusik" von deutlicher Intensität. Diese Gefühle passen zu den Sinneseindrücken und bilden das Wahrgenommene in unserer Innerlichkeit ab, schaffen eine „affektive Repräsentation". In so einem Fall sprechen wir von einem Erleben.

Wenn wir das Erleben näher ansehen, sehen wir, dass jedes Erleben mit einem *unmittelbaren Affiziert-Sein* beginnt. Ein solches unmittelbares gefühlsmäßiges Berührt-Sein wird in der Theorie der PEA „primäre Emotion" genannt. Die primäre Emotion enthält *Kraft und Vitalität.* Es stammt diese Kraft aus der Anbindung des Geschehens an das eigene Leben. Erleben setzt an der primären Emotion an. Und weil Kraft und Vitalität für das Erleben charakteristisch sind, kommt es, dass wir positives Erleben auch aktiv aufsuchen. So bekommen wir den Geschmack und die Kraft des Lebens zu spüren. Wie bei allem, das einen guten Geschmack hat, besteht auch hier die Gefahr, von solchem Erleben nicht mehr loszukommen, von ihm abhängig zu werden. Es kann sich daher eine Erlebnissucht entwickeln, wenn das Leben nicht auch von innen her (statt nur aus der äußeren Anregung) erfasst und gefühlt werden kann.

Diese ersten Eindrücke sind noch unstrukturiert, ungeordnet, unverstanden. Sie sind noch nicht von der Person erfasst. Sie dämmern heran, brechen auf, drängen ins Erleben herein. Weil sie so ungeformt sind, fremd mitunter und unpassend zu den Vorstellungen, Erwartungen, Normen, kann so ein erstes Erleben leicht verwischt, übergangen oder verdrängt werden. Man kennt das: Leise Gefühle, eine Stimmung, eine Ahnung, eine Spannung werden überhört, übergangen, übersehen, als unwichtig beiseite gestellt. Doch geschieht da etwas Existentielles: Das persönlich empfundene Potential an Werten geht unter dem (normativen) Überbau innerer Schemata, Bilder, Vorstellungen und Verarbeitungen verloren. Das hat eine gewichtige Konsequenz: Dem (bewussten) Erleben, Entscheiden und Verhalten kommt in der Folge die Grundlage abhanden. Das Leben verliert das personale Gepräge. Das heißt, die Person wird sich fremd. Wiederholt sich das regelmäßig, dass sich die Person selbst so übergeht und verliert, kann sie schließlich seelisch und körperlich daran erkranken. Solchem Selbstverlust entgegenzuwirken ist eine zentrale Aufgabe der Psychotherapie. Darum wird auf die Entstehung des Erlebens geachtet und das Lassen, Zulassen, Hinfühlen und die Achtsamkeit gefördert.

Das unmittelbare Affiziert-Sein ist die Grundlage jeden Erlebens. Sie wird nun weiter verinnerlicht, wenn der *Inhalt der Situation* zunehmend erfasst wird. Während man im unmittelbaren Betroffen-Sein primär mit sich und seinen Gefühlen beschäftigt ist, schält sich immer mehr ein Inhalt heraus, ein implizites Erfasst-Haben von Wesentlichem, um das es in der jeweiligen Situation geht und das für das Subjekt von Bedeutung ist. Diese Inhalte können viel tiefer und größer sein, als die konkrete Situation mit ihrem manchmal alltäglichen oder gar banalen Charakter vermuten lässt. Ihre Tiefe ist kognitiv nicht immer leicht auszuloten und daher besser in der gefühlsmäßigen Wahrnehmung wiedergegeben. In unseren Beispielen könnte die Person z.B. vom Wachsen der Natur, von ihrer Vielfalt, ihrem Formen- und Farbenreichtum ergriffen sein. Oder sie könnte die Vergänglichkeit und Vorläufigkeit, die der Existenz eigen ist und die einem in einer Gefahrensituation mit aller Deutlichkeit entgegenkommt, als den wesentlichen Gehalt der Situation erfassen. Durch das Heben dieses Gehaltes des primären Affiziert-Seins wird eine Tiefendimension aufgeschlossen, die dem Erleben etwas Wesentliches gibt.

6. Verinnerlichung des Erlebens

Im weiteren Verlauf stimuliert das unmittelbare Affiziert-Sein und sein (mehr oder weniger bewusster) Inhalt eine *Antwort aus der eigenen Innerlichkeit*. Der Vorgang ist nicht immer bewusst; oft wird ihm auch wenig Aufmerksamkeit geschenkt. In dieser Antwort aus der eigenen Innerlichkeit meldet sich die Person in ihrer innersten Erscheinungsform (vgl. Längle 1999c) zu Wort, beginnt unter dem Eindruck des unmittelbaren Erlebens ihr intuitives und ureigenstes Spüren zu finden und dem entgegenzuhalten, was im Eindruck aufgenommen wurde. Die Person löst sich vom Bann des Eindrucks. Sie findet ihre Freiheit wieder in der Rückführung auf ihre eigene „Ursprünglichkeit", auf ihren eigenen inneren Quell und wird schöpferisch (mehr zum Personmodell z.B. in Längle 2002a; 2014). Wie sieht das praktisch aus? Es bleibt z.B. das Erlebnis in der Natur nicht mehr auf der Stufe des bloßen Ergriffen-Seins, sondern wird mit eigener Aktivität gepaart; es regt z.B. zu eigenem, innerem Sprechen über das Erlebte an. Es stellen sich Erinnerungen ein, eine Melodie steigt möglicherweise auf, Gedanken strömen herein, manchmal formen sich vielleicht Zeilen eines Gedichtes. Unwillkürlich beginnt man mit sich innerlich zu sprechen, wie schön oder wie außergewöhnlich oder wie schwer das ist, was man gerade erlebt. Es kann die Tiefe des Erlebens noch mehr ausgelotet werden, wenn wir dieses Angeregt-Sein jemandem mitteilen, das Erleben mit dem Leben anderer Menschen teilen, ihr Empfinden dazu erfahren und ihr inneres Sprechen hören.

Ein Erleben kann uns nicht nur „ergreifen", es kann uns auch „überwältigen". Der Eindruck kann so stark sein und so intensive oder heftige Gefühle auslösen, dass sich die Person passiviert fühlt, so dass kein Sprechen und Denken mehr aufkommt. Man kann sich z.B. unter der Großartigkeit eines Berges so unbeschreiblich klein fühlen, oder man kann von der Gewalt der Natur so beeindruckt sein, dass „einem die Sprache wegbleibt". Das Verstummen bezieht sich natürlich auf das äußere Sprechen, aber ebenso verstummt diese innere Sprache, von der oben die Rede war. Oder im Falle einer plötzlichen Gefahr wie etwa bei einem unerwarteten Schleudern, überwältigt die Angstaufwallung die Fähigkeit der Person zu eigenverantwortlichem, stimmigem Verhalten; man gerät in ein bloßes Reagieren.

Erleben kann also auch unfrei machen, kann uns so stark in seinen Bann ziehen, dass wir unsere eigene Kreativität verlieren, dass wir selber „nichts mehr dazu sagen können". Dies ist natürlich in besonderem Maße bei seelischen Überforderungen oder Verletzungen der Fall. Gerade dann kommt unser Innerstes zum Schweigen, wird der Quell autonomen, kreativen Dazugebens still gelegt, und das Erleben bleibt im Banne des Eindrucks und seiner mächtigen Gefühle stecken.

Das Erleben erhält also eine weitere Vertiefung durch das Finden der eigenen, inneren Resonanz und das Verknüpfen mit der eigenen Kreativität. Es ist ein Spüren und Aufgreifen dessen, was in einem zu „lauten" beginnt, sich anmeldet zu dem, was einem im Eindruck widerfahren ist. Dieser Prozessschritt in der Verarbeitung des Erlebens ist wichtig, um die Autonomie der Person zu bewahren bzw. wiederzufinden. Ansonsten bleiben wir vom Eindruck und damit vom Fremden, Äußeren „ergriffen", stehen in seinem Bann, sind überwältigt, weggetragen im Schmerz des Erlebens oder in der Lust, in der Übernatürlichkeit[6] oder in der Schwere, was immer es sein mag, das uns in seine Gewalt bringt und nicht mehr loslässt. Diese Form weiterer Verinnerlichung durch eine teilweise Lösung vom Eindruck bewahrt uns nicht nur die persönliche *Freiheit* gegenüber dem Neuen, sondern hilft auch zur *Festigung* des Erlebten. Gerade durch das Finden des eigenen, tief aus dem Inneren stammenden Inhalts, der die

---

6 *Mystik* kann als eine Übung in dieser Vertiefung des Erlebens verstanden werden.

eigene Position zum Eindruck markiert, entsteht ein innerer Boden, durch den das neue Erlebnis nicht so leicht verloren gehen oder verblassen kann. Es erhält stattdessen „handliche Maße" für die Person, wird ihr greifbar. Es fügt sich das Fremde mit dem Eigenen zusammen und wird durch das Dazukommen eigener Kreativität im eigenen Leben besser verankert. Bei psychischen Überforderungen verliert sich das innere Sprechen und wird von der Psychodynamik überlagert[7].

7. Das Selbsterleben im Erleben

Schließlich geht der Erlebensprozess weiter und mündet in einen Abschnitt, den man als *„Selbsterleben"* im Anschluss an das Fremderleben bezeichnen könnte und der zur Willensbildung führt. – Gehen wir der Reihe nach vor: Was geschieht mit dem Erleben weiter, nachdem eine innere Antwort gefunden wurde und der Eindruck mit der eigenen Ursprünglichkeit abgeglichen wurde? Wir sagten, dass die Person in ihrem Leben angesprochen (Affekt) ist, dem Eindruck einen wesentlichen Inhalt entnommen und ihre ganz persönliche Stellungnahme (Emotion und Haltung) dazu gefunden hat. Gleichzeitig wurde die Person wieder freigestellt, was die Festigung des Erlebens ermöglicht. In einem solchen Maß angesprochen zu sein birgt in sich die Dynamik, das Erlebte mit dem *Handeln* zu verknüpfen. Man steht an dieser Stelle vor der Frage: „Was *mache* ich nun damit, was ich da erlebt und verarbeitet habe?"

Die Person ist in ihrem Wesen viel zu dynamisch, als dass sie einen solchen Eindruck nur auf sich beruhen ließe, ohne ihn in eine *Zukunftsperspektive* zu bringen. Es wäre ein zu großer existentieller Verlust, wenn Verarbeitungsprozesse stattgefunden hätten, ohne im weiteren Leben fruchtbar zu werden. Das wäre nicht nur unökonomisch, sondern stünde auch gegen das Prinzip des Wachstums als Integration von anderem, Neuem. Erleben als „Nahrung" für ein Wachsen auf der psychischen und geistigen Ebene findet eine Analogie im körperlichen Wachsen und Assimilieren von Speisen.

Die Person steht somit intuitiv vor der Frage, wie sie das neu Gewonnene und Internalisierte in ihren *Lebensentwurf integrieren* kann, was sie

---

7 Bei schwereren Störungen wie *Persönlichkeitsstörungen* oder *Psychosen* verstummt das innere Sprechen weitgehend oder gänzlich. Der innere Dialog ist gestört oder gelähmt. Die Fixierung der Störung kommt hier durch strukturelle Veränderungen der *Ich-Funktionen* zustande. Die Therapie dieser Störungen bedarf daher mehr als der Gespräche, nämlich z.B. auch des Übens, aufbauenden Lernens, eines jahrelange Erfahrungen tragenden Dialogs etc., um die strukturelle Ebene bearbeiten zu können.

„daraus machen" kann. Die Entwicklung dieses Abschnittes geht meistens nicht bewusst vor sich, sondern erfolgt *intuitiv* aus der Dynamik der Emotionalität. An dieser Stelle des Erlebnisvorganges wird immer deutlicher eine Kraft spürbar, die aufgrund des Erlebten zu einer Handlung drängt. Dies kann bei unseren Beispielen etwa darin liegen, das schöne Naturerleben auf sich wirken zu lassen, sich ihm im weiteren Spaziergang hinzugeben und diesen fortzusetzen. Oder es kann einen nach einem erschreckenden Erlebnis auf der Straße geradezu dazu drängen, darüber zu sprechen oder den Fahrer zu mehr Vorsicht auffordern zu wollen. Irgendetwas soll getan werden. Genießen, leisten oder leiden stehen dabei grundsätzlich zur Auswahl (was in Anlehnung an Frankls drei „Hauptstraßen zum Sinn" formuliert ist – vgl. Frankl z.B. 1982a, 60f.).

Diese innere Kraft, die sich in der Folge eines integrierten Eindrucks auftut, ist der *Willenskeim*. Darin ist das enthalten, was die Person als ihr ganz Eigenes in die Welt bringen will. Damit tritt sie ihrerseits in eine dialogische Wechselwirkung mit der Welt, in die sie sich selbst gewissermaßen „hineingebiert", indem sie sich zum Ausdruck bringt. Im Auftauchen dieser inneren Bewegung des Wollens erfährt sich die Person selbst anhand des Erlebten; und sie spürt ihre schöpferische Kraft.

Das Erleben kann so die Grundlage für ein Aktivwerden darstellen, das in der jeweiligen Situation mit den Möglichkeiten abgestimmt wird. Je mehr und klarer wir erleben, desto mehr wollen wir uns auch beteiligen an der Welt und ihr aktiv werden. Das Erleben ist nicht nur für die Willensbildung grundlegend, sondern spielt auch für die Sinnfindung eine wichtige Rolle (Längle 1994b). Nur wenn Erleben und Emotion in die Sinnfindung eingebunden sind, kann Sinn Erfüllung bringen.

In der psychotherapeutischen oder beraterischen Verarbeitung von Erlebtem stellt dieser Abschnitt die Abrundung der Verarbeitungsphase dar, indem die Brücke zum konkreten Handeln gebildet wird. Nun tritt die Person aus der Innerlichkeit heraus, verlässt den Raum des Erlebens. Jetzt ist sie in der Lage, als Person wieder auf die Welt zuzugehen und sich auf sie einzulassen. So stellt das Erleben ein zentrales Element auch für den Dialog dar. – Auf den Wert des Dialogs soll noch vertiefend eingegangen werden.

8. Erleben in der Therapie

Die Bezugnahme auf das Erleben ist für dialogische Behandlungsformen (wie z.B. die humanistische Psychologie und darin die Existenzanalyse) zentral und die Bedeutung aus den Ausführungen auch ein Stück weit aufgezeigt. Im Erleben ist nicht nur die affektive Resonanz enthalten, sondern in ihm zeigt sich auch etwas von der personalen Verarbeitungsstruktur. Darum eignet sich das Erleben besonders als Einstieg in den therapeutischen Prozess, da es Einblick in die Person verschafft. Dieser Einblick kann mit Hilfe der PEA systematisch ausgebaut werden, so dass man in die Tiefe des Verarbeitens gelangt. Darum wird in der PEA das Erleben systematisch aufgeteilt entsprechend dem Entstehungsmodell, das oben entwickelt wurde. Methodisch wird in der PEA daher zunächst die *Affektivität* aufgegriffen, um dann zur *Emotionalität* hinzuführen. In der Emotionalität als Empfinden inneren und äußeren Bewegt-Seins findet sich die Person in ihrer Ganzheit. Wenn für Freud der Traum die via regia ins Unbewusste war, so kann in der *Emotion* der Königsweg in die Tiefe der *menschlichen Existenz* und der ihr zugrundeliegenden unbewussten Geistigkeit (Frankl 1979, 23ff.) gesehen werden. Über die Emotionalität kann das Erlebte und Erfahrene an den Tiefenstrom des persönlichen Existierens, ja des Mensch-Seins als solchem, angebunden werden.

Aus dem Gesagten wird deutlich: Setzt der Dialog am Erleben an, kann seine therapeutische Wirkung zur Entfaltung kommen, weil er auf die natürlichen Verarbeitungsstrukturen zurückgreift. Fehlt der Zugang zum Erleben, so hängt dies weitgehend von der blockierten oder nicht bewältigten Verarbeitung des Erlebten ab. Das Erlebte ist dann entweder unverständlich oder verletzend. Eine mehr oder weniger bewusste emotionale Reaktion der Ablehnung oder Abwehr des Erlebten und in der Folge von allem, was dem Erlebten ähnelt, führt zum Verlust jener Offenheit, die für eine erfüllende Gestaltung der Existenz erforderlich ist. Hier wird der enge und notwendige Zusammenhang zwischen Erleben, Emotion und Existenz besonders deutlich. Im Falle solcher Blockaden kann an der Offenheit für das Erleben über die strukturellen Schritte der PEA gearbeitet werden.

Allein Emotionen in einer Therapie anzusprechen, Affekte freizulegen und Gefühle zu mobilisieren, kann für sich allein gesehen nicht den Anspruch erheben, Psychotherapie zu sein. Wenn dieses Vorgehen wahllos geschieht und nicht aufgrund einer „Kartographie der seelischen Landschaft" indiziert erfolgt und theoretisch verstanden ist, kann es sogar eher schädliche als heilende Wirkung zur Folge haben. Emotionen und Affekte müssen gekannt, in ihrer Intensität eingeschätzt, dosiert und zum richtigen Zeitpunkt eingeholt, entsprechend aufgefangen und gehalten werden können. So ist beispielsweise besonders in der Arbeit mit Persönlichkeitsstörungen und Psychosen Zurückhaltung im Ansprechen von

Emotionen zu üben. Andererseits ist das Bewegen der Emotion in der Therapie der Neurosen gerade das zentrale Drehmoment des Heilungsgeschehens. Die Kunst in der Neurosentherapie besteht ganz allgemein im Auffinden und Aushalten-Lernen der Emotionen, statt ihnen immer wieder geschickt zu entweichen und so zwar das Überleben zu retten, aber existentiell auf der Stelle zu treten. Wir streben also nach dem Ziel, die *Offenheit des Menschen für sich selbst* und einen *offenen, dialogischen Austauschs mit seiner Welt* zu bewirken – die Offenheit entweder wiederherzustellen oder zu verankern (vgl. z.B. Längle 1999b, 2001, 2002c). „Innere und äußere Dialogfähigkeit", wie wir auch verkürzt sagen können, ist somit nicht nur das Ziel psychotherapeutischer Arbeit, sondern wir sehen in der Existenzanalyse darin sogar den zentralen *Wirkfaktor* (vgl. auch Längle 1988). Denn durch den dialogischen Austausch mit der Welt erhält die Person die erforderliche „geistige Nahrung" für die Entwicklung ihrer Innerlichkeit. Der Austausch „konturiert" die Person, fördert die Bildung der Ich-Strukturen, bettet das Subjekt in ein größeres Gefüge, worin es Sinn erfahren kann. In einem kontinuierlichen inneren Gespräch kann das Erlebte verarbeitet und die eigene Kreativität dazugeschaltet werden. Das ermöglicht ein kontinuierliches (oder auch nachträgliches) Verarbeiten der Eindrücke und Erlebnisse des Subjekts, also auch der Defizite, Traumata, Konflikte, die Leid verursachen und Anlass für therapeutische Gespräche sind.

9. Ästhetik

Nach diesen Ausführungen über die Gefühle mit ihren Ausprägungsformen Fühlen und Spüren ist eine gute Basis geschaffen, um die Ästhetik und ihre Bedeutung für die Existenz beschreiben zu können. Ästhetik – von griech. Aisthesis, Wahrnehmung – ist die Wahrnehmung des Schönen. Diese Wahrnehmung erfolgt über die Empfindung. Sie ist daher kein Denken allein, und auch kein Körpergefühl allein. Ästhetik ist *wahrnehmendes Fühlen,* ist ein Gefühl für das, was *gefällt,* eben ein *Gefühl für das Schöne.* Die sinnliche Wahrnehmung des Schönen erfolgt über die Fernsinne Sehen und Hören, kann aber auch durch das Denken erfasst werden. Somit ist in der Wahrnehmung des Schönen eine Distanz enthalten, die es braucht, um sichtbar zu werden. Es braucht eine Grenze, einen Unterschied, um das Schöne sehen und erleben zu können. Im Verschmolzen-Sein mit dem Schönen verliert sich das Schöne. Durch eine Wahrnehmung, die nicht über die Distanz, sondern über den Kontakt geschieht wie beim Tasten, wird die Auswirkung auf das Leiblich-Psychische allein wirksam. Das erzeugt ein Gefühl von „gut tun" bzw. „angenehm/unangenehm", entsprechend dem obigen Verständnis von Fühlen. Im Rahmen der existentiellen Dimensionen hat die Ästhetik daher ihren Platz vor allem in der 3. GM. Der ästhetische Mensch ist „spürig“ (hat ein „feeling“), ist offen für Wertwahrnehmung aus der Distanz, für den Eigenwert und das Besondere der Dinge. Ist differenziert in der Betrachtung der Unterschiedlichkeit und Andersheit.

Worin besteht nun das Schöne? Was „ist“ das Schöne bzw. wann empfinden wir etwas als „schön“? Die meisten Menschen stimmen darin überein, dass sich Schönheit nicht objektiv messen lässt. Es ist eine subjektive Kategorie. Das wird verständlich, wenn man bedenkt, worin das Schöne besteht. Das Schöne ist persönlich *ansprechend,* vermag unmittelbar zu mir als Person sprechen. Auch der italienische Philosoph und Kunstkritiker Benedetto Croce (1913, 17) meinte, dass die Wahrnehmung des Schönen und der Kunst eine Intuition sei. Die Intuition aber ist Gefühl (ebd. 25) und schafft aus der Wahrnehmung eine Synthese (ebd. 56). – Was ist das, was in der Schönheit zu einem spricht? Wenn wir etwas als schön erleben, spricht etwas *Wesentliches* uns an. In der Schönheit erfasst der Mensch ein *Wesen.* Nur was wesentlich ist, ist schön. Die Stilisierung des Nebensächlichen ist Kitsch. Das Erleben von Schönheit ist ein phänomenologisches Geschehen, ein Spüren, Erspüren von etwas Wesentlichem, wenn nicht sogar das Ansichtig-Werden des Wesens selbst anhand des eigenen Wesens (über den phänomenologischen Prozess vgl. Längle 2007). Paul Klee (1920, 28) meinte einmal: „Kunst gibt nicht das Sichtbare wieder, sondern macht sichtbar“.

Mit anderen Worten: Wenn wir etwas als schön empfinden, wird unser eigenes Wesen durch das Wesen des anderen (bzw. der Sache) berührt. Schönheit zu erleben macht uns wesentlich, sich ihr hingeben führt uns u.a. zu uns selbst heran. Darum *gefällt* uns Schönheit, weil uns ein Inhalt „zu-fällt“ (zur Etymologie von *Gefallen* vgl. Kluge 1975). Was uns gefällt, ist ein positives Erleben, ein Wert, den wir auch *genießen* können. Doch ist Genießen keine Kategorie, die sich ausschließlich auf Schönheit bezieht. Genießen bedeutet, sich fühlend mit einem Wert in Beziehung zu bringen, die Freude darüber in sich schwingen zu lassen (engl. en-joy). Darum kann die gute Wirkung der Schönheit genossen werden, wie jeder Wert, Sicherheit, Halt, Wahrheit, Sinn. Durch das Genießen der Schönheit wird der empfundene Wert noch weiter verinnerlicht.

So kann zusammenfassend gesagt werden: Im Schönen zeigt sich das *Eigene,* das Wesentliche des Objekts – und das wirkt sich auf uns als *gut* aus und lädt ein, das *eigene* Wesentliche zu sehen bzw. zu suchen. Darum brauchen wir die Kunst. Sie lädt uns ein, unser eigenes Wesen zu sein.

Kitsch hingegen verführt zum Nebensächlichen, Sentimentalen, unechten, „gemachten" Gefühl, das inhaltsarm ist. Kunst zentriert und führt uns zur Hauptsache.

Die Begegnung mit dem Schönen verlangt das Einhalten von Distanz, eine Haltung von Respekt, Achtung, Wertschätzung, damit jenes Innere, Tiefere, Eigentliche, Wesentliche, das die Öffentlichkeit der Betrachtung nicht zu scheuen braucht, ansichtig werden kann. Die Achtung und Wertschätzung, die dem Schönen entgegengebracht wird, fördert in der Rückwirkung auf den Betrachter den Zugang zum eigenen Wesen, stimuliert die Seelenverwandtschaft mit dem Schönen. So schafft die Kunst das Kunststück, das *Wahre als schön* und das *Schöne als wahr* erscheinen zu lassen, wie Hegel (1986, 105) meint. Für ihn ist die Schönheit eine Idee, Schönheit und Wahrheit sind dasselbe. „Das Schöne nämlich muß wahr an sich selbst sein", was ja ganz auf das Verständnis von Wesen zutrifft, das die unverstellte Echtheit an sich darstellt[8]. Für Hegel (1986, 151) wird Schönheit real durch das sinnliche Scheinen der Idee – in unserem Verständnis handelte es sich aber nicht um eine Idee, die für sich steht, sondern um das konkrete Wesen des Objekts bzw. Menschen, wie es auch im folgenden Zitat Hegels (1986, 211) durchscheint, und ihm daher doch nahekommen dürfte: „Das Schöne ist wesentlich das Geistige, das sich sinnlich äußert, sich im sinnlichen Dasein darstellt." Es kommt dem hier vorgestellten Wesensverständnis schon sehr nahe, wenn er schreibt (ebd. 205): „... das Äußere muß mit einem Inneren zusammenstimmen, das in sich selbst zusammenstimmt und eben dadurch sich als sich selbst im Äußeren offenbaren kann."

Das hier vorgestellte Verständnis des Schönen als Ansichtig-Werden des Wesentlichen (bzw. des Wesens selbst) gibt im Übrigen erstaunlich viel Raum für traditionelle Verständnisse von Schönheit und Kunst. Es verlangt nicht, dass das Schöne notwendig Proportionen, Ordnung, Symmetrien oder Harmonie beinhaltet, wie die klassisch-griechische Vorstellung (v.a. von Demokrit, Heraklit oder Aristoteles) es forderte. Dennoch hat es aber als Stilmittel und Formgebung seinen Platz. Auch die Vorstellung von Platon, wonach die Schönheit übersinnlichen Charakter hat und eine Idee darstellt, weist in die Richtung einer Wesensschau.

Dass das Schöne dem Menschen gut tut und dass damit ein Zusammenhang zwischen dem *Schönen und Guten* besteht, ja den Menschen sogar edler macht, und das Theater zur „moralischen Anstalt" werden lässt, hat

8 Eine solche Interpretation Hegels würde auch die zahlreiche Kritik an der Gleichsetzung von schön und wahr beruhigen.

eine Tradition von Sokrates und Aristoteles über die Klassik bis zu Schiller. Berkau (2014, 70) fasst das Verständnis der Kunst bei den Aufklärungsphilosophen so zusammen: „Kunst befördert die Bildung des Menschen zum Menschen ..." und dient der Vorbereitung des „mündigen Vernunftgebrauchs" – im existentiellen Verständnis: des Sich-selbst-Seins.

Die Auffassung Immanuel Kants (1790) von der Schönheit als Gegenstand einer bestimmten Tätigkeit der Urteilskraft, die zum *ästhetischen Urteil* oder *Geschmacksurteil* führt, scheint auf das Erste mehr vernunftbetont und daher nicht in dieser Richtung liegend. Doch begründet er die ästhetischen Urteile so, dass sie auf *privaten, subjektiven Empfindungen* des Gefallens oder der Abneigung basieren. Damit hebt er das Schöne über das Empfinden von bloß „angenehmem", das rein subjektiv ist und daher von Mensch zu Mensch verschieden ausfallen kann. Ästhetische Urteile haben jedoch trotz ihres subjektiven Ursprungs Anspruch auf Allgemeingültigkeit – wer über die Schönheit eines Gegenstandes urteilt (in unserer Diktion: vom Wesen eines Gegenstandes im eigenen Wesen berührt ist), sieht etwas, das auch anderen zugänglich ist. Mit Schönheit ist daher bei Kant der Anspruch *subjektiver Allgemeinheit* verbunden.

Im Gegensatz zum Erleben von Gutem und Angenehmem ist das „Urteil" nach Kant über das *Schöne* nicht von subjektiven Interessen überlagert, sondern beinhaltet – wie wir es auch von der Wesensschau sagen – eine Distanz zum Objekt. Die Schönheit ist eben auch bei Kant nicht von vitalen Gefühlen geprägt (wohl mag das einfließen, ist aber nicht das Zentrale). Wird die Schönheit von diesen subjektiven Bedürfnissen und Kräften abgeleitet, wird sie nach Kant verfälscht. Kant hat Schönheit daher in die berühmte Formulierung gebracht: Sie ist „interesseloses Wohlgefallen". Mit dieser Formulierung lässt er keinen Zweifel, dass das Erleben des Schönen in der Emotionalität angesiedelt ist.

Gleiches wie über das Erleben des Schönen gilt es über das *Schaffen* von Kunst zu sagen. Dafür ist Offenheit unabdingbar. Nur wer sich von einer unfassbaren Tiefe berühren lässt, schafft Kunst, und nicht einfach Kunsthandwerk, Hübsches, Zierrat, Dekor oder auch Kitsch. Das Schaffen von Kunst, das Erzeugen von Schönem, braucht notwendigerweise das, was man *Inspiration* nennt. Es geschieht durch einen Prozess innerer Phänomenologie – innerer Wesensschau. – Das verlangt vom Betrachter, dass er sich auf dieselbe Ebene einlässt, will er das Kunstvolle (und nicht nur das Technische oder Handwerkliche) sehen: Auch der Betrachter muss phänomenologisch sein, wenn er das Schöne erfassen will bzw. sich vom Schönen erfassen lassen will.

Auf der psychologischen Ebene und im Alltag ist die Bezugnahme zum Schönen ebenfalls bedeutsam. Wir kennen eine Ästhetik im Äußeren, die keinen Anspruch erhebt, Kunst zu sein, sondern schlicht das tägliche Leben verschönern will. So richten wir uns die Wohnung schön ein, decken den Tisch geschmackvoll, verzieren das Haus, achten auf schöne Kleidung usw. Darin spiegelt sich einerseits das Streben nach dem Erleben von Gutem, weil das Schöne gefällig ist und der Seele gut tut, somit die Lebensqualität hebt. Insofern ist Kunst und Schönheit kein Luxus, sondern eine Notwendigkeit für die Lebensgestaltung. Andererseits kann darin auch das innere Suchen des Menschen und die Offenheit für das Wesentliche gesehen werden. Fehlt diese Alltagskunst, so gehen wir uns als Person leichter verloren. Denn mit dem Sinn für das Schöne ist die Offenheit für die Wertschätzung und für das Wesentliche verbunden. Wenn dieser Sinn für das Schöne fehlt und reine Nüchternheit in der Lebensweise und Gestaltung der Dinge vorherrscht, zeigt das, dass der Mensch mit den basalen Dimensionen der Existenz beschäftigt ist, mit dem Überleben (1. GM) oder mit dem Finden von Vitalität (2. GM). Insofern ist Kunst nicht nur eine Notwendigkeit, wie oben gesagt, sondern vital gesehen ein gewisser Luxus, weil zuerst das Überleben und die Lebens-Beziehung bedient werden müssen, bevor es um die 3. GM gehen kann.

Verständnis und Zugang zum Schönen ist auch für die *Persönlichkeitsentwicklung* bedeutsam, worauf aber i.a. wenig hingewiesen wird. Die Selbstwert-Findung enthält auch eine „Ästhetik für sich selbst". Denn im Selbst-Wert ist ein Verständnis für das „Schöne an mir selber" enthalten, wofür ich „Wert-Schätzung" empfinden kann. Wer Selbst-Wert hat, der gefällt sich auch, und es gefällt ihm, was er tut und wie er es macht. Es kann sich daher *sehen lassen*, weil es auch für andere „gefällig" ist. – Wenn man an sich selbst eine solche Form, solches Erscheinen des eigenen Wesens findet, kann man sich leichter sehen lassen. Der Mensch mit Selbst-Wert kann in die Öffentlichkeit gehen. – Fühlt sich ein Mensch hingegen hässlich, unförmig, ungestaltet oder schämt er sich innerlich für seine Fehler und Makel, fällt der Selbst-Wert in sich zusammen und er meidet das Gesehen-Werden.

Mit der Selbstfindung geht entwicklungsgeschichtlich auch das Bedürfnis einher, sich schön zu machen, um sich sehen lassen zu können. Denn anderen zu gefallen stärkt den Selbst-Wert. In der Pubertät wird mehr Wert auf schöne Kleidung gelegt, Make-up versucht usw. Menschen, denen es an Selbst-Wert mangelt, sind oft ungepflegt (z.B. in der Depression). Umgekehrt legen Menschen, denen die Selbst-Wert wichtig ist, großen Wert auf das Erscheinen und Auftreten.

Vielleicht hat Thomas Mann (1990, 580) sehr Recht, wenn er schreibt: „Denn die Kunst, den Menschen begleitend auf seinem mühsamen Weg zu sich selbst, war immer schon am Ziel."

10. Ausblick – den Dialog mit der Welt erleben

Weil das Erleben und die Gefühle eine solche wichtige Rolle in der Lebensgestaltung einnehmen, hängt die Erfüllung in der Existenz auch vom Gefühl ab. Dies schlägt sich in der zentralen Devise der Existenzanalyse nieder. Denn in der Existenzanalyse geht es um das Erarbeiten *der Zustimmung zum eigenen Handeln* – und dadurch zur Welt und zu sich selber. *„Existieren"* kann verstanden werden als *„mit Zustimmung leben"*.

Die Zustimmung ist eine Stimmigkeit, ist ein gefühltes und gespürtes Ja, tiefer als jede Rationalität. Sie meint ein existentielles Erfasst-Sein.

Ohne Zugang zum eigenen ursprünglichen Berührt-Sein kann jene „richtige Gemütstätigkeit" nicht entstehen, die zu einem „richtigen Vorziehen" führt, wie es schon Brentano beschrieben hat (1921, § 31). Wenn die Seele nicht atmen kann, wird die „logique du coeur" (Pascal) erstickt. Das Gespür und Verständnis für das existentiell Bewegende im eigenen Leben geht verloren, wenn der Zugang zum Erleben des Kontaktes verschüttet ist. Erlebnisintensität, Lebenserfüllung und existentielle Kommunikation hängen von der Fähigkeit des In-Empfang-Nehmens des ursprünglichen Berührt-Seins und seiner weiteren Verarbeitung entscheidend ab. Denn was damit in Empfang genommen wird, ist nichts weniger als man selbst – das jeweils sich neu formulierende Selbst, oder anders gesagt, das Auf-sich-selber-Stoßen in der jeweiligen Situation.

Literatur

Berkau B (2014) Die Verbindung von Ästhetik und Metaphysik bei Hegel, Schopenhauer und Adorno. Wuppertal: Phil. Fakultät der Univ., unveröff. Diss. urn:nbn:de:hbz:468-20141022-105845- 4.

Brentano F (1921) Vom Ursprung sittlicher Erkenntnis. Leipzig: Meiner, 2. Aufl.

Buber M (1973) Das dialogische Prinzip. Heidelberg: Lambert Schneider

Croce N (1913) Grundriß der Ästhetik. Vier Vorlesungen. Autorisierte deutsche Ausgabe von Theodor Poppe. Leipzig: Felix Meiner.

Frankl V (1959) Grundriß der Existenzanalyse und Logotherapie. In: Frankl VE, v Gebsattel VE, Schultz JH (Hg.) Handbuch der Neurosenlehre und Psychotherapie, Bd. III. München und Berlin: Urban & Schwarzenberg, 663-736.

Frankl V (1979) Der unbewußte Gott. München: Kösel, 5. Aufl.

Frankl V (1982a) Ärztliche Seelsorge. Wien: Deuticke, 10. Aufl.

Frankl V (1982b) Der Wille zum Sinn. Ausgewählte Vorträge über Logotherapie. Bern: Huber.

Hegel GWF (1986) Vorlesungen über die Ästhetik I. Frankfurt: Suhrkamp

Kant I (1790) Kritik der Urteilskraft. Leipzig: Meiner, 1922, 5. Aufl.

Klee P (1920) Schöpferische Konfession. In: Tribüne der Kunst und der Zeit. Eine Schriftensammlung. Hrsg. von Kasimir Edschmid. Berlin: Reiß.

Kluge F (1975) Etymologisches Wörterbuch. Berlin: de Gruyter.

Längle A (1988) Zur methodischen Vorgangsweise in der Existenzanalyse und Logotherapie. In: Tagungsbericht Nr. 1+2, 4 (von 1987 u. 1988). Wien: GLE-Verlag, 14-16.

Längle A (1993a) Wertberührung. In: Längle A (Hg.) Wertbegegnung. Phänomene und methodische Zugänge. Tagungsbericht der GLE 1+2, 7. Wien: GLE, 22-59.

Längle A (1993b) Personale Existenzanalyse. In: Längle A (Hg.) Wertbegegnung. Phänomene und methodische Zugänge. Tagungsbericht der GLE 1+2, 7. Wien: GLE, 133-160.

Längle A (1994a) Lebenskultur-Kulturerleben. Die Kunst, Bewegendem zu begegnen. In: Bulletin der GLE 11, 1, 3-8.

Längle A (1994b) Sinn-Glaube oder Sinn-Gespür? Zur Differenzierung von ontologischem und existentiellem Sinn in der Logotherapie. In: Bulletin GLE 11, 2, 15-20.

Längle A (1999a) Die existentielle Motivation der Person. Nach dem Vortrag von 1992 in Zug. In: Existenzanalyse 16, 3, 18-29.

Längle A (1999b) Existenzanalyse – Die Zustimmung zum Leben finden. In: Fundamenta Psychiatrica 12, 139-146.
Längle A (1999c) Die anthropologische Dimension der Personalen Existenzanalyse (PEA). In: Existenzanalyse 16, 1, 18-25.
Längle A (1999d) Authentisch leben – Menschsein zwischen Sachzwängen und Selbstsein oder: Wie können wir trotzdem werden, wer wir sind? – Anregungen aus der Existenzanalyse. In: Existenzanalyse 16, 1, 26-34.
Längle A (2000a) Die Willensstärkungsmethode (WSM). In: Existenzanalyse 17, 1, 4-16.
Längle A (2000b) (Hg) Praxis der Personalen Existenzanalyse. Wien: Facultas.
Längle A (2001) Gespräch – Kunst oder Technik? Der Stellenwert von Methodik in Beratung und Therapie. In: Existenzanalyse 18, 2/3, 7-18.
Längle A (2002a) Die grandiose Einsamkeit. Narzißmus als anthropologisch-existentielles Phänomen. In: Existenzanalyse 19, 2+3, 12-24.
Längle A (2002b) Die Persönlichkeitsstörungen des Selbst – eine existenzanalytische Theorie der Persönlichkeitsstörungen der hysterischen Gruppe. In: Längle A (Hg.) Hysterie. Wien: Facultas, 127-156.
Längle A (2002c) Die Grundmotivationen menschlicher Existenz als Wirkstruktur existenzanalytischer Psychotherapie. In: Fundamenta Psychiatrica 16, 1, 1-8.
Längle A (2003a) Zur Begrifflichkeit der Emotionslehre in der Existenzanalyse. In: Längle A. (Hg.) Emotion und Existenz. Wien: WUV-Facultas, 185-200.
Längle A (2003b) Emotion und Existenz. In: Längle A (Hrsg) Emotion und Existenz. Wien: Facultas, 27-42.
Längle A (2007) Das Bewegende spüren. Phänomenologie in der (existenzanalytischen) Praxis. In: Existenzanalyse 24, 2, 17-29.
Längle A (2008) Existenzanalyse. In: Längle A, Holzhey-Kunz A: Existenzanalyse und Daseinsanalyse. Wien: UTB (Facultas).
Längle A (2014) Die Aktualisierung der Person. Existenzanalytische Beiträge zur Personierung der Existenz. In: Existenzanalyse 31, 2, 16-26.
Mann T (1990) Schopenhauer. In: Reden und Aufsätze 1. Frankfurt: Fischer
Pascal B (1925) Oeuvres, Tome 14. Paris: Hachette.
Scheler M (1980) Der Formalismus in der Ethik und die materiale Wertethik. Bern: Francke, 6. Aufl.
Tellenbach H (1968) Geschmack und Atmosphäre. Medien menschlichen Elementarkontaktes. Salzburg: Otto Müller Verlag.

Ulf Heuner

Siegen ist schön
Zur Ästhetik des Sports

In den siebziger Jahren nahm mich mein Vater an einem Sonntag mit zum Union-Rennen, einem damals jährlich auf einem Rundkurs in Dortmund stattfindenden Radsportklassiker. Als wir uns an einem Streckenabschnitt positioniert hatten, war das Rennen bereits voll im Gange. Das Erste, was ich in Entfernung auf der Strecke wahrnahm, waren keine Radrennfahrer, sondern ein Begleitfahrzeug. Erst dann realisierte ich, dass neben dem Wagen gemütlich in aufrechter Position freihändig ein Radrennfahrer fuhr, der abwechselnd den Zuschauern zuwinkte und sich mit den Leuten in dem Wagen unterhielt. Wenn ich es recht erinnere, hielt er sich manchmal sogar am Dach des Begleitfahrzeugs fest. Von meinem Vater erfuhr ich, dass es sich bei dem Sportler um Eddy Merckx handelte, den weltbesten Radrennsportler seiner Generation. Etliche Minuten, nachdem Merckx aus dem Blickfeld verschwunden war, kam ein riesiger Pulk an Radrennfahrern herangebraust und zischte an uns vorbei. Es brauchte einige Zeit, bis ich verstand, dass der zuvor an uns vorbeiflanierende Merckx keinesfalls das Rennen aufgegeben hatte und nun gemütlich dem Feld hinterherfuhr. Im Gegenteil: Er lag uneinholbar in Führung. Mein erster Eindruck vom Profiradsport war somit paradox: Derjenige, der am schnellsten sein sollte, fuhr am langsamsten an mir vorbei, während die anderen ihm vergeblich hinterherrasten. Eddy Merckx wirkte auf mich wie ein über dem Rest des Feldes thronender, mit göttlichen Kräften ausgestatteter Held, den die anderen nie erreichen konnten, so sehr sie sich auch anstrengten. Dass Merckx auf den ersten Runden des Rennens ein noch viel höheres Tempo als der Rest des Feldes an den Tag gelegt haben musste und somit sein uneinholbarer Vorsprung einer großen Anstrengung geschuldet war, erschloss sich mir in dem Moment nicht.

Eddy Merckx wurde der „Kannibale" genannt, weil er sich nicht nur auf die wichtigsten Wettkämpfe wie die Tour de France konzentrierte, sondern jedes Rennen gewinnen wollte, auch ein vergleichsweise unbedeutendes Rennen wie das in Dortmund. Sportlerikonen wie Merckx oder der Boxer Muhammad Ali personifizierten zu ihrer Zeit den von ihnen ausgeübten Sport, jedes Kind kannte damals die beiden, auch wenn es nie ein Radrennen oder einen Boxkampf live oder im Fernsehen gesehen hatte. Platonisch gesprochen stellen solche Sportler bzw. ihre Namen die Idee ihres Sports dar, während die anderen Sportler nur wie Abbilder dieser Ideen wirken. Wer damals an Boxen oder Radrennen dachte, hatte sofort die Namen von Merckx und Ali im Kopf. Boxen, das war Ali, Radrennsport war identisch mit Merckx. Und es interessierte mich als Kind auch nicht, wie die beiden ihren Status erlangt hatten. Nach dem Ursprung von göttlichen Ideen fragt man nicht.

Die Bewunderung bzw. Vergötterung solcher Stars ist ähnlich paradox wie mein erster Eindruck vom Radsport: Obwohl sie als sogenannte Leistungssportler berühmt geworden sind, bewundert man sie nicht wegen ihrer Leistungen, zumindest nicht dafür, dass sie für ihre Erfolge jahrelang mühevoll im Training geschuftet haben. Vielmehr bewundert man sie für ihren Genius, ihr Talent, also für etwas, das nicht in ihrer Verantwortung liegt, sondern quasi als göttlicher Funke auf sie übergesprungen ist. Dies wurde sehr deutlich, als Marietta Slomka in der Sendung des ZDF-heute-journals vom 09.09.2014 einen Beitrag zu dem Film *Der perfekte Wurf* über den Basketballstar Dirk Nowitzki folgendermaßen anmoderierte: „Auf die Frage, wie er es geschafft hat, ein solcher Weltstar zu werden, antwortet Dirk Nowitzki: ‚10-20 Prozent sind Talent und Glück, 80 Prozent hingegen Willen und harte Arbeit.' Das stimmt sicher und andere Ausnahmesportler werden das ähnlich beantworten. Aber klar ist auch: Diese 10 oder 20 Prozent Talent, die spielen schon auch eine herausragende Rolle. Man muss schon etwas können, was andere nicht können." (heute journal 2014) Damit negiert sie nicht nur die Aussage Nowitzkis, indem sie das Talent zum ausschlaggebenden, genau genommen zum einzigen Faktor seines Könnens erklärt, sondern auch die Quintessenz des im folgenden Beitrag der Sendung vorgestellten Films, der deutlich macht, dass der „perfekte Wurf" Nowitzkis, der sogenannte Fadeaway, ein Wurf in der Rückwärtsbewegung über die Köpfe der Gegenspieler hinweg zum Korb, Ergebnis langjähriger akribischer Trainingsarbeit Nowitzkis zusammen mit seinem persönlichen Trainer Holger Geschwindner ist, der dafür auch auf Computerberechnungen und -modelle zurückgriff. Damit wird klar: Genau das, was andere nicht können, der Fadeaway in Perfektion, verdankt sich bei Nowitzki eben nicht dem Talent und Glück, sondern, wie er selbst bekundet, Willen und langer harter persönlicher Arbeit, die wohl weit über das hinausgeht, was die meisten anderen Basketballprofis leisten. Die Karrieren von Leistungssportlern zeigen immer wieder: Es sind selten diejenigen, denen in ihrer Jugend vieles als Talent zufällt, die dann als Senioren ihren Sport dominieren, sondern diejenigen, die über einen langen Zeitraum am härtesten körperlich und mental an sich arbeiten.

Doch in Verkennung bzw. wie im Falle der Anmoderation Slomkas in Verdrängung des Offensichtlichen huldigt man in der Bewunderung von Ausnahmeathleten wie Nowitzki einer Genieästhetik. Man betrachtet sie als Naturwunder oder weniger prosaisch ausgedrückt als Gottesgeschenke, die als Adelskaste über der breiten Masse an Sportlern stehen, die sich für ihr Können plagen müssen. Solche Sportlerikonen werden nicht für ihre besondere Leistung bewundert, sondern für ihren göttlichen Glanz. In diesem Punkt erweist sich der Sport in keiner Weise als Ausdruck der modernen Leistungsgesellschaft, sondern als Reminiszenz (zumindest dem Ethos der demokratischen Leistungsgesellschaft nach) an vergangene Zeiten, in denen nicht die am meisten galten, die am meisten leisteten, sondern Arbeit und Mühen eher als unfein betrachtet wurden und Geltung sich vor allem an Herkunft, Habitus und Ausstrahlung bemaß.

Die Bewunderung von Sportlerikonen lässt sich mit der Bewunderung von als Genies gefeierten Künstlern wie z.B. Shakespeare, Mozart oder Picasso vergleichen, die auch Leuten bekannt sind, die noch nie ein Stück von Shakespeare gelesen oder in einer Theateraufführung erlebt haben. Der ästhetische Reiz, den Sportler wie Merckx und Ali ausüben, hängt somit gar nicht mehr unmittelbar an ihrer sportlichen Darbietung, sondern an ihrer Erscheinung bzw. Präsenz, die auch dann ästhetisch wirkt, wenn der Sportler im Moment überhaupt nicht sportlich glänzt (diese Ästhetik qua bloßer Präsenz unterscheidet sich jedoch von der Präsenzästhetik z.B. eines Hans Ulrich Gumbrecht, auf die ich im Folgenden noch kritisch eingehe, vgl. zur Präsenzästhetik auch die Beiträge in diesem Band von Rainer Gross und Martin Tauss). So übte der gerade eher unsportlich an mir vorbeiradelnde Eddy Merckx gleichwohl eine große Faszination auf mich aus.

Die von mir beschriebene Genieästhetik ist nur ein ästhetischer Aspekt des Sports unter vielen. Mit Martin Seel bin ich einig, dass die besonderen ästhetischen Phänomene des Sports, die diesen von anderen ästhetischen Phänomenen unterscheiden, im Wettkampfsport zu suchen sind (vgl. Seel 1996, 189 f.). Dies kann man sich an dem Phänomen der Akrobatik verdeutlichen. Im Hochleistungssport werden ähnliche akrobatische Höchstleistungen geboten wie von den besten Zirkusartisten. Auch wenn er selbst an der Stelle gar nicht von Ästhetik spricht, hat Peter Sloterdijk die Ästhetik von Akrobatik auf den Punkt gebracht: „Akrobatik ist überall im Spiel, wo es darum geht, das Unmögliche wie eine leichte Übung erscheinen zu lassen. Es genügt also nicht, auf dem Seil zu gehen und in der Höhe den *salto mortale* zu schlagen. Die entscheidende Botschaft des Akrobaten an die Mitwelt liegt in dem Lächeln, mit dem er sich nach dem Auftritt verbeugt. Noch deutlicher spricht sie in der nonchalanten Handbewegung vor dem Abgang, jener Geste, die man für einen Gruß an die oberen Ränge halten könnte. In Wirklichkeit übermittelt sie eine moralische Lektion, die soviel besagt wie: Für unsereinen ist dergleichen gar nichts." (Sloterdijk 2009, 307) Wenn z.B. ein Turner eine schwierige Übung am Reck perfekt ausführt, können wir das als Zuschauer ähnlich genießen wie die perfekte Übung eines Akrobaten am Trapez. Der Unterschied zwischen beiden Akrobaten ist jedoch, dass der Akrobat im Zirkus das „Unmögliche" rein für den ästhetischen Genuss des Zuschauers, eben als Artist, präsentiert, während der Reckturner die unmögliche Übung in erster Linie darbietet, um einen Wettkampf zu gewinnen. Auch wenn wir als Zuschauer bereits aus der perfekt dargebotenen Übung des Turners einen ästhetischen Genuss ziehen, tritt zu diesem Genuss noch ein besonderes ästhetisches Moment hinzu, das dem Wettkampf geschuldet ist. Die Wettkampfästhetik des Turners ist nicht allein mit der Frage des Zuschauers verbunden, ob der Turner die Reckübung überhaupt erfolgreich ausführt, sondern ebenso mit der Frage, ob er seine Reckübung besser absolviert als seine sportlichen Gegner. Das Vertrackte an Sportarten wie Turnen in ästhetischer Hinsicht ist, dass das Ergebnis des Wettkampfes hier auch von ästhetischen Kriterien abhängt, da es bei diesen Sportarten keine rein objektiven, messbaren Kriterien zum Vergleich der sportlichen Tätigkeit gibt, sondern Sportrichter die Übungen der Sportler bewerten, wobei der sportliche Wert einer Übung sich oft daran bemisst, ob und wie ästhetisch sie ausgeführt wird. Dies gilt in noch größerem Maße als beim Turnen für Sportarten wie z.B. Eiskunstlaufen oder Tanzsport. Dass der Ausgang eines Wettkampfs von ästhetischen Kriterien abhängt, ist m.E. aber kein Grund, solche Sportarten aus der Betrachtung der besonderen Ästhetik des Sports auszuschließen, wie dies Martin Seel tut (vgl. Seel 1996, 190). Im Gegenteil zeigt sich gerade an den „ästhetischen" Wettkampfsportarten der ästhetische Unterschied zur sportlichen Akrobatik ohne Wettkampf.

Es ist erstaunlich, dass Hans Ulrich Gumbrecht sich in seinem Buch *Lob des Sports*, das er als eine ästhetische Theorie des Sports versteht, ausschließlich auf Wettkampfsport bezieht, aber in der ästhetischen Betrachtung des Sports den Agon zwar nicht ausblenden, aber gegenüber diesem der sogenannten Arete den Vorzug gibt. Unter Arete versteht Gumbrecht „das Streben nach Höchstleistung, einschließlich der Möglichkeit, dabei bis an die individuellen oder kollektiven Grenzen zu gehen" (Gumbrecht 2005, 46). Den Vorzug der Arete gegenüber dem Agon begründet er zum einen damit, dass die Arete der „umfassendere Begriff" sei, Agon also schon mit einschließe, während es Agon auch ohne Arete gebe (vgl. Gumbrecht 2005, 46). Letzterem Befund kann ich zustimmen, sehe diesen aber im Gegensatz zu Gumbrecht nicht kritisch, der als zweiten Grund für seine Bevorzugung der Arete angibt, dass er sonst „[...] genau jene Vorstellungen vom Sport bestätigen [würde], die bei so vielen Intellektuellen der Hauptgrund für seinen schlechten Ruf ist. Es ist das Bild der Sportler und ihrer Fans als ein Haufen von nägelkauenden Neurotikern, ein Bild, das oft mit dem sprichwörtlichen Wettbewerb im Kapitalismus und dem Streß, den er hervorruft, verknüpft wird" (Gumbrecht 2005, 47). Dass ein Intellektueller in Zeiten, in denen bereits seit Jahrzehnten Professuren für Sportphilosophie bestehen, meint, sich für seine theoretische Beschäftigung mit Sport rechtfertigen zu müssen und aus dieser Rechtfertigung sogar direkt Konsequenzen für seine Sporttheorie zieht, ist kaum verständlich.

Aber auch Gumbrechts erstes Argument für den Vorzug der Arete gegenüber dem Agon erscheint mir nicht plausibel. Wenn im Wettkampfsport die Arete eine Rolle spielt, ist diese dort gleichwohl immer dem Agon untergeordnet. Das Streben nach dem Sieg steht gegenüber dem Streben nach persönlicher Vervollkommnung vor allem im Höchstleistungssport ganz klar an erster Stelle. Wer als Wettkampfsportler der Arete gegenüber dem Agon den Vorzug gibt, gewinnt nichts. Aber genau damit hat Gumbrecht offenbar kein Problem, hebt er doch wiederholt solche Momente im Sport als mit einer besonderen ästhetischen Erfahrung verbunden hervor, in denen es den Akteuren scheinbar nicht oder nicht in erster Linie um den Sieg über den sportlichen Gegner geht. So führt er als ein Beispiel die Erzählung einer Freundin von einem Baseballspiel in Japan an, in dem der bekannte Spieler Koji Akiyama einem Pitcher ein „anerkennendes Lächeln" geschenkt haben soll, nachdem diesem drei Strikes nacheinander gelungen waren. Gumbrecht interpretiert die Begebenheit folgendermaßen: „Akiyamas Lächeln, glaube ich, entsprang dem Gefühl eines kurzen Moments, der gegnerische *pitcher* habe das Spiel zu einem Moment höchster Perfektion geführt und damit auch ihn, den unterlegenen *batter*, zu einem Teil des Erfolgs gemacht." (Gumbrecht 2005, 48)

Mit Erwähnung des Begriffs „Erfolg" gibt Gumbrecht selbst an, dass auch in dieser Szene das entscheidende Moment der Agon ist. Schließlich ergab sich der „Moment höchster Perfektion", weil der Pitcher dem Batter in dieser Wettkampfsituation keine Chance ließ, ihn (wenn man hier moralische Kategorien ins Spiel bringen möchte) gnadenlos besiegte, man könnte auch sagen, vorführte. Diese Demütigung wie Gumbrecht dialektisch zu einem Anteil am Erfolg des Kontrahenten umzuwenden, aus einer Niederlage in einem Agon einen „leuchtenden Moment von *Arete*" (Gumbrecht 2005, 48) zu machen, verkennt meines Erachtens, dass Wettkampfsport eine durch und durch undialektische Angelegenheit ist, in der oben oben und unten unten ist und bleibt.

Mit der Interpretation dieser Szene als Beispiel für Arete im Sport gerät Gumbrecht auch in einen performativen Widerspruch zu seiner These vom Sport als Präsenzkultur, für die „[...] es ausdrücklich festzuhalten [gilt], daß Sport – im Gegensatz zu vielen intellektuellen (und gänzlich unzureichenden) ‚Lesarten' – überhaupt nichts ‚ausdrückt'" (Gumbrecht 2005, 41). Demzufolge hätte er die Baseballszene jedoch gar nicht wie beschrieben interpretieren können. Bereits das Lächeln Akiyamas könnte ja auch ganz anderes gedeutet werden, z.B. als Ausdruck von Scham oder Verlegenheit. Mit der Präsenztheorie als seiner individuell gefassten Performanztheorie landet Gumbrecht in derselben Aporie wie viele Performanztheoretiker, die permanent über kulturelle Phänomene sprechen bzw. schreiben, die angeblich nichts bedeuten.

Dass im Wettkampfsport Arete immer im Agon eingefasst ist und nicht umgekehrt, lässt sich auch an der „Versunkenheit in fokussierte Intensität" ablesen, die Gumbrecht einer Äußerung des US-amerikanischen Schwimmers Pablo Morales entnimmt, in der dieser schildert, wie er nach seinem (ersten) Rücktritt vom Leistungssport am Fernsehbildschirm seinen früheren Konkurrenten bei den Olympischen Spielen 1988 zuschaute und daraufhin insbesondere die Versunkenheit und Fokussierung im sportlichen Wettkampf zu vermissen begann (vgl., auch zum Folgenden, Gumbrecht 2005, 33 ff.; auf das Zitat von Morales geht in anderem Kontext auch Rainer Gross in seinem Beitrag zu diesem Buch ein, vgl. 21). Auch an anderen Beispielen versucht Gumbrecht aufzuzeigen, dass Versunkenheit und intensive Fokussierung bzw. *fokussierte Intensität* die entscheidenden Momente seien, um derentwillen Menschen Sport ausüben oder Sportlern zuschauen. In der Versunkenheit sieht er eine Entsprechung zu Kants Interesselosigkeit des Geschmacksurteils.

Im Widerspruch dazu betrachte ich den Sport geradezu als ein Paradebeispiel, um aufzuzeigen, dass ästhetische Erfahrung keineswegs immer oder überhaupt mit Interesselosigkeit einhergeht. Die Fokussierung des Wettkampfsportlers ist weder zweckfrei noch interesselos, sondern dient dem Interesse zu gewinnen. Es ist gerade das besondere Vermögen großer, erfolgreicher Sportler, in den entscheidenden Momenten besonders fokussiert zu sein, fokussiert auf den Sieg. Dies unterscheidet sie von den sogenannten Trainingsweltmeistern, die in den wichtigen Wettkämpfen nicht ihre Höchstleistung abrufen können. Versunkenheit und Fokussierung finden sich natürlich auch in vielen sportlichen Tätigkeiten außerhalb des Wettkampfsports, z.B. beim freien Klettern, Skaten, Surfen etc. Aber dort ist die Fokussierung von anderer Art als im Wettkampfsport, bei solchen Sportaktivitäten könnte man viel eher davon sprechen, dass es in ihnen um Arete gehe und die Fokussierung sich auf diese richte. Im Wettkampfsport, auf den allein sich Gumbrecht in seinem Buch bezieht, steht die Fokussierung jedoch im Zeichen des Agons.

Der US-amerikanische Kanu-Slalom-Sportler Jon Lugbill gilt vielen nach wie vor als der größte Slalomkanute aller Zeiten. Er gewann u.a. fünf Mal die Einzelweltmeisterschaft im Einer-Canadier, der Disziplin, die er in Technik, Stil, Training und Bootsbau in den achtziger Jahren zusammen mit seinem Trainer William T. (Bill) Endicott und seinem Trainingspartner David Hearn revolutionierte. Wenn man Lugbills Namen in eine Suchmaschine eingibt, stößt man schnell auf das Video eines Laufs, der oft als der beste Lauf aller Zeiten im Kanu-Slalom apostrophiert wird. Es handelt sich dabei um Lugbills zweiten Lauf bei den Weltmeisterschaften 1989 auf dem Savage River, seiner Heimstrecke. Der seinerzeit gültige Wettkampfmodus im Kanu-Slalom (nur der bessere von zwei Läufen ging in die Wertung ein) brachte es mit sich, dass Lugbill als letzter Starter des Feldes vor seinem zweiten Lauf bereits als Weltmeister feststand, weil keiner seiner Konkurrenten im zweiten Lauf Lugbills ersten Lauf übertrumpfen konnte. Wenn er dies gewusst hätte, hätte er theoretisch gar nicht mehr zum zweiten Lauf antreten müssen. Stattdessen nahm er sich vor, mit seinem zweiten Lauf den ersten noch zu übertrumpfen, anachronistisch betrachtet trat er also gegen sich selbst an. Dies gelang ihm auf eindrückliche Weise, er war noch einmal sieben Sekunden schneller als im ersten Lauf, die von Toren vorgegebene Route in dem schweren Wildwasserparcours absolvierte er wie auf Schienen. In einem Interview macht er deutlich, wie wichtig die Fokussierung bei solch einem wichtigen Wettkampf ist und dass seine Fokussierung allein dem Agon, dem Sieg galt: „I was really focused. I had planned out the run I had. I worked really hard at the Savage Worlds to remove distractions and to focus on my own performance. The other paddlers, media and crowds were all pretty removed from my mind. I was focused on my task and ready to enjoy it. (...) I had a lot of pressure to win the World Championships on U.S. soil in my home state. There was tons of media coverage and the pressure of winning a fifth world title was pretty great. All of that stress was released when my first run went well. I was able to get away from the crowds and just focus on putting it all together for my second run. I knew I could do a lot better and I wanted to perform my best. Everyone wants to do their best at the World Championships, and have it pushes everyone else." (Lugbill 2014) Man kann diese Interviewäußerung als fundamentalen Einspruch gegen die zentrale These von Gumbrechts Buch lesen.

Wie wichtig Fokussierung für Leistungssportler ist – und zwar nicht nur die momentane mentale Fokussierung in einem Wettkampf, sondern auch eine Fokussierung über Monate oder Jahre auf einen Wettkampf –, kann man daran ablesen, dass Lugbill zwischen 1979 und 1989 fünf Mal Einzel-Weltmeister und ein Mal Vize-Weltmeister wurde, aber in diesem Zeitraum lediglich ein Mal die nationale US-Meisterschaft im Einzel gewann. Nicht nur das Training, sondern auch die Teilnahmen an anderen Wettkämpfen waren in diesen zehn Jahren ganz auf die nur alle zwei Jahre stattfindenden Weltmeisterschaften ausgerichtet. Und die ganze Karriere Lugbills kulminierte dann in diesem zweiten Lauf bei der WM 1989. Diese Art von Fokussierung auf die wichtigsten Wettkämpfe unterschied ihn von dem Kannibalen Eddy Merckx. Mit dem Anspruch, bei den wichtigsten Wettkämpfen immer deutlich besser zu sein als alle anderen (oft lag der Abstand zwischen ihm und dem Rest der Konkurrenz zwischen 10 und 20 Sekunden bei Laufzeiten von rund 200 Sekunden, nur sein Freund David Hearn kam ihm manchmal nahe oder konnte ihn in dieser Zeit auch bei einer Weltmeisterschaft einmal schlagen), arbeitete Lugbill gleichzeitig an seiner Vervollkommnung, die aber beim Wettkampf nur Mittel zum Zweck war.

Ob man wie Gumbrecht auf Seiten der Sportler hinsichtlich deren sportlicher Aktivität und der Zustände der Versunkenheit überhaupt von einer ästhetischen Erfahrung sprechen kann, ist meines Erachtens nicht ohne weiteres zu beantworten. Diese Frage müsste man mit der Frage verbinden, ob und inwieweit auf der sogenannten produktionsästhetischen Seite Künstler während ihrer künstlerischen Tätigkeit, z.B. als Schauspieler auf der Bühne, selbst ästhetische Erfahrungen machen. Vielleicht ist es sinnvoller, die Erfahrungen der Sportler eher in Richtung Rausch oder Flow zu interpretieren, insbesondere bei sogenannten Fun-Sportarten, die nicht in einen Wettkampf eingebunden sind (vgl. zum Rausch als sportlicher Kategorie Caysa 2003, 102 ff., Hortleder/Gebauer 1986, 9-10). Klar ist, dass Künstler (in der Regel) primär tätig sind, damit andere ästhetische Erfahrungen machen, die ästhetische Erfahrung vornehmlich auf der Seite der sogenannten Rezipienten zu verorten ist.

Auch manche Sportler scheinen primär aktiv zu sein, damit Zuschauer ästhetische Erfahrungen machen. So sagt man einigen Fußballern nach, dass sie „für die Galerie spielen", wenn sie z.B. zu einem besonderen Dribbling oder einem (kunstvollen) Trick ansetzen, ohne dass diese Aktionen im Hinblick auf das Ziel, zu gewinnen, besonders hilfreich sind, sondern in erster Linie individuelles Können zur Schau stellen. Auch wenn solche Aktionen der eigenen Mannschaft nicht immer helfen und deshalb von vielen eher abschätzig als im Feld des Sports deplatziert betrachtet und dem künstlerischen Fach zugeordnet werden („für die Galerie"), genießen viele Zuschauer solche künstlerischen Einlagen. In den siebziger Jahren war der Fußballer Willi „Ente" Lippens berühmt für seine Dribblings und speziellen Einlagen, in denen er Gegenspieler oft mit einem Grinsen im Gesicht gezielt foppte. Aber solche künstlerischen Einlagen im Fußball sind dann doch eher mit der ästhetischen Erfahrung einer akrobatischen Leistung im Zirkus zu vergleichen, es geht hier im Grunde um *l'art pour l'art.* Einen viel größeren ästhetischen Genuss für den Fußballfan bieten spektakuläre Aktionen, wenn sie auch unmittelbaren Einfluss auf das Spielergebnis, somit auf den Ausgang des Agons haben.

Wie der Sportler hat der Zuschauer von Wettkampfsportveranstaltungen nämlich starke Interessen: Er möchte inter esse, dazwischen bzw. dabei sein. Er möchte technisch und stilistisch schöne Körperaktionen sehen und er möchte vor allem wissen, wie es ausgeht, wer gewinnt. Zu den höchsten ästhetischen Genüssen von Sportzuschauern gehört wohl, wenn eine technisch äußert schwierige Aktion im akrobatischen Sinne perfekt ausgeführt wird und zugleich den Wettkampf entscheidet. Dies trifft auf das entscheidende Tor im Finale der Fußballweltmeisterschaft der Männer 2014 in Brasilien zu. Das Tor schoss Mario Götze, der bis zum Finale während des WM-Turniers in der deutschen Mannschaft keine große Rolle gespielt hatte, auch im Finale erst eingewechselt wurde und dann in der Verlängerung das Siegtor schoss. Dabei nahm er im Laufen mit der Brust eine von links kommende Flanke seines Mitspielers André Schürrle an, um den von der Brust abspringenden Ball in einer Fallbewegung direkt mit dem linken Fuß in einem spitzen, d.h. sehr schwierigen Winkel unhaltbar für den argentinischen Torwart ins rechte Toreck zu schießen. Mit dem Tor Götzes war das Spiel an den Punkt gekommen, den Martin Seel in seiner sportästhetischen Betrachtung als den entscheidenden bzw. das entscheidende Moment herausstellt. Für den Zuschauer stellt er fest: „Er möchte dabei sein, wenn sich der Wettkampf in einer Weise entscheidet, die der Entscheidung, dem Wollen und auch dem Können aller Beteiligten entzogen ist." (Seel 1996, 194) Und für den Sportler: „Die gelungene sportliche Leistung – die zum Gewinn eines Wettbewerbs führt oder entscheidend dazu beiträgt – ist die einer Koordination von Leistungen, die nicht mehr selbst geleistet werden kann. Sportliche Leistung ist letztendlich ein Gelingen, und das heißt: sie ist in einem entscheidenden Aspekt eben keine Leistung." (Seel 1996, 195) Demzufolge wäre das Tor Götzes zwar Ausdruck von dessen außergewöhnlichen, dem Talent und hartem Training geschuldeten Fähigkeiten, aber dass ihm ein solch schwieriges Tor in dem wichtigsten Moment seiner Karriere gelang, hätte nach Seels Überlegung nicht in Götzes Hand bzw. Fuß gelegen. Seel spricht von „Augenblicken eines letztlich nicht intendierbaren Gelingens" (ebd.), die für ihn die besondere Ästhetik des Sports ausmachen. Dabei denkt er nicht allein an die vielfältigen äußeren Faktoren, die Einfluss auf das Gelingen der entscheidenden sportlichen Aktion eines Sportlers nehmen und die dieser selbst gar nicht steuern kann, wie im Falle des Fußballspielers Götze z.B. der Pass des Mitspielers, die Gegenwehr der Gegenspieler, die Resonanz der Zuschauer etc. Sondern Seel denkt auch an Sportarten, in denen es direkt einwirkende äußere Faktoren wie die sogenannte Abwehr beim Fußball nicht gibt. So spricht er von der „zweiten und dritten Luft im Langlauf oder Radsport" oder von den „entscheidenden Schlägen im Golf" (ebd.).

Roland Barthes hat diesen Unterschied zwischen erworbener, eigenverantwortlicher Leistung des Sportlers und den Momenten, in denen zu dieser Leistung noch etwas Entscheidendes hinzutritt, das vom Sportler nicht verantwortet wird, etwas weniger paradox als Seel ausgedrückt, ihn vielmehr metaphysisch grundiert. In seinem Essay zur Tour de France unterscheidet Barthes zwischen der *Form* eines Sportlers und dem *„‚jump‘* (der ‚Sprung nach vorn‘ – d. Übers.), ein wahrer elektrischer Stromstoß, der ruckartig bestimmte von den Göttern geliebte Fahrer erfaßt und sie dann übermenschliche Leistungen vollbringen läßt. Der *jump* setzt eine übernatürliche Ordnung voraus, in der der Mensch siegt, wenn ein Gott ihm hilft (...)" (Barthes 1996, 28).

Ein Sportzuschauer will in der Regel nicht nur wissen, wer gewinnt, sondern dass *sein* Sportler oder *seine* Mannschaft gewinnt. Das heißt, der Zuschauer richtet beim Wettkampfsport ganz wie der Sportler seinen Fokus auf den erwünschten Ausgang des Agons. Zu den schönsten Erfahrungen eines Sportzuschauers zählen solche Augenblicke, in denen die von ihm favorisierten Sportler oder Mannschaften vom Jump im Sinne Barthes' erfasst werden bzw. in denen diese ein nicht planbares Gelingen im Sinne Seels ereilt. Und noch schöner ist es, wenn die *eigenen* Sportler oder Mannschaften nicht als Favoriten in den Wettkampf gegangen sind und dann als Underdogs gewinnen. Der Sport ist eine Sphäre, in der die Moral nicht viel zählt; der Sportfan will nicht, dass die bessere Mannschaft gewinnt, sondern dass die eigene Mannschaft gewinnt, egal wie.

Und wenn ihr dies gelingt, obwohl die gegnerische Mannschaft das ganze Spiel über spielerisch besser war, also das Ergebnis als ungerecht erscheinen mag, ist dies für den Fan erst recht gerecht. Gerade solche ungerechten und unerwarteten Erfolge bleiben unvergessliche Ereignisse und prägen das kulturelle Gedächtnis ganzer Nationen wie die zwei WM-Siege der deutschen Fußballer 1954 und 1974, bei denen ihnen im Finale gegen die spielerisch und taktisch jeweils viel höher eingeschätzten Mannschaften Ungarns bzw. der Niederlande Erfolge gelangen.

Nicht vergessen darf man, dass solchen unvergesslichen positiven Erfahrungen die schmerzlichen Erfahrungen der Fans der unterlegenen Mannschaft gegenüberstehen. Solche negativen Erfahrungen bei Niederlagen der unterstützten Mannschaften und Sportler gehören zum Dasein des Sportfans dazu. Sie sind wohl sogar als die grundlegenderen Erfahrungen im Sport zu bezeichnen, weil letztlich immer nur ein Sportler oder eine Mannschaft gewinnen kann. Auch wenn es sich um negative Erfahrungen handelt, können diese gleichwohl ästhetische Erfahrungen sein. Zur Ästhetik gehört die negative Erfahrung konstitutiv dazu. Denn auch wenn uns ein Film, eine Theateraufführung, ein Buch oder ein Bild nicht gefallen, haben wir eine ästhetische Erfahrung gemacht. Die ästhetische Theorie beschäftigt sich, im Gegensatz zur Kunstkritik, jedoch kaum mit diesen negativen ästhetischen Erfahrungen bzw. einer Ästhetik des Schlechten (die von einer Ästhetik des Hässlichen noch zu unterscheiden wäre). Wenn man das Siegtor Mario Götzes im WM-Finale aus Sicht der Fans der deutschen Nationalmannschaft als ein ästhetisches Ereignis im Sinne von perfekter Akrobatik plus spielentscheidender Handlung betrachtet, lässt sich dasselbe Ereignis aus Sicht der argentinischen Fans ebenfalls als ästhetisches Ereignis beschreiben, nur unter negativen Vorzeichen, wobei die Argentinier Götzes Tor als perfekte akrobatische Darbietung ja durchaus auch positiv ästhetisch genießen können.

Dass es im Sport auf den göttlichen Jump bzw. nicht planbare Augenblicke des Gelingens ankommt, gilt aber nicht generell. Schließlich gibt es in vielen Sportarten sogenannte Seriensieger wie die erwähnten Sportler Eddy Merckx oder Jon Lugbill. Es fallen einem viele andere ein, die ihren Sport über Jahre dominiert haben wie z.B. Bjørn Dunkerbeck (Windsurfen), Michael Schumacher (Formel 1), Steffi Graf (Tennis), Ingemar Stenmark (Alpinski), David Schnabel (Kunstradsport), Phil Taylor (Dart), Tiger Woods (Golf) oder Jelena Issinbajewa (Stabhochsprung).

Wenn ein Sportler laufend Augenblicke des Gelingens produziert (und nicht gedopt ist), kann man kaum noch von nicht intendierten Augenblicken des Gelingens sprechen, sondern vielmehr davon, dass bei diesen Sportlern aufgrund von Talent, hartem sowie intelligentem Training und besonderer Fokussierung der Plan regelmäßig aufgeht. Das hat meines Erachtens nichts mit einer Ideologisierung der Leistungsgesellschaft oder moderner Mythologie zu tun (vgl. Seel 1996, 199), sondern ist schlicht Fakt. Denn diesen Sportlern ist eine Fähigkeit eigen, die anderen Sportlern abgeht: nicht nur momentane Augenblicke der Perfektion zu produzieren, sondern sowohl während eines einzelnen Wettkampfes als auch über viele Wettkämpfe hinweg „das Unmögliche wie eine leichte Übung erscheinen zu lassen" (Sloterdijk), konstant unter hohem Wettkampfdruck Augenblicke der Perfektion zu schaffen. Jon Lugbill hat das Verhältnis von Glück und persönlicher Verantwortung für den sportlichen Erfolg so ausgedrückt: „Zum Gewinnen gehört auch Glück. Aber um sich weit vorn zu platzieren, benötigt man kein Glück, sondern Können und die richtige Einstellung." (zit. n. Endicott 1989, 150) Wobei dies angesichts seiner Erfolge fast schon zu bescheiden klingt. Wer so oft bei Weltmeisterschaften ganz vorne landet, hat offenbar weder Glück noch Jump nötig gehabt.

Wird nach dem besten Fußballer unserer Zeit gefragt, werden in der Regel sofort zwei Namen genannt, Lionel Messi und Christiano Ronaldo. Beide sind als Stürmer für das Toreschießen zuständig und darin äußerst effektiv. Das ist aber auch ihre einzige Gemeinsamkeit. Als Spielertypen und Charaktere sind sie völlig unterschiedlich. Der Argentinier Messi hält seit frühester Jugend dem FC Barcelona die Treue, ist trotz seiner herausragenden individuellen Fähigkeiten als Teamspieler fest mit dem System des FC Barcelona verbunden, dem auf ständigen Ballbesitz hin ausgelegten Kurzpass-Fußball, Tiki Taka genannt. Der Portugiese Christiano Ronaldo ist ein extremer Individualist, ein Starspieler, auf den das Spiel der eigenen Mannschaft zugeschnitten wird. Gleichwohl ist auch er ein relativ vereinstreuer Spieler: Nach seiner ersten Profisaison bei Sporting Lissabon hat er bis zu seinem 30. Geburtstag bei zwei Vereinen gespielt, Manchester United und Real Madrid.

Setzt der eher kleingewachsene Messi zum Torabschluss an, zählt allein, auf schnellstmöglichem Wege zum Ziel zu kommen. Messis Spiel ist die reine Effizienz. Dabei bewegt er sich und den Ball oft so schnell, dass man als Zuschauer dem Bewegungsablauf kaum folgen kann. Ronaldo dagegen ist immer auch die Optik wichtig. Er wird oft für seine Eitelkeit gescholten, dafür, dass er stets top frisiert bzw. gegelt ist, für seinen mit Hantel- und Maschinenarbeit wohlgeformten muskulösen Oberkörper, den er gerne zur Schau stellt, für sein Ritual, vor einem Freistoß mit bewusster Grazie eine bestimmte Anzahl von Schritten rückwärts zu schreiten, um sich dann breitbeinig wie ein Revolverheld hinzustellen. Wenn er mit dem Ball dribbelt, einen Pass zum Mitspieler schießt oder zum Torschuss ansetzt, geht es ihm zwar wie Messi um größtmögliche Effizienz, denn im modernen Hochgeschwindigkeitsfußball kann man sich keinerlei Schnörkel mehr leisten. Aber auch da gelingt es Ronaldo, in der Effizienz immer darauf zu achten, dass er gut aussieht, und zwar gut im Sinne einer stets aufrechten und grazilen Körperhaltung und -spannung. Jede Körperbewegung scheint bewusst auf einen nachhaltigen ästhetischen Eindruck beim Zuschauer hin angelegt zu sein. Dies gelingt Ronaldo ohne Verlust an technischer Präzision und Schnelligkeit. Die einzigartige Fähigkeit, den *Willen zum Sieg* mit dem *Willen zum Schönen* (*Der Wille zum Schönen* lautet der Titel eines bei Drucklegung dieses Textes im Entstehen begriffenen Buches von Michael Musalek) zu verbinden, macht Ronaldo zum derzeit besten Fußballer der Welt.

Literatur

Barthes, Roland (1986) Die Tour des France als Epos. Übers. v. Hélène u. Gunter Gebauer. In: Gerd Hortleder & Gunter Gebauer (Hg.) Sport – Eros – Tod. Suhrkamp: Frankfurt a.M., 25-36.

Caysa, Volker (2003) Körperutopien. Eine philosophische Anthropologie des Sports. Campus: Frankfurt a.M./New York.

Endicott, William T. (1989) Der Weg zur Weltmeisterschaft im Kanuslalom. Deutsche Bearbeitung: Jürgen Gerlach u. Wilfried Buchmeier. Schriftenreihe des Deutschen Kanu-Verbandes e. V. Band 8. Duisburg.

Gumbrecht, Hans Ulrich (2005) Lob des Sports. Übers. v. Georg Deggerich. Suhrkamp: Frankfurt a.M.

heute journal (2014) http://www.zdf.de/ZDFmediathek/beitrag/video/2235518/ZDF-heute-journal-vom-09.-September-2014#/beitrag/video/2235518/ZDF-heute-journal-vom-09.-September-2014 (08.02.2015).

Lugbill, Jon (2014) Inside Jon Lugbill's 1989 World Championships-winning C-1 Run. Interview by Eugene Buchanan. http://m.canoekayak.com/videos/inside-jon-lugbills-1989-world-championships-winning-c-1-run/ (04.02.2015).

Seel, Martin (1996) Die Zelebration des Unvermögens. Aspekte einer Ästhetik des Sports. In: ders., Ethisch-ästhetische Studien. Suhrkamp: Frankfurt a.M., 188-200.

Sloterdijk, Peter (2011) Du mußt Dein Leben ändern. Über Anthropotechnik. Suhrkamp: Frankfurt a.M.

Hortleder, Gerd & Gebauer, Gunter (1986) Die künstlichen Paradiese des Sports. Zur Einführung. In: dies. (Hg.) Sport – Eros – Tod. Suhrkamp: Frankfurt a.M., 7-21.

Martin Poltrum

Liebe im Therapeutenfilm – Liebesfilme in der Therapie

Einleitung

Alles, was in Bezug auf Liebe empfunden werden kann – Erfüllung, Vollendung, Happy End, Trennung, Versöhnung, Eifersucht, unerfüllte Liebe, eine Art „Erotik der Enttäuschung" (Liptay 2007, 401), Gefühle der vergeblichen Liebe, ungestillte Sehnsucht, Schüchternheit beim Sichverlieben oder -wiederverlieben –, findet sich in den Erzeugnissen der Kunst und insbesondere im Liebesfilm. Um die Überlegungen zum Thema „Liebe im Therapeutenfilm – Liebesfilme in der Therapie" einigermaßen im Zaum zu halten, beschränkt sich mein Beitrag im Wesentlichen auf drei Hauptüberlegungen. Erstens sollen die „Spielregeln des Liebesfilms" erörtert und der Frage nachgegangen werden, ob der Liebesfilm ein eigenes Genre darstellt oder eine genreübergreifende Kategorie: Was zeichnet eigentlich einen Liebesfilm aus, welche Subtypen lassen sich unterscheiden und wie sieht es mit der Bedeutung des Happy Ends im Laufe der Filmgeschichte aus? Zweitens möchte ich mich dem Thema „Liebe und Sexualität im Therapeutenfilm" zuwenden. Schätzungen zufolge gibt es bereits mehr als 1000 Spielfilme, in denen Psychotherapeuten dargestellt werden (vgl. Karenberg 2009), und die wichtigste Studie zur Rolle des Psychotherapeuten im Spielfilm von Glenn und Krin Gabbard (1999, 161 f.) zählt von den 1930er bis 1990er Jahren rund 50 Spielfilme, in denen Liebe und Sexualität zwischen Patienten und Therapeuten eine Rolle spielen. Drittens werde ich zeigen, wie man Liebesfilme in der Psychotherapie einsetzen kann. Wir haben im Anton Proksch Institut seit 2009 ein eigens für Suchtkranke entwickeltes Kinotherapieprogramm (vgl. Poltrum 2012), in dem Liebesfilme eine wichtige Rolle spielen, da die Liebe, das zeigt der abendländische Liebesdiskurs von Platon bis Roland Barthes, *die* psychische Ressource ist und die Gnade der geglückten Liebe zur Ich-Stärkung und Selbstwertsteigerung führt. Liebe, so wird zu zeigen sein, ist im Grunde ein Medikament.

Spielregeln des Liebesfilms

Eine der am häufigsten zitierten Aussagen zur Liebe im Film besagt, dass 95 % aller Spielfilme eine Liebeshandlung enthalten, die in 85 % der Fälle sogar dominant sei (vgl. Bordwell et al. 1985). Fast jeder Film hat demnach, sollte diese Behauptung überhaupt zutreffend sein, irgendwie mit Liebe zu tun. Der Liebesfilm sei, so meinen manche Filmwissenschaftler, genau aus dem Grund, dass Liebe in nahezu jedem Film vorkomme, kein eigenständiges Genre. Im Übrigen sei Liebe im Film etwas, das man im Western ebenso finde wie im Thriller, im Science-Fiction-Film oder im Actionfilm. Liebe stelle somit ein Querschnittssujet des Kinos dar, jedoch kein eigenständiges Genre (vgl. Horwath 2013). Da es zu jeder These eine Antithese gibt, finden sich auch hier gegenläufige Argumentationen. So unterscheidet etwa die Germanistin und Filmwissenschaftlerin Anette Kaufmann (2007) Filme mit sekundärer Liebeshandlung vom eigentlichen Liebesfilm, der sich dadurch auszeichne, dass der Handlungsfokus auf dem Zustandekommen bzw. dem Fortbestand der Liebesbeziehung über die Filmhandlung hinaus liege. Ob das anvisierte Happy End erreicht wird, spiele dabei keine Rolle und sei ein Merkmal des Subgenres. Durch diese Unterscheidung reduziere sich die Zahl der Liebesfilme um einiges, sodass es Sinn mache, von einem eigenen Genre zu sprechen. Bei Filmen mit sekundärer Liebeshandlung, in denen die Liebesgeschichte oft nur Beiwerk der eigentlichen Filmerzählung sei, ziele die Liebeshandlung häufig nur darauf ab, das feminine Publikum an den Film zu binden, denn Liebe im Film sei vor allem die Sache weiblicher Rezipienten (vgl. Kaufmann 2013). Eine sehr brauchbare Definition des Liebesfilms hat Sydney Pollak, der Regisseur von *Tootsie* (1982) und *Jenseits von Afrika* (1985), einmal gegeben: „Ein Liebesfilm muss ein Publikum dazu bringen, mit beiden Protagonisten mitzufühlen und sich zu wünschen, dass sie am Ende zusammenkommen, ansonsten hat man keine Liebesgeschichte." (Pollack 2013)

Im Subgenre der romantischen Komödie (Romantic Comedy) liegt der Schwerpunkt der Erzählung auf der Anfangsphase der Beziehung. Gezeigt wird die erste Begegnung, der heitere Schwebezustand des Sichverliebens und Verliebtseins, daraufhin treten Meinungsverschiedenheiten und Missverständnisse auf, die bald und leicht überwunden werden, – es folgt das Happy End. Der Zuschauer wird mit Schmetterlingen im Bauch entlassen. Kommt es in der romantischen Komödie zum Zerwürfnis, dann mit dem Ergebnis, dass der Streit der Liebenden die Liebe erneuert. Da die Handlung oft endet, bevor der Alltag des Paares beginnt, und vor allem die Phase der Verliebtheit zeigt, zeichnet sie möglicherweise ein unrealistisches Bild der Liebe. Ob und wie Liebesfilmkonsumenten durch dieses idealisierte mediale Bild der Liebe beeinflusst werden, ist ungeklärt. Denkbar ist, dass unrealistische Beziehungserwartungen geweckt werden und die eigene Beziehung infolgedessen zu kritisch gesehen wird, plausibel ist aber auch das Gegenteil, dass Liebesfilmrezipienten emanzipiert genug sind und daher keine Gefahr besteht, das idealisierte Bild mit der Realität zu verwechseln. Im anderen Subgenre des Liebesfilms, dem romantischen Drama (Romantic Drama) oder Melodram, liegt der Fokus der Handlung auf dem Ende des Unbeschwertseins. Beziehungshindernisse und unüberwindbare Widerstände, die die Liebe unmöglich machen, gewinnen bald an Gewicht. Zu große Altersunterschiede, nicht zusammengehende Lebensentwürfe, unüberwindbare Klassenunterschiede, unterschiedliche Hautfarbe, die Tatsache, dass einer der Liebenden noch an einen anderen Partner gebunden ist, von dem er nicht loskann, oder das Pech, dass die Liebenden zwei sich befehdenden Clans angehören, machen die Beziehung der Liebenden unmöglich. Trennung, Verzicht oder Verlust durch Tod sind mögliche Schluss-Optionen. Die anfänglichen Schmetterlinge im Bauch der Rezipienten verwandeln sich zurück in unverdauliche Raupen. *Pretty Woman* (1990) wäre der Archetyp der romantischen Komödie und *Brokeback Mountain* (2005) eine neuere Variante eines Melodrams. Im einen Fall schafft eine Prostituierte den sozialen Aufstieg durch die Liebe zu einem Millionär, im anderen wird eine homosexuelle Liebe durch die konservativen Wertvorstellungen der US-Provinz zerstört.

Was die Bedeutung des Happy Ends im Laufe der Filmgeschichte anbelangt, ist es sehr spannend zu sehen, wie gesellschaftliche und geschichtliche Liebes-Realitäten im Film ihre Spur hinterlassen. Holzschnittartig lässt sich sagen: Von den späten 1920ern bis zum Ende der 1940er Jahre – dem Goldenen Zeitalter des klassischen Hollywoodkinos – überwiegt im Film das glückliche Paar. In den Vierzigerjahren endet die im Film erzählte Liebesgeschichte nur in einem Sechstel der Fälle unglücklich (vgl. Scheugl 1978, 176 f.). „Nach dem Zweiten Weltkrieg, spätestens in den 60er Jahren verlor das Happy-End im Film entscheidend an Bedeutung." (Heinzlmeier u. Schulz 1981, 213) Mit Bezug auf die amerikanische Lebensrealität und deren Widerspiegelung im US-Liebesfilm wird dies oft damit erklärt, dass die 1950er Jahre in Amerika noch sehr heiratsfreudig waren. Als sich die Scheidungsrate zwischen den 1960er und 1975er Jahren mehr als verdoppelte, bildeten sich Instabilität und Endlichkeit der ehelichen Beziehungen dann allmählich auch im Film ab. Das mit dem Happy End verbundene Glücksversprechen wurde von der Realität infrage gestellt und verschwand allmählich auch von der Leinwand. Der Liebesfilm verlor sein eigentliches Handlungsziel: die Formierung des Paars (vgl. Kaufmann 2013). Die sexuelle Revolution und der feministische Geschlechterkampf in den

1970er Jahren führten dann vollends zur Dekonstruktion romantischer Beziehungsvorstellungen. „Solange der Geschlechterkampf offen tobte, wagte kaum ein Regisseur, unverschlüsselt im Kino Liebesgeschichten zu erzählen." (Lueken 1991, 45) Von den späten 1960ern an, insbesondere in den 1970er Jahren und bis in die frühen 1980er Jahre war das Happy End im Film fast völlig verschwunden. Liebe im Film war eine frustrierende Angelegenheit und wurde überwiegend desillusionierend dargestellt. In den 1960er und 1970er Jahren gingen die Produktionszahlen der Liebesfilme zurück, wenn es im Film um den Eros ging, wurde eher das Thema des beziehungslosen Sexes aufgegriffen, romantische Liebeskonstellationen wurden selten gezeigt. Feministinnen beklagen, Frauen im Film wären in dieser Zeit entweder als Prostituierte, Mätressen, Quasi-Nutten, emotionale Krüppel, Trinkerinnen, psychische Wracks oder sexuell frustriert porträtiert worden (vgl. Kaufmann 2007, 15).

Ein Film aus dieser Zeit, der das Thema der beziehungslosen Sexualität und emotionalen Bindungsmüdigkeit eindrücklich verhandelt, ist *Der letzte Tango in Paris* (1972) von Bernardo Bertolucci. Mit einem Budget von lediglich 1,2 Millionen Dollar spielte der Film über 40 Millionen Dollar ein und machte Bertolucci über Nacht berühmt. Als der Streifen in die Kinos kam, löste er einen Skandal aus. Debatten über die Grenze zwischen Kunst, Sexualität und Pornografie wurden geführt. In Italien und Spanien wurde der Film gar verboten. Marlon Brando, Bernardo Bertolucci und Maria Schneider wurden vor Gericht gestellt und wegen zersetzender und herabwürdigender Darstellung menschlicher Beziehungen zu zwei Jahren Gefängnis auf Bewährung verurteilt (Piegler 2008, 95). Jeanne (Maria Schneider), eine blutjunge, in Paris lebende Französin, besichtigt eine leer stehende Vier-Zimmer-Wohnung in einem Altbau. Als sie die Rollläden hochzieht, erschrickt sie. In einer Ecke kauert der 45-jährige Paul (Marlon Brando). Wortlos kommt es zu einer wilden Sexszene, danach gehen Paul und Jeanne schweigend auseinander. In der Folge mietet Paul die Wohnung, richtet sie spärlich ein, die beiden treffen sich dort immer wieder. Als Jeanne Paul ihren Namen sagen will, verliert Paul die Fassung, hält ihr den Mund zu und erklärt dürftig stammelnd, warum er ihren Namen nicht wissen will:

> Paul: „Das Bett ist viel zu groß für diesen Raum."
> Jeanne: „Ich weiß gar nicht, wie ich dich anreden soll."
> Paul: „Ich habe keinen Namen."
> Jeanne: „Willst du meinen wissen?" (Paul wird aggressiv, geht energisch auf Jeanne zu und hält ihr mit seiner Hand den Mund zu.)

Paul: „Nein, nein, das will ich nicht, das will ich nicht. Ich will deinen Namen nicht wissen. Du hast keinen Namen, ich habe auch keinen Namen, und damit Schluss. Namen werden nicht genannt. Es gibt keine Namen hier." (Jeanne macht sich von Paul los.)

Jeanne: „Du bist ja verrückt."

Paul: „Vielleicht bin ich das. Aber ich will nichts wissen über dich. Ich will nicht wissen, wo du wohnst, und nicht, woher du kommst. Ich will nichts wissen, nichts, nichts, gar nichts. Hast du mich verstanden?"

Jeanne: „Du machst mir Angst."

Paul: „Gar nichts. Wir werden uns hier treffen und nichts wissen von den Dingen, die sich da draußen abspielen. Okay?"

Jeanne: „Aber warum?"

Paul: „Weil wir hier drinnen keine Namen mehr brauchen. Siehst du das nicht ein? Wir vergessen sie. Wir vergessen alles, was wir wissen. Alle Leute, alles, was wir tun. Was und wo jeder von uns lebt. Wir vergessen das, wir werden das alles vergessen."

Jeanne: „Das kann ich nicht. Kannst du es?"

Paul: „Ich weiß es nicht. Hast du Angst?"

Jeanne: „Nein."

Im Laufe der Filmhandlung wird allmählich klar, warum Paul nur zu beziehungs- und namenlosem Sex bereit ist. Seine Frau Rosa hat sich ein paar Tage zuvor umgebracht. Sie hat ihn ein Jahr lang mit einem Nachbarn betrogen und sich dann das Leben genommen – „im Stich gelassen", wie Paul sagt. Pauls komplizierter Trauerprozess – Hassgefühle wegen des Betrugs, Weh ob des Liebesverlusts, Schuldgefühle durch den Suizid seiner Frau – lässt es nicht zu, sich auf Jeanne einzulassen, verunmöglicht zu erfahren, wie sie heißt und wer sie ist. Gleichzeitig versucht Paul, die tote Rosa in Jeanne lebendig zu machen und die erloschenen Liebesgefühle wieder auferstehen zu lassen. Jeanne hat die gleichen Blumen an ihrem Hut wie Rosa am Totenbett. Es gibt eine geniale psychoanalytische Deutung des Films von Theo Piegler (2008), auf die ich an dieser Stelle leider nicht näher eingehen kann. Er vergleicht die düstere Wohnung, in der die Geschichte spielt, und die handelnden namenlosen Figuren, die keine Herkunft und keine Geschichte brauchen, mit der Ort- und Zeitlosigkeit des Hades und weist Paul und Jeanne als Bertoluccis Variation der Thematik von Orpheus und Eurydike aus.

Das Thema des beziehungslosen Sexes im Film – vielleicht auch Generationsthema der 1968er – verliert sich dann wieder. In den 1980ern kommt der Liebesfilm, der nun wieder ein romantisches Liebesbild zeichnet, zu seinem eigentlichen Höhepunkt. „Nach zwei lieblosen Dekaden kehrt er in den 1980ern auf die Kinoleinwände zurück (...) der Liebesfilm." (Kaufmann 2007, 7) Oder: „Twenty years after the peak of the ‚sexual revolution' the concept of the ‚couple' is being reinvoked." (Neale, Krutnik 1990, 172) Nun nehmen die Produktionszahlen der Liebesfilme wieder zu und Männer und Frauen passen im Film wieder zusammen. Offensichtlich haben das feministisch geforderte Männerbild der 1970er Jahre und die gesellschaftliche Akzeptanz des weichen, Gefühle zeigenden Mannes dazu geführt, dass Männerfiguren mit einem breiten emotionalen Spektrum und ausdifferenzierten Gefühlswelten nun auch im Film ihre Emotionen zeigen und ausleben dürfen. Der Liebesfilm lebt ja gerade davon, dass beide Partner Gefühle haben, zu denen sie stehen und die sie sich gegenseitig bekunden, das ist jetzt erlaubt und geboten. Dass das nicht immer so war, veranschaulicht die Anekdote, der zufolge sich Clark Gable angeblich zunächst hartnäckig geweigert haben soll, in *Vom Winde verweht* um eine Frau zu weinen. Als Mann im Film zu weinen und dann auch noch wegen einer Frau, das war 1939 nicht üblich (vgl. Kaufmann 2013).

Liebe und Sexualität im Therapeutenfilm

Psychiatry and the Cinema, eine der wichtigsten Studien zur Rolle des Psychotherapeuten im Spielfilm (Gabbard u. Gabbard 1999), zählt im Zeitraum von 1906 bis 1998 insgesamt 464 amerikanische Filme, in denen Psychotherapeuten eine wichtige Rolle spielen. Ob es sich bei den behandelnden Therapeuten um Psychotherapeuten im engeren Sinn oder um Psychologen oder Psychiater handelt, wird dabei meist unberücksichtigt gelassen, da sich der Film nicht für diese Differenzierung interessiert (vgl. Herb 2012). In 46 Filmen (zwischen 1935 und 1998) – somit also in nahezu jedem zehnten Therapeutenfilm – kommt es dabei zu einer außertherapeutischen erotischen Beziehung zwischen dem behandelnden Psychotherapeuten und seinem Patienten. Manchmal überwiegt dabei mehr das romantische Liebesverlangen, manchmal stehen sexuelles Begehren und Lust im Vordergrund. Was die Geschlechterverteilung anbelangt, sind Therapeutinnen (29 Filme) im Vergleich zu ihren männlichen Kollegen (17 Filme) öfter in erotische Beziehungen verstrickt. Interessanter als diese Verteilungsrate dürfte jedoch die Tatsache sein, dass Psychotherapeutinnen im Film sehr selten in der Lage sind, männliche Patienten zu heilen, außer sie verlieben sich in ihre Schützlinge und sorgen letztlich durch das Heilsame der liebenden Zuwendung für ihre Genesung. Von 1933 bis 1987 stehen 32 erfolgreichen Behandlungen einer Patientin durch einen männlichen Psychotherapeuten lediglich zwei erfolgreiche Behandlungen von Männern durch deren Therapeutinnen gegenüber.

> „We have been able to locate only two American films in which a female psychiatrist effectively treats a male patient without falling in love with him. *Private Worlds* (1935) and *The Last Embrace* (1979) portray such successful treatments, but in both films, as well, treatment involves hospitalization for a ‚breakdown' rather than analysis or therapy. Male therapists have much better success treating female patients." (Gabbard u. Gabbard 1999, 161 ff.)

Frauen heilen Männer im Film nicht primär durch ihr Können, sondern durch ihre Liebe. Ein Befund, der vor allem feministische Theoretikerinnen interessieren dürfte und wahrscheinlich zur Interpretation, dass Frauen im Film schlechtere Therapeuten sind als ihre männlichen Kollegen, Anlass gibt. Interessanterweise scheinen die außertherapeutischen Beziehungen im Film eher selten ein berufsethisches Problem darzustellen. „In den meisten Fällen wird dies nicht als Übergriff der Therapeutin dargestellt, sondern als ganz natürlicher ‚Therapieverlauf'." (Gross 2012, 89)

Der wahrscheinlich wichtigste Film, der so eine Heilung durch und aus Liebe zeigt, ist Hitchcocks *Spellbound* (1945), der „ein großes Publikum mit dem Begriff des Unbewußten, der Bedeutung der Träume, dem Verdrängungsmechanismus und der Bedeutung der Sprache in der analytischen Behandlung bekannt" gemacht hat (Illouz 2011, 98; vgl. Richter 2000). Ingrid Bergman spielt darin Dr. Constance Peterson, eine zunächst emotional zugeknöpfte Psychoanalytikerin, die von einem ihrer Kollegen „Eisberg" genannt wird. Das ist eine wirkmächtige Idealbesetzung, stellt Ingrid Bergman doch im drei Jahre zuvor produzierten Film *Casablanca* den Inbegriff der liebenden und leidenden Frau dar (vgl. Poltrum 2014). In *Spellbound* verliebt sie sich als Dr. Peterson in ihren neuen Chef und Patienten Dr. John Ballantine (Gregory Peck). Als dieser eigenartige psychische Symptome zeigt – Amnesien, traumatische Attacken und eine Identitätsstörung – und sich herausstellt, dass er gar nicht der neue Chefarzt der psychoanalytischen Spezialklinik Green Manor ist, als der er sich ausgibt, und sogar noch verdächtigt wird, den eigentlichen Chefarzt Dr. Edwardes ermordet zu haben, flüchtet Dr. Peterson samt ihrem Patienten zu ihrem Lehranalytiker Dr. Brulov. Dieser erkennt sofort, dass sich Dr. Peterson verliebt hat und irgendetwas nicht stimmt.

> Dr. Peterson: „Sie kennen wohl die Psychoanalyse, aber Sie kennen diesen Mann nicht und nicht sein Herz."

Dr. Brulov: „So, ich dachte, wir sprechen von Schizophrenie und nicht vom Herzen, oder?" Dr. Peterson: „Wir sprechen von einem Mann."
Dr. Brulov: „Oh, ich verstehe, Liebe. So was, Dr. Peterson, eine vielversprechende Analytikerin, wird plötzlich wieder zum Backfisch und verliebt sich in einen jugendlichen Helden."
Dr. Peterson: „Lassen Sie mich erzählen, wie es war."
Dr. Brulov: „Was können Sie schon erzählen? Wir beide wissen, der Verstand einer verliebten Frau arbeitet auf der niedrigsten Stufe des Intellekts."
(...)
Dr. Peterson: „Sie haben recht, sehen Sie in mir jetzt nicht die Analytikerin, ich spreche auch nicht als Arzt zu ihnen. Bitte, vergessen Sie bei aller Wissenschaft nicht das Gefühl. Der Verstand ist nicht entscheidend. Das Herz sieht oftmals tiefer. Das Eingreifen der Polizei würde bestimmt seine Heilung infrage stellen. Ich dagegen kann ihm helfen."
Dr. Brulov: „Aber wenn er Edwardes getötet hat, wie wollen Sie ihm da helfen?"
Dr. Peterson: „Er hat es nicht getan."
Dr. Brulov: „Und wenn sich herausstellt, dass er es war, und dessen bin ich sicher?"
Dr. Peterson: „Sie wissen selbst, was Freud lehrt. Niemand kann im Zustand der Amnesie etwas tun, was seinem wahren Charakter widerspricht."
Dr. Brulov: „Und woher wissen Sie, was sein wahrer Charakter ist?"
Dr. Peterson: „Ich weiß es, ich weiß es."
Dr. Brulov: „Sie weiß – auf diese Weise geht die Wissenschaft rückwärts. Wer hat Ihnen gesagt, wer er ist? Freud oder sein Horoskop?"
Dr. Peterson: „Ich könnte diese Gefühle nicht für einen Mann empfinden, der einen Mord begangen hat."

Durch dieses Vertrauen, welches die Liebe bewirkt, schafft es Dr. Peterson letztlich, Dr. Brulov zu überreden, mit ihr gemeinsam die anschließende analytische Behandlung – eine äußerst knappe Kurzzeittherapie – durchzuführen (vgl. Wulff 1995, 123). Im Anschluss wendet sie selbstständig eine abschließende Expositionstherapie an, die den Patienten schließlich heilt und den Mord an Dr. Edwardes aufklärt. *Spellbound* zeigt eine danach im Therapeutenfilm immer wieder zu findende Heilungsvariante: Heilung sowie gegenseitige Befreiung durch Liebe. Ohne ihre hochengagierte, liebende Zuwendung, die wahrscheinlich nur einem Geliebten entgegengebracht werden kann, hätte Dr. Peterson wie alle anderen Akteure im Film geglaubt, Dr. Ballantine wäre schuldig und bösartig. Damit wäre der letztlich geglückte Heilungsversuch unterblieben und Dr. Ballantine im Gefängnis gelandet. Gegen Ende des Films rekapituliert Dr. Peterson die Ereignisse und sagt zu ihrem Geliebten: „Wo ich dich gerettet habe." Dr. Ballantine kontert: „Dass wir in Zukunft nur nicht verwechseln, wer wen gerettet hat." Er ist seine Symptome los und sie kein „Eisberg" mehr – die Liebe hat auch sie befreit und „geheilt".

Auf humoristische Art wird das Thema von außertherapeutischen erotischen Beziehungen zwischen Therapeuten und Patienten bei Woody Allen abgehandelt, beispielsweise in *Deconstructing Harry* (1997). Woody Allen lässt dort Helen, eine jüdische Analytikerin, mit einem ihrer Patienten eine Liebesbeziehung beginnen und sie dann Jahre später noch einmal denselben Fehler machen, indem sie sich erneut in einen Patienten verliebt. Wiederholt lässt Woody Allen Helen in der grenzüberschreitenden therapeutischen Sitzung zu den jeweiligen Patienten Folgendes sagen: „Ich halte es für das Beste, wenn wir Ihre Therapie beenden, und danach sollten wir vielleicht einen gewissen Zeitraum abwarten, und falls wir dann beide das Gleiche empfinden, könnten wir beginnen, uns wieder zu treffen – und zwar privat." Neben *Deconstructing Harry*, in dem das Thema der außertherapeutischen erotischen Beziehung nur kurz angedeutet ist, wird der Topos der Heilung durch Liebe in Woody Allens Film *Zelig* (1983) explizit dargestellt. Der Film handelt von der fingierten Autobiografie Leonard Zeligs (Woody Allen), eines New Yorker Patienten aus den 1920er Jahren, der an einer eigenartigen Störung und Symptomatik laboriert. Zelig leidet an einer bis ins Somatische hineinreichenden Identitätsdiffusion, welche die Ärzte ratlos macht und dazu führt, dass der Patient von Arzt zu Arzt weitergereicht wird. Zelig ist eine Art menschliches Chamäleon; je nach Situation und je nachdem, mit wem er zu tun hat, wird er von eigenartigen Persönlichkeitsmutationen heimgesucht. Sind seine Interaktionspartner adipös, schwillt auch Zeligs Bauch an, spricht er mit Asiaten, werden seine Augen zu Schlitzen, in der Gegenwart von Schwarzen wird auch Zeligs Haut dunkel. Da sich bald herausstellt, dass es sich offensichtlich um eine komplexe psychosomatische Reaktion handelt und Zelig auch psychisch unter einer erheblichen Identitätsdiffusion leidet, landet er bald bei Dr. Eudora Fletcher (Mia Farrow), einer verklemmten, aber klug intervenierenden Psychiaterin. Im Gespräch mit Dr. Fletcher gibt sich Zelig als Psychiater aus – was sollte er aufgrund seiner Störung auch anderes tun. Dr. Fletcher fingiert daraufhin gekonnt, sie sei keine Psychiaterin. Das stürzt Leonard in eine Identitätskrise, da er nun kein Gegenüber mehr zur Nachahmung hat, und er erkennt, dass man nur mit seiner eigenen Identität durchs Leben kommen kann. Woody Allen inszeniert hier eine „allgemeingültige Parabel über den Wunsch, geliebt und anerkannt zu werden, der (...) fast jeden betrifft." (Gross 2012, 70) Witzig ist in *Zelig* auch die Behauptung Zeligs, er hätte mit Freud zusammengearbeitet. Allerdings hätte es einen Disput und ein Zerwürfnis um die Frage des Penisneids gegeben. Zelig wollte nicht wie Freud das Konzept nur auf Frauen beschränkt wissen, angeblich gäbe es den Penisneid auch unter Männern, hier allerdings wären nicht Haben oder Nichthaben Anlass des Neids, sondern Form und Größe. Die Psychoanalytikerin Dr. Eudora Fletcher findet schließlich heraus, dass Zelig schon als Kind panische Angst davor hatte, anders zu sein und aufzufallen. Im Gespräch mit ihr und durch die Identitätskrise, in die sie ihn stürzt, wird Zelig klar, dass er ohne eigene Identität gelebt hat. Er lässt sich daraufhin von Dr. Fletcher helfen, eigene Meinungen zu vertreten und sich nicht ständig anzupassen. Doch letztlich wird auch hier die nachhaltige und eigentliche Heilung durch Liebe bewirkt. Dr. Fletcher und Leonard Zelig verlieben sich ineinander, verloben sich und heiraten. Am Ende des Films lesen wir im Abspann: „Allein weil er geliebt sein wollte, verzerrte er seine Persönlichkeit über alle Maße" (...) „Letztlich lag es an der Liebe einer einzigen Frau, die sein Leben geändert hat."

Eindrücklich und vielleicht am schönsten wird das Thema der Heilung durch Liebe in einem Film gezeigt, bei dem eine Frau Regie führte und gleichzeitig die weibliche Hauptrolle übernahm: in Barbra Streisands *Herr der Gezeiten* (1991). Der Film handelt von Dr. Susan Lowenstein (Barbra Streisand), einer New Yorker Analytikerin, die einen ca. 17-jährigen Sohn hat und mit einem weltberühmten, sehr narzisstischen Geiger verheiratet ist. Dr. Lowenstein behandelt die angesehene Dichterin Savannah Wingo, die gerade einen erneuten Selbstmordversuch unternommen hat und durch eine dissoziative Störung große Teile ihrer Biografie ausgeblendet hat. Sie kontaktiert Savannahs Familie in den Südstaaten, da sie vermutet, die Ursachen von Savannahs psychischen Problemen lägen in ihrer Kindheit, und durch eine ausführliche Außenanamnese die Lücken in der Erinnerung der Dichterin schließen möchte. Damit kommt Savannahs Zwillingsbruder Tom Wingo (Nick Nolte) ins Spiel, ein arbeitsloser und ausgebrannter Lehrer und Trainer, der drei Töchter hat und in einer Ehekrise steckt, da seine Frau Sally einen anderen Mann kennengelernt hat. Tom fährt nach New York und übernimmt die Rolle von Savannahs verloren gegangenem Gedächtnis, indem er der Psychoanalytikerin erzählt, was in Savannahs Kindheit alles vorgefallen ist. Die Gespräche zwischen Dr. Lowenstein und Tom Wingo, die anfangs aufgrund der ablehnenden

Haltung von Tom mühsam und schleppend verlaufen, decken allmählich die Ursachen für Savannahs Störungen auf: multiple Traumen im Hause Wingo. Tom erzählt von seinem despotischen Vater, seiner exzentrischen Mutter und seinem inzwischen verstorbenen älteren Bruder. Bald wird Tom klar, dass diese Gespräche auch bei ihm selbst therapeutische Wirkungen entfalten, wogegen er sich zunächst sträubt. Auch er litt in seiner Kindheit sehr. Im Gegensatz zu seiner Schwester konnte er die Erlebnisse aber nicht einfach abspalten und durch eine Dissoziation völlig ausblenden, er verdrängte sie nur unvollständig unter hohem und ständigem Aufwand psychischer Energie. Tom Wingo und Susan Lowenstein lernen einander im Laufe der Filmhandlung immer besser kennen und schließlich auch lieben, es beginnt eine außertherapeutische Liebesgeschichte, die allerdings nur kurz währt. Eines Tages, als Tom auf der Straße Kinder spielen sieht und im selben Moment seine Frau anruft, wird ihm klar, dass er in die Südstaaten zu seiner Familie gehört. Beide Frauen liebend, entscheidet er sich für seine Frau und seine Kinder. Am Ende des Filmes sehen wir eine Reihe sehr berührender Bilder zu wenigen Minuten zusammengezogen: den Abschied von New York und Susan Lowenstein, die Ankunft bei seiner Familie und den Kindern; und wir hören Tom aus dem Off sagen: „Wir (Susan und er) verbrachten unsere letzten gemeinsamen Stunden im Rainbow Room, wir tanzten eng umschlungen wie in meinem Traum. Ich hielt sie in meinen Armen, als ich ihr sagte, dass sie es war, die mich in die Lage versetzt hatte, dass ich zurückkehren konnte. Vor sechs Wochen war ich bereit gewesen, meine Frau zu verlassen und meine Kinder. Ich wollte aus allem raus, aber sie hatte das geändert, sie hatte mich geändert. Zum ersten Mal hatte ich das Gefühl, den Frauen in meinem Leben etwas zurückgeben zu können. Sie hatten es verdient. Also kehrte ich zurück in meine Südstaatenheimat und mein Südstaatenleben, und hier in der Gegenwart meiner Frau und meiner Kinder bekenne ich mich zu meinem Leben und meiner Bestimmung. Ich bin Lehrer und Trainer und ein vielgeliebter Mann, und das ist mehr als genug. In New York hatte ich gelernt, dass ich meine Mutter und meinen Vater mit ihrer ganzen mit Fehlern behafteten, abscheulichen Menschlichkeit lieben musste und dass es in Familien kein Verbrechen außerhalb des Verzeihens gibt. Aber es ist das Mysterium des Lebens, das mir jetzt Kraft gibt, und ich sehe nach Norden, und wieder wünschte ich, jeder Mann hätte zwei Leben zu seiner Verfügung und jede Frau. Am Ende eines jeden Tages fahre ich durch die Stadt Charleston, und wenn ich die Brücke überquere, die mich nach Hause bringen wird, fühle ich, wie sich die Worte in mir bilden – ich kann sie nicht aufhalten noch kann ich erklären, warum ich sie spreche, aber wenn ich die Mitte der Brücke erreiche, kommen diese Worte als ein Flüstern zu mir, ich spreche sie als Gebet, als Bedauern, als Lobpreisung, ich sage: Lowenstein, Lowenstein."

Liebe heilt die Verletzungen der Seele, und auch in diesem Film ist die eigentliche und nachhaltige Heilung, die Heilung im existenziellen Sinn, die Versöhnung mit dem Leben und seiner Biografie, etwas, das die Liebe bewirkt.

Auf die Frage, warum sich das Thema der außertherapeutischen Liebesbeziehung und der Heilung durch Liebe im Therapeutenfilm so oft findet (siehe z. B. auch *Mr. Jones*, 1993), gibt es vermutlich viele spekulative Antworten. Möglicherweise taucht das Thema im Spielfilm auf, weil sich ein unbewusst verdrängtes Tabu hier Luft verschafft. Eine unerwünschte Nebenwirkung der Psychotherapie, das Zustandekommen außertherapeutischer erotischer Liebesverhältnisse zwischen Therapeuten und Patienten, das in der Realität häufiger vorkommt, als sich das Ethikkommissionen, Berufsverbände und Kollegen eingestehen möchten, findet im Spielfilm ein Ventil. Eine andere Erklärung wäre, dass das Thema Liebe im Therapeutenfilm einfach eine sekundäre Liebeshandlung darstellt, die zur Ausschmückung der Haupthandlung dient. Eine Art Variation des Topos der verbotenen Liebe, die Spannung und Erotik erzeugt, weil es eine Liebe ist, die nicht sein darf und darum besonders reizt. Oder aber es gibt einen im Liebesphänomen begründeten Wahrheitsgehalt, weshalb das Thema Liebe im Therapeutenfilm und Heilung durch Liebe im Film immer wieder auftaucht. Ein Wahrheitsgehalt, der im abendländischen Liebesdenken verbürgt ist und gewusst wird: dass Liebe eine Art Medikament ist, ein Therapeutikum zur Ich-Stärkung und Selbstwertsteigerung. Wenn dem so ist, dann ist es nur folgerichtig, Liebesfilme auch in der Psychotherapie einzusetzen.

Liebesfilme in der Cinematherapie

„Eine neue Liebe ist wie ein neues Leben", tönt es in einem alten Schlagertext (Jürgen Marcus, 1990), die Erfahrung der Liebe öffnet das Herz und verleiht der Seele Flügel, heißt es bei Platon (250e–250d), Liebe ist „vis unitiva" – „Vereinigungsmacht" –, welche im Widerstreit liegende Gegensätze versöhnt, meinte der christliche Platoniker Pseudo-Dionysius und prägte damit eine Formel, die von Scholastikern, Mystikern und modernen Philosophen unzählige Male kommentiert und zitiert wurde (Kuhn 1975, 16). Die „Räumlichkeit der Liebe" ist die „Heimat" und die „Zeitlichkeit der Liebe" ist die „Ewigkeit", lesen wir beim phänomenologischen

Psychiater Ludwig Binswanger (1962), Liebe ist eine welterschließende Kraft und ein ganz ausgezeichnetes Phänomen, wenn es darum geht, heimisch in der Welt zu werden und sich mit dem Leben zu versöhnen, das zeigt der abendländische Liebesdiskurs von Platon (204a–213e) bis Roland Barthes (1988). Liebe ist nicht nur Heimat, sondern auch die ewige Kraft der Verjüngung, wie wir dem Jungbrunnen (1546) von Lucas Cranach dem Älteren entnehmen können, denn auf dem Brunnenstock im Wasserbecken, aus dem das verjüngende Elixier des Jungbrunnens sprudelt, sind Venus und Amor zu sehen. Sie zeigen an, dass der Jungbrunnen ein Liebesbrunnen und die wunderwirkende Kraft der Liebe der eigentliche Quell immerwährender Jugend ist. Liebe verjüngt und hält die Seele vital, egal wie alt man ist.

Dass Liebe ein Lebenselixier erster Ordnung darstellt, eine Art existenzielles Medikament und Therapeutikum, welches das Ich stärkt und den Selbstwert des Liebenden steigert, ist oft beschrieben, besungen und dargestellt worden. So spricht z.B. die Figur Werther in Goethes Roman: „Und wie wert ich mir selbst werde, wie ich – dir darf ich's wohl sagen, du hast Sinn für so etwas – wie ich mich selbst anbete, seitdem sie mich liebt!" (Goethe 1988, 38) Doch nicht nur das Geliebtwerden führt zur Selbstwertsteigerung und zum Gefühl der ganz besonderen Anerkennung, sondern bereits der intentionale Akt des Liebens, wenn man Nietzsche Glauben schenken darf. „Man scheint sich transfiguriert, stärker, reicher, vollkommener, man *ist* vollkommener (...) Und nicht nur, daß sie das Gefühl der Werthe verschiebt (...) Der Liebende ist mehr werth, ist stärker." (Nietzsche 1887–1889, 299) Im Idealfall trifft der Akt des Liebens auf Gegenliebe und der Liebende wird vom Geliebten zurückgeliebt. Erst dann ist das Liebesphänomen vollkommen und komplett (vgl. Poltrum 2013, 35 f.). „In der erwiderten Liebe bestätigen die Liebenden einander ihre Einzigartigkeit und ihren Wert. (...) Nur wenn wir geliebt werden, werden wir von unseren Unsicherheiten erlöst, wird uns unsere Wichtigkeit garantiert." (Spector Person 1990, 72) In der Liebe fällt jeder Klassenunterschied weg, die Person des anderen wird um seiner selbst willen geliebt. Das hat Niklas Luhmann, der wahrscheinlich nüchternste und trockenste Philosoph der Liebe sehr schön beschrieben: „Liebe vermittelt eine doppelte Sinnbestätigung: In ihr findet man, wie oft bemerkt, eine unbedingte Bestätigung des eigenen Selbst, der personalen Identität. Hier, und vielleicht nur hier, fühlt man sich als der akzeptiert, der man ist – ohne Rücksicht auf Status und ohne Rücksicht auf Leistungen. Man findet sich in der Weltsicht des anderen erwartet als derjenige, der zu sein man sich bemüht." (Luhmann 1969, 21)

Liebe führt offensichtlich zu einer Steigerung des Selbstwerts, das wird immer wieder beschrieben und stellt einen Erfahrungsgehalt dar, den jeder Liebende und Geliebte schon einmal gemacht hat. Die Soziologin Eva Illouz hat in ihrem Buch *Warum Liebe weh tut* (2012) darauf hingewiesen, dass auf dem von der „Liebe verliehenen Selbstwertgefühl" aufgrund der mit der Moderne akut werdenden Anerkennungsproblematik ein besonders hoher Druck lastet, der in vergangen Epochen nicht gegeben war. In der Moderne ist der Zwang, sich von anderen zu unterscheiden und sein Selbst zu behaupten, auszubilden und zu optimieren, besonders groß. In der Moderne geht es darum, ein Gefühl der Einzigartigkeit und Unverwechselbarkeit auszubilden. Das unterscheidet sie von weniger ich- und selbstbezogenen Epochen, von weniger narzisstischen Selbst- und Weltverhältnissen anderer Zeiten und Völker. Der Stress, einzigartig und besonders sein zu müssen, nimmt im Laufe der Moderne zu. Gleichzeitig, so argumentiert Eva Illouz, *hätte der moderne Individualismus jedoch mit der Schwi*erigkeit zu kämpfen, ein Selbstwertgefühl zu begründen, gerade weil der Zwang, einzigartig zu sein, erheblich zugenommen habe. Damit wird die Anerkennungsleistung der Liebe, das von der „Liebe verliehenen Selbstwertgefühl", überstrapaziert. Auf der Liebe lastet in modernen Beziehungen möglicherweise ein zu großer Anerkennungsdruck, was *eine* Erklärung dafür wäre, warum die Anerkennung der Einzigartigkeit durch das Geliebtsein ständig erneuert und wiederholt werden muss und Beziehungen im Vergleich zu früheren Zeiten eine kürzere Haltbarkeit haben. (vgl. Illouz 2012, 207)

Jenseits dieses soziologischen Verweises auf die Problematik der Anerkennungsmacht der Liebe in Zeiten von erhöhter Anerkennungsbedürftigkeit und Anerkennungs-Geiz ist es psychologisch und psychotherapeutisch evident, dass Liebe *die* psychische Ressource darstellt, die es im klinischen Kontext zu aktivieren gilt. Genau das geschieht im Anton Proksch Institut durch unsere eigens für Suchtkranke entwickelte philosophische Kinotherapie. Im Rahmen der Kinotherapie wurden zunächst von 2009 bis 2013 Filme in voller Länge gezeigt, seitdem werden im Rahmen unserer „Philosophischen Kinotherapie" in wöchentlichen Sitzungen (ca. 40-50 Teilnehmer pro Sitzung) jeweils geschnittene und ausgewählte Szenen in der Länge von ca. 30 Minuten appliziert. Der Vorteil der Auswahl bestimmter Filmszenen ist, dass bereits nach wenigen Minuten eine geeignete Gestimmtheit und affektive Rührung erzeugt wird, die für therapeutische Zwecke fruchtbar zu machen ist, und darüber hinaus die gesamte Intervention besser gelenkt und geleitet werden kann. Die vielleicht augenscheinlichste Einflusssphäre der Cinematherapie, das zeigen unsere

Erfahrungen am Anton Proksch Institut, ist die Stimmung der Rezipienten. Es lässt sich die These aufstellen, dass kinotherapeutische Interventionen nicht nur direkt die Stimmung der Patienten beeinflussen, sondern dass gezielt ausgewählte Filme medikamentenähnliche Effekte haben. Effekte als „Mood Stabilizer", wenn man so möchte. Drückende Grundstimmungen, in denen Patienten das Vertrauen in sich und die Welt verloren haben, können durch Filme, die Protagonisten zeigen, welche ihr Leben im Durchgang durch eine Krise meistern, temporär gehoben werden. Das kann so weit gehen, dass die vermittelte und durch cineastische Interventionen erzeugte Gestimmtheit der Getragenheit eine temporäre emotionale Behausung schafft (vgl. Poltrum 2012).

Weil Liebesbeziehungen neben den Eltern-Kind-Beziehungen, der Freundesliebe, der Geschwisterbeziehung und der agapeischen Liebe (vgl. Poltrum 2013) wahrscheinlich die intensivsten, wenn nicht die intensivsten Beziehungen überhaupt sind und es viele Spielarten der Liebe (Doering, Möller 2014) und manchmal leider auch Pathologien der Liebe gibt (Hirsch 2008) und weil nicht zuletzt im Hintergrund von Suchterkrankungen Liebe immer irgendwie mit Thema ist, spielen Liebesfilme in unserer Cinematherapie eine wichtige Rolle. Dabei geht es uns darum, den notwendigen affektiven Boden, die geeignete Stimmung zu erzeugen, damit das nach den gezeigten Filmausschnitten einsetzende therapeutische Gespräch seine Stimmigkeit und Beglaubigung erfährt. Liebesfilme finden nicht allein deshalb Verwendung, weil das Thema Liebe immer und in jeder Lebenslage alle Menschen berührt, sondern weil wir gezielt die „erotischen Ressourcen" und die Liebesfähigkeit unserer Patienten stärken wollen. Die Steigerung der Arbeits-, Genuss- und Liebesfähigkeit sind ja spätestens seit Freud Ziele der Psychotherapie, und wenn es stimmt, dass Liebe all das leistet, was weiter oben durch den Verweis auf den abendländischen Liebesdiskurs behauptet wurde, dann ist Liebe die Ressource und Kraftquelle, die es zu stärken gilt. Neben den kognitiven, emotionalen, körperlichen, finanziellen, sozialen und spirituellen Ressourcen gibt es auch erotische Ressourcen, die aktiviert werden sollen oder an die im Rahmen der Behandlung erinnert werden soll – dazu dienen Liebesfilme in der Therapie. Wir haben mittlerweile eine ganze Sammlung an filmischen Liebespaaren, die wir unseren Patienten zeigen und vorstellen. So gehören *Homo Faber, Elegy oder die Kunst zu lieben, Schlafes Bruder, Herr der Gezeiten, Eat Pray Love, Zerrissene Umarmungen, Love Happens, Die Liebenden des Polarkreises, Der letzte Tango in Paris, Zusammen ist man weniger allein, Die unerträgliche Leichtigkeit des Seins, Beginners, Forrest Gump, Casablanca* (vgl. Poltrum 2014) und viele andere Filme zu unserem Liebesfilmrepertoire.

Wenn man Ressourcen aktiviert oder im Falle der „erotischen Ressourcen" an die Macht des Eros und des Liebesgefühls erinnert, dann betont man unweigerlich auch die Baustellen und Problemfelder der Liebe. Gerade in der Behandlung von Suchterkrankungen spielen Pathologien und Irritationen der Liebe eine oft nicht unerhebliche Rolle. Viele aktuelle Liebesbeziehungen unserer Patienten sind durch Sucht belastet und nicht selten ist das Motiv, warum sich unsere Patienten in Behandlung begeben, eine Trennungsandrohung durch einen Partner: entweder Suchttherapie oder Beziehungsabbruch! Viele Patienten berichten auch von negativen Liebeserfahrungen (Betrug, Trennung, Eifersucht etc.) und haben nicht selten eine daraus resultierende Bindungsmüdigkeit entwickelt. Im schlimmsten Fall – das ist bei dependentem Bindungsverhalten und selbstunsicheren bzw. Ich-schwachen Frauen öfters zu beobachten – stecken die betreffenden Personen in pathologischen Beziehungen. Sucht und Prostitution sind eine bekannte pathologische Union (vgl. Zurhold 2013) und sexualisierte Gewalterfahrungen im Hintergrund von Suchterkrankungen spielen leider ebenfalls öfter eine Rolle, als einem lieb ist (vgl. Andorfer 2013). Hin und wieder kommt es auch vor, dass sich Patienten während der Therapie in einen ihrer Mitpatienten verlieben. Verliebtheit, die sich in der Ausnahmesituation eines acht- oder zehnwöchigen Klinikaufenthalts zwischen Patienten ergibt, wäre im Prinzip eine wunderbare Sache, die jedem zu gönnen ist, würde sie nicht allzu sehr von der Hauptaufgabe der Behandlung, der Sanierung der Baustellen im Leben der Patienten, wegführen. Verliebte fühlen sich ganz, beschenkt, beglückt, frei und froh, und im Stadium der akuten Verliebtheit ist alles gut und heil. Das ist eine wunderbare Erfahrung, verleitet allerdings sehr, sich von der Therapie abzulenken. Verliebtheit ist kurzfristig sogar eine „wundheilende" Erfahrung, die man jedem nur empfehlen kann. Die Schwierigkeit ist nur die, dass die Heilwirkung oft nicht lange genug anhält und vor allem die Sucht nicht aufhält. Selten, das zeigt die Langzeiterfahrung der meisten Suchttherapeuten, halten Beziehungen, die während des Therapieaufenthaltes geknüpft wurden, wirklich lange und bringen das anfänglich versprochene Glück. Wahrscheinlich müsste man das Kapitel „Verliebtheit, Sexualität und Erotik während der stationären Suchtbehandlung" sogar eher unter den Nebenwirkungen auflisten, welche eine stationäre Suchtbehandlung haben kann. Im schlimmsten Fall kann es sogar dazu kommen, dass eine selbstunsichere und dependente Persönlichkeit sich der Bedrängung eines Mitpatienten nicht erwehrt oder nicht Nein sagen kann. So kann sich möglicherweise eine vergangene Übergriffsituation wiederholen und reinszenieren bzw. das therapeutische Team alle Hände voll zu tun haben, damit das nicht passiert und die betreffenden Personen einsehen, dass Abstinenz auch hier das Gebot der Stunde ist. Sehr selten, aber doch noch oft genug, um hier erwähnt zu werden, kommt es auch vor, dass sich Patienten in ihre Bezugstherapeuten verlieben, was immer eine gewisse Herausforderung für die Einzeltherapie darstellt, damit die Übertragungsverliebtheit gewinnbringend gelöst wird (vgl. Freud 1915).

Liebesfilme werden in unserer Cinematherapie natürlich nicht eingesetzt, um die schwierigen und problematischen Spielarten der Liebe zu zeigen und zu vergrößern und damit unsere Patienten in Bezug auf Eros, Liebe und Sexualität zu entmutigen. Trotz und gerade weil der Eros im Kontext von Suchterkrankungen viele Schattenseiten haben kann, setzen wir Liebesfilme in unserer Kinotherapie ein, um über die Darstellung der Liebe im Film unsere Patienten an die Macht schöner und wertvoller Liebesbeziehungen zu erinnern. Das Heilsame des Eros, der Eros Therapeutikus, soll gezeigt und hervorgehoben werden. Manchmal geht es in unserer „Liebesfilmtherapie" auch darum, die Liebesvorstellungen und Liebesbegriffe unserer Patienten zu erweitern und zu bereichern, oder aber die verschiedenen Liebesstile mit ihrer schönen und schmerzlichen Seite – romantische Liebe (Eros), spielerische Liebe (Ludus), freundschaftliche Liebe (Storge), besitzergreifende Liebe (Mania), pragmatische Liebe (Pragma), altruistische Liebe (Agape) – durch ausgewählte Liebespaare im Spielfilm zu illustrieren, zu thematisieren und mit den Patienten darüber zu debattieren (vgl. Lee 1973, 1988).

Welchen Diskussionsverlauf die philosophisch-therapeutischen Gespräche nach einer Filmvorführung nehmen können, soll abschließend anhand des Films *Die unerträgliche Leichtigkeit des Seins* (Regie: Philip Kaufman, 1988) – nach dem gleichnamigen Roman von Milan Kundera (1984) – dargestellt werden. Der Film illustriert mit der Liebesgeschichte der zwei Protagonisten Tomáš und Teresa einen erotischen Grundkonflikt und zwei Liebesstile, den romantischen und den spielerischen, sowie die Kollision von Eros und Ludus. Der in Prag lebende Tomáš ist ein junger und erfolgreicher Gehirnchirurg, der seine Vorstellungen von sexueller Freiheit in zahlreichen Abenteuern mit Frauen auslebt (vgl. Pruß, Wiemers 2006, 386 ff.). Eines Tages übernimmt er die chirurgischen Agenden eines Kollegen in der Provinz und lernt dort Teresa kennen. Sie besucht Tomáš kurz nach seiner Abreise in Prag, sie schlafen miteinander, beginnen eine Beziehung und heiraten. Der zeitgeschichtliche Rahmen der Erzählung ist der Prager Frühling und der Versuch der Niederschlagung des „Sozialismus mit menschlichem Antlitz" durch den Einmarsch der Truppen des Warschauer Paktes in die Tschechoslowakei. Tomáš und Teresa lieben sich auf romantische Art und Weise, wobei diese Dimension der Liebe bei Teresa stärker ausgeprägt ist als bei ihm, der wie gesagt ein Meister der Eroberung ist und das Spiel der Verführung braucht. Sexualität ist für Tomáš etwas Sportliches, und auch nach der Hochzeit mit Teresa kann und will er sich die spielerische Liebe, die er durch viele One-Night-Stands mit wechselnden „Spielgefährtinnen" auslebt, nicht nehmen lassen. Mit der Malerin Sabina, einer Seelenverwandte in Bezug auf die ludische Liebe, hat er im Laufe der Filmhandlung immer wieder unbekümmerten, verspielten Sex – einmal auch noch nach seiner Hochzeit. Teresa kann und will die Untreue von Tomáš nicht länger ertragen, und als sie ihn nach ihrer gemeinsamen Flucht in die Schweiz verlässt und wieder in das besetzte Prag zurückkehrt, folgt er ihr und es wird klar, dass er Teresa trotz seiner ständigen Untreue aufrichtig liebt. Dass Tomáš Liebe und Sexualität trennt und Sex mit anderen Frauen für ihn so etwas wie eine sportliche Unterhaltung ist, wird im Film auch klar ausgesprochen, als Teresa einmal spätnachts nach Hause kommt und in das gemeinsame Bett schlüpft. Im Bett will sie Tomáš zunächst küssen, plötzlich irritiert, schnüffelt sie an seinem Haar, dreht sich weg und weint. Tomáš wird wach, hört sie weinen, dreht sich zu ihr, umarmt sie zärtlich von hinten, gibt ihr ein Küsschen auf den Nacken und folgender Dialog setzt ein:

> Tomáš: „Was ist denn mit dir, mein Geliebtes, was ist denn, was ist denn? Was ist passiert?" Teresa (mit belegter Stimme): „Deine Haare hast du nicht gewaschen."
> Tomáš: „Ach, was erzählst du denn da wieder, Teresa, lass uns doch schlafen."
> Teresa (greift sich verzweifelt an den Kopf): „Deine Haare riechen wieder mal nach ..."
> Tomáš (leicht genervt): „Nach was?"
> Teresa: „Nach einer anderen, nach ihrem Schoß."
> (Tomáš greift sich ins Haar, schnüffelt an seinen Fingern und stellt schweigend für sich fest, dass sie Recht hat.)
> Teresa (dreht sich zu ihm): „Ich habe gedacht, du bist meinetwegen zurückgekommen."
> Tomáš: „Was sagst du da? Ich *bin* deinetwegen zurückgekommen."
> Teresa: „Warum bist du dann immer mit anderen Frauen zusammen?"
> Tomáš: „Ich weiß nicht, was ich dir sagen soll."
> Teresa: „Ich weiß, ich weiß, tausend Mal hast du es mir erklärt. Tausend Mal, tausend und abertausend Mal. Das ist Liebe, das ist Sex –

> und Sex ist Unterhaltung, wie Fußball. Ich weiß, es zählt nicht. Ach, wie gern würde ich dir glauben. Aber wie kann man mit jemandem schlafen, ohne ihn zu lieben? Ich kann es mir einfach nicht vorstellen."
> (Kurze Nachdenkpause)
> Teresa: „Lass es mich versuchen."
> (Tomáš macht einen Gesichtsausdruck, aus dem deutlich wird, dass er von dieser Idee nicht begeistert ist.)
> Teresa: „Nein, du würdest mich zurückweisen, wenn ich es täte."
> Teresa (wendet sich ab): „Ach, wäre ich nur ein bisschen wie du – unempfindlich, stark, stark."

Im weiteren Verlauf der Handlung macht Teresa, was sie angedeutet hat. Sie schläft mit einem anderen Mann, um auszuprobieren, ob Liebe ohne Sex möglich ist – für *sie* möglich ist. Das lieblose Sexerlebnis, vermutlich mit einem russischen Spitzel, führt dazu, dass Teresa völlig verstört ist und Tomáš überredet, aufs Land zu ziehen und Prag für immer zu verlassen. Auf einem Bauernhof erleben die beiden eine kurze unbeschwerte Zeit. Der Film endet damit, dass beide bei einem Autounfall ums Leben kommen. Das tragische Ende des Films wird in der cinematherapeutischen Filmvorführung weggelassen. Wie es mit Tomáš und Teresa weitergeht, wird der Fantasie, den Wünschen, den Sehnsüchten und Befürchtungen der rezipierenden Patienten überlassen.

In der anschließenden filmtherapeutischen Nachbesprechung gab es unter anderem folgende Wortmeldungen: Eine Patientin meinte, man hätte in den 68ern als bieder gegolten, hätte man seinem Partner die Polyamorie verboten, auch wenn man es kaum ausgehalten hat. Ein ca. 18-jähriger Patient, der ein sehr verklärtes Liebesideal hatte – was seine Kommentare zu Liebespaaren aus in den Vorwochen gezeigten Spielfilmen deutlich gemacht hatten – kommentierte den Film mit den Worten: „Ein unmögliches Paar, er betrügt sie ständig und sie lässt das mit sich machen." Es sei ihm unverständlich, warum Tomáš und Teresa sich nicht trennten. Eine weitere Patientin sagte, dass sie erschrocken sei, wie viele Parallelen der Film zu ihrem eigenen Leben habe. Sie sei wie Teresa auf dem Land aufgewachsen und hätte sich in einen Städter verliebt und sei mit diesem zusammengezogen, der danach ebenfalls noch sehr viele Affären parallel zu ihrer Liebesbeziehung gehabt habe. Darunter habe sie extrem gelitten, aber nie etwas gesagt. Ein weiterer Patient, wie der Protagonist des Films ein Arzt, bemerkte, dass Tomáš ein richtiger Don Juan sei, er aber sicher auch sehr darunter gelitten habe. Interessant ist in diesem Zusammenhang, dass der Patient offensichtlich seine aktuelle Lebensgeschichte in *Die unerträgliche*

Leichtigkeit des Seins hineinlas. Er selbst hatte drei Beziehungen zu Frauen gleichzeitig, die ihn extrem viel Substanz kosteten, und er flüchtete sich neben seiner Suchterkrankung auch wegen seiner amourös-erotischen Turbulenzen in unsere Klinik. Eine Patientin südamerikanischer Herkunft sagte zum Film: „Wo ich herkomme, da ist das so, Männer sind Eroberer und Frauen leiden darunter." Dem trat ein anderer Patient mit dem Hinweis entgegen, dass Teresa alles andere als ein Opfer sei, da sie das ja mit sich machen lasse. Diesem und einigen vorher getätigten Statements widersprach dann eine weitere Patientin heftig, indem sie meinte: „Ich bin ebenfalls in der Hippie-Zeit jung gewesen und aus derselben Generation, aber Treue war da schon möglich."

Aus neun tiefenhermeneutischen Interviews mit Patienten, die an der Cinematherapie mit dem Schwerpunkt Liebe im Film teilgenommen haben (vgl. Zimmermann 2014), aus Einzelnachbesprechungen bzw. aus den Rückmeldungen der Bezugstherapeuten wissen wir, dass die gezeigten Filme die Patienten nach der Filmvorführung und der philosophisch-therapeutischen Nachbesprechung weiter beschäftigen und immer wieder Thema sind. Ein Stück weit bleibt es jedoch ein Geheimnis, was Tomáš und Teresa, Rick und Ilsa (*Casablanca,* 1942), Paul und Jeanne (*Der letzte Tango in Paris,* 1972), Tom und Susan (*Herr der Gezeiten,* 1991), Walter und Hanna (*Homo Faber,* 1991), Forrest und Jenny (*Forrest Gump,* 1994), Will und Skylar (*Good Will Hunting,* 1997), Franck und Camille (*Zusammen ist man weniger allein,* 2007), David und Consuela (*Elegy oder die Kunst zu lieben,* 2008), Burke und Eloise (*Love Happens,* 2009), Mateo, Lena und Ernesto (*Zerrissene Umarmungen,* 2009), Oliver und Anna (*Beginners,* 2010) sowie Felipe und Liz (*Eat Pray Love,* 2010) mit den Gefühlen der Patienten machen, wozu die Liebenden im Film motivieren und anregen – und das ist auch gut so.

Was Liebesfilme in der Cinematherapie unseren Patienten in jedem Fall bringen, das können wir mit empirischer Evidenz sagen, ist Freude und Faszination. Evidenz, vom lateinischen Wort *evidentia,* in dem *videre* – sehen – steckt, meint so viel wie *Augenscheinlichkeit, Offenkundigkeit.* Es ist evident, dass die Patienten von Liebesfilmen begeistert sind, das zeigt der spontan explodierende Applaus nach jeder cinematherapeutischen Sitzung. Wie soll es auch anders sein? Liebe ist das Thema, das alle Menschen immer begeistert und interessiert – im Film und in der Realität.

Literatur

Andorfer, U. (2013) Sexualisierte Gewalterfahrungen im Hintergrund von Suchterkrankungen. In: Rausch. Wiener Zeitschrift für Suchttherapie. Themenschwerpunkt: Sex und Sucht. 1/2013.

Barthes, R. (1988) Fragmente einer Sprache der Liebe. Übers v. H.-H. Henschen, Suhrkamp Verlag: Frankfurt am Main.

Binswanger, L. (1962): Grundformen und Erkenntnis menschlichen Daseins. Ernst Reinhardt Verlag: Basel/München, 3. Auflage.

Bordwell, D., Staiger, J., Thompson, K. (1985) The Classical Hollywood Cinema. Film Style & Mode of Production to 1960. Routledge: New York.

Doering, S. & Möller, H. (2014) (Hg.) Mon Amour trifft Pretty Woman. Liebespaare im Film. Springer Verlag: Heidelberg/New York.

Freud, S. (1915) Bemerkungen über die Übertragungsliebe. In: ders.: Schriften zur Behandlungstechnik, Studienausgabe Ergänzungsband. Hrsg. v. A. Mitscherlich et al. S. Fischer Verlag: Frankfurt am Main 1997.

Gabbard, G. & Gabbard, K. (1999) Psychiatry and the Cinema. American Psychiatric Press: Washington DC/London, 2nd edition.

Goethe, J. W. (1988) Die Leiden des jungen Werther. In: ders., Werke. Hamburger Ausgabe. Bd. 6. Hrsg. v. E. Trunz. München.

Gross, R. (2012) Der Psychotherapeut im Film. Kohlhammer Verlag: Stuttgart.

Heinzlmeier, B. & Schulz, B. (1981) Happy-End. Berühmte Liebespaare auf der Leinwand. Fischer: Frankfurt am Main.

Herb, S. (2012) Psychoanalytiker im Spielfilm. Mediale Darstellung einer Profession. Psychosozial-Verlag: Gießen.

Herb, S. (2013) Psychoanalytiker im Spielfilm. Mediale Darstellung einer Profession. Psychosozial-Verlag: Gießen.

Hirsch, M. (2008) „Liebe auf Abwegen". Spielarten der Liebe im Film psychoanalytisch betrachtet. Psychosozial-Verlag: Gießen.

Horwath, A. (2013) Liebe wie im Film. Der Einfluss des Kinos auf romantische Ideale. In: Ö1, ORF, Radiokolleg, 2.–5. September 2013.

Illouz, E. (2011) Die Errettung der modernen Seele. Übers v. M. Adrian, Suhrkamp Verlag: Frankfurt am Main.

Illouz, E. (2012) Warum Liebe weh tut. Übers v. M. Adrian, Suhrkamp Verlag: Frankfurt am Main.

Karenberg, A. (2009) Psychiatriegeschichte im Spiegel des Films. DGPPN-Kongress, Berlin, Abstract in: Wissenschaftliches Programm/Abstracts 2009, Deutsche Gesellschaft für Psychiatrie, Psychotherapie und Ner-

venheilkunde (Hg.), Abstract-CD.
Kaufmann, A. (2007) Der Liebesfilm. Spielregeln eines Filmgenres. UVK Verlagsgesellschaft: Konstanz.
Kaufmann, A. (2013) Liebe wie im Film. Der Einfluss des Kinos auf romantische Ideale. In: Ö1, ORF, Radiokolleg, 2.–5. September 2013.
Kuhn, H. (1975) „Liebe". Geschichte eines Begriffs. Kösel-Verlag: München.
Lee, J. A. (1973) Colours of love: an exploration of the ways of loving. New Press: Toronto.
Lee, J. A. (1988) „Love styles". In: M. H. Barnes & R. J. Sternberg (Hg.) The psychology of love. Yale University Press: New Haven.
Liptay, F. (2007) In the Mood for Love. In: T. Koebner & J. Felix, (Hg.) Filmgenres. Melodram und Liebeskomödie. Reclam Verlag: Stuttgart.
Lueken, V. (1991) Frühstück bei ihr. In: epd film, 4/1991.
Luhmann, N. (1969): Liebe als Passion, Übung Sommersemester 1969. In: ders., Liebe. Eine Übung. Suhrkamp Verlag: Frankfurt am Main 2008.
Neale, S. & Krutnik, F. (1990) Popular Film and Televison Comedy, Routledge: London/New York.
Nietzsche, F. (1887–1889) Nachgelassene Fragmente. In: ders.: Sämtliche Werke. Bd. 13. Hrsg. v. G. Colli, M. Montinari. Deutscher Taschenbuch Verlag: *München 1980.*
Piegler, T. (2008) Mit Freud im Kino. Psychoanalytische Filminterpretationen. Psychosozial-Verlag: Gießen.
Platon (250e–250d) Phaidros. In: ders., Sämtliche Werke. Band 2. Übers. v. F. Schleiermacher. Rowohlt Verlag: Hamburg 2006.
Platon (204a–213e) Symposion. In: ders., Sämtliche Werke. Band 2. Übers. v. F. Schleiermacher. Rowohlt Verlag: Hamburg 2006.
Pollack, S. (2013) Liebe wie im Film. Der Einfluss des Kinos auf romantische Ideale. In: Ö1, ORF, Radiokolleg, 2.–5. September 2013.
Poltrum, M. (2012) Reiz und Rührung. Cinematherapie in der stationären Suchtbehandlung. In: Rausch. Wiener Zeitschrift für Suchttherapie. Themenschwerpunkt: Film und Sucht. 3/2012.
Poltrum, M. (2013) Musen und Sirenen. Ein Essay über das Leben als Spiel. Pabst Science Publishers Verlag: Lengerich/Berlin/Bremen/Miami.
Poltrum, M. (2014) „Uns bleibt immer Paris" – Ewigkeit und Endlichkeit der Liebe in Casablanca. In: S. Doering & H. Möller (Hg.) Mon Amour trifft Pretty Woman. Liebespaare im Film. Springer Verlag: Heidelberg/ New York.
Pruß, V. & Wiemers, J. (2006) Die unerträgliche Leichtigkeit des Seins. In: T. Koebner & J. Felix (Hg.) Filmklassiker. Beschreibungen und Kommentare. Reclam Verlag: Stuttgart.

Richter, V. (2000) „Strangers on a Couch. Hitchcock's Use of Psychoanalysis in Spellbound and Marnie. In: I. Hotz-Davis & A. Kirchhofer (Hg.) Psychoanalyticism. Uses of Psychoanalysis in Novels, Plays and Films. Wissenschaftlicher Verlag Trier: Trier.

Scheugl, H. (1978) Sexualität und Neurose im Film. Die Kinomythen von Griffith bis Warhol. Carl Hanser Verlag: München.

Spector Person, E. (1990) Lust auf Liebe. Die Wiederentdeckung des romantischen Gefühls. Übers. v. C. Holfelder-von der Tann. Rowohlt: Reinbek bei Hamburg.

Wulff, H. J. (1995) Psychiatrie im Film. In: K.-P. Heß & H. J. Wulff (Hg.) Film- und Fernsehwissenschaftliche Arbeiten. MAkS Publikationen: Münster (als Nachdruck des 1985 unter dem Titel *Konzeptionen der psychischen Krankheit im Film* erschienenen Buches).

Zimmermann, S. (2014) Liebesfilme in der Cinematherapie. Reflexionen über Liebe und Liebeserfahrungen nach der Darbietung von Liebesfilmen. Unveröffentlichte Bachelorarbeit am Department für Psychologie der Sigmund Freud Privat Universität Wien.

Zurhold, H. (2013) Substanzkonsum im Leben von Sexarbeiterinnen. In: Rausch. Wiener Zeitschrift für Suchttherapie. Themenschwerpunkt: Sex und Sucht. 1/2013.

Filmographie

Casablanca (USA 1942), Originaltitel: Casablanca. Regie: Michael Curtiz.

Ich kämpfe um Dich (USA 1945), Originaltitel: Spellbound. Regie: Alfred Hitchcock. Deutsche Synchronisation im Text zit. n.: Hollywood Gold,. Limited Edition. Best Entertainment. Made in EU 2000.

Der letzte Tango in Paris (Italien, Frankreich 1972), Originaltitel: Ultimo tango a Parigi. Regie: Bernardo Bertolucci. Deutsche Synchronisation im Text zit. n.: Süddeutsche Zeitung / Cinemathek. 50 Lieblingsfilme der SZ-Kinoredaktion. Süddeutsche Zeitung GmbH: München 2005.

Tootsie (USA 1982), Originaltitel: Tootsie. Regie: Sydney Pollack.

Zelig (USA 1983), Originaltitel: Zelig. Regie: Woody Allen. Deutsche Synchronisation im Text zit. n.: Metro-Goldwyn-Mayer Pictures Inc.. Distributed by MGM Home Entertainment. Europe 2004.

Jenseits von Afrika (USA 1985), Originaltitel: Out of Africa. Regie: Sydney Pollack.

Die unerträgliche Leichtigkeit des Seins (USA 1988), Originaltitel: The Unbearable Lightness of Being. Regie: Philip Kaufman. Deutsche Synchronisation im Text zit. n.: Warner Home Video Germany, a division

of Warner Bros. Entertainment GmbH: Hamburg 2006.
Pretty Woman (USA 1990), Originaltitel: Pretty Woman. Regie: Garry Marshall.
Herr der Gezeiten (USA 1991), Originaltitel: The Prince of Tides. Regie: Barbara Streisand. Deutsche Synchronisation im Text zit. n.: Sony Pictures Home Entertainment GmbH: München 2009.
Homo Faber (Frankreich, Deutschland, Griechenland 1991), Originaltitel: Homo Faber. Regie: Volker Schlöndorff.
Mr. Jones (USA 1993), Originaltitel: Mr. Jones. Regie: Mike Figgis.
Forrest Gump (USA 1994), Originaltitel: Forrest Gump. Regie: Robert Zemeckis.
Schlafes Bruder (Deutschland 1995), Originaltitel: Schlafes Bruder. Regie: Joseph Vilsmaier.
Harry außer sich (USA 1997), Originalitel: Deconstructing Harry. Regie: Woody Allen. Deutsche Synchronisation im Text zit. n.: The Woody Allen Collection. 8 DVDS. ARTHAUS. Planet Media Home Entertainment. Made in EU 2013.
Good Will Hunting (USA 1997), Originaltitel: Good Will Hunting. Regie: Gus Van Sant.
Die Liebenden des Polarkreises (Spanien 1998), Originaltitel: Los amantes del circulo polar. Regie: Julio Médem.
Brokeback Mountain (USA, Kanada 2005), Originaltitel: Brokeback Mountain. Regie: Ang Lee.
Zusammen ist man weniger allein (Frankreich 2007), Originaltitel: Ensemble, c'est tout. Regie: Claude Berri.
Elegy oder Die Kunst zu lieben (USA 2008). Originaltitel: Elegy. Regie: Isabel Coixet.
Love Happens (USA 2009), Originaltitel: Love Happens. Regie: Brandon Camp.
Zerrissene Umarmungen (Spanien 2009), Originaltitel: Los abrazos rotos. Regie: Pedro Almodóvar.
Beginners (USA 2010), Originaltitel: Beginners. Regie: Mike Mills.
Eat Pray Love (USA 2010), Originaltitel: Eat Pray Love. Regie: Ryan Murphy.

Oliver Scheibenbogen, Ute Andorfer, Selina Franzke, Margret Kuderer

Genuss als Katalysator des Therapieerfolges? Wirkfaktoren in der Behandlung von Substanzgebrauchsstörungen

Einleitung

Carl-Wilhelm Pelman, Psychiater und ärztlicher Direktor der ehemaligen Provinzial-Irrenanstalt Bonn sowie erster Inhaber einer Professur für Psychiatrie in Bonn, schrieb 1885: „Wir haben eine gewisse Anzahl Alkoholiker aufgenommen, aber wir sollten es nicht tun. Sie können nicht geheilt werden." Weiterführend hält er fest: „Unter allen Kranken sind sie (die Trinker) die am wenigsten angenehmen [...] Der Psychiater braucht viel Zeit und Beherrschung, um Gleichmut zu bewahren gegenüber einer solchen Mischung von Eitelkeit, Charakterschwäche, Lügen und Widerstand." Auch Paul Eugen Bleuler vertritt bereits zwei Jahre früher denselben Standpunkt, wenn er meint: „Ihnen (Alkoholkranken) fehlt Zartgefühl, Rücksicht, Takt, Pietät, ästhetisches Feingefühl, Pflichtgefühl, Rechtsgefühl, sexuelles Schamgefühl" (1883), wenngleich er damit vor allem alkoholkranke PatientInnen mit hirnorganischem Psychosyndrom meinte. Das von beiden Koryphäen der damaligen Zeit gezeichnete, von moralischen Vorurteilen nicht ganz freie, pessimistische Bild spiegelt die Einstellung der 1880er Jahre über die Wirksamkeit von Behandlungsmaßnahmen im Bereich der Alkoholabhängigkeit wider.

Um die Wirkfaktoren von Interventionen systematisch beforschen zu können, bedarf es jedoch der Einbeziehung und Reflexion der dahinterstehenden Behandlungskonzepte und Therapiemodelle. In den vergangenen 130 Jahren wechselten sich moralische Modelle, die Sucht als Ausdruck moralischer Schwäche und antisozialen Lebensstils sahen, mit pharmakologischen und symptomatischen Modellen ab, welche Sucht als Symptom einer Charakterneurose oder Persönlichkeitsstörung sahen. Ein Meilenstein in der Behandlung von Substanzstörungen war die Anerkennung der Abhängigkeit als Krankheit selbst. Heute herrscht weitgehend Einigkeit darüber, dass Abhängigkeitserkrankungen ein biopsychosoziales Genesemodell zugrunde liegt, wenngleich auch dieses nicht ganz unkritisch zu sehen ist. Für die empirische Forschung heißt dies, sowohl auslösende und aufrechterhaltende Faktoren aus den Bereichen der Persönlichkeit und der sozialen Umwelt zu berücksichtigen als auch Substanzverfügbarkeit und drogenspezifische Wirkung miteinzubeziehen.

Empirische Befunde zur therapeutischen Wirksamkeitsforschung

Die Ergebnisse der Wirkforschung sind sehr heterogen und auch teilweise widersprüchlich. Miller & Wilbourne (2002) fanden in ihren Analysen, dass unterschiedliche Interventionen zu sehr ähnlichen Ergebnissen führen. Zwischen therapeutischen Maßnahmen und dem Ergebnis der Behandlung konnten beispielsweise Moyer et al. (2001), aber auch andere Autoren keinen Wirkungs-Dosis-Zusammenhang identifizieren. Auch das bereits 1989 gestartete Match-Projekt des National Institute on Alcohol Abuse and Alcoholism (NIAAA) konnte keine Effekte zielgerichteter Interventionen weder patientelnnenbezogen noch nach dem Störungsprofil nachweisen. Bühringer et al. (2008) – modifiziert nach Wittchen et al. (1999) – schlagen eine Fokussierung der Wirkfaktoren auf die Bereiche „PatientInnenmerkmale", „Störungsmerkmale", „Therapiekontextmerkmale" und „Soziale Umgebungsmerkmale" vor. Nachfolgend werden einige neuere Befunde zu diesem Thema tabellarisch wiedergegeben (Tabelle 1).

Tabelle 1. Wirkfaktoren in der Behandlung von Abhängigkeitserkrankungen

WIRKFAKTOR	AUTOREN / PUBLIKATIONSJAHR
Selbstwirksamkeitserwartung während der Therapie ist eine notwendige Voraussetzung zur Verringerung der Rückfallwahrscheinlichkeit.	Brown et al. 1996; Goldbeck et al. 1997
The most consistent predictors overall were dependence severity, psychopathology ratings, alcohol-related self-efficacy, motivation and treatment goal.	Adamson et al. 2009
Compared to earlier onset cases, late onset alcohol problems were milder and more circumscribed and were associated with less family alcoholism and greater psychological stability.	Atkinson, Tolson & Turner 2006

Spontaneous remission: Less alcohol consumption and fewer drinking problems, more self-efficacy and less reliance on avoidance coping at baseline predicted 3-year remission.	Moos & Moos 2006
Soziale Ressourcen wie Stabilität in der Partnerschaft und Zufriedenheit im Beruf.	Bischof et al. 2001
Zum Aufhören wichtig: Gesundheitsbedenken, Druck von Familie und Freunden sowie außergewöhnliche Lebensereignisse Zum Trockenbleiben wichtig: Unterstützung durch soziales Netzwerk, abstinente Freunde, verändertes Selbstbild	Walters 2000
Patient-Therapeut-Interaktion, Therapeuten-merkmale und Einrichtungscharakteristika; Interpersonelle Kompetenzen des Therapeuten steigern den Effekt und zwar unabhängig vom professionellen Hintergrund des Therapeuten; Therapeutische Allianz hat positive Auswirkung auf Alkohol- und Drogenkonsum	Najavits & Weiss 1994 Crits-Christoph 2011

Unter dieser Vielzahl an empirisch untersuchten Wirkmechanismen scheint neben der therapeutischen Beziehung, sozialer Unterstützung und den Konsumcharakteristika vor allem der Faktor „Selbstwirksamkeitserwartung" von besonderer Bedeutung in der Behandlung von Suchtkranken zu sein. Zu den motivationalen Aspekten in der Wirkforschung soll die nachfolgend vorgestellte Erhebung der subjektiven Therapieziele unter abhängigkeitserkrankten PatientInnen näheren Aufschluss bringen.

Einfluss therapeutischer Ziele auf den Therapieerfolg in der Suchtbehandlung

Die Setzung realistischer Therapieziele – im Idealfall durch den/die Betroffenen/e selbst gemeinsam mit dem/der Therapeuten/in – scheint nach Adamson et al. (2009) einer der wichtigsten Prädiktoren für den Therapieerfolg. Mittels qualitativer Inhaltsanalyse nach Mayring (2010) wurden stationäre abhängigkeitserkrankte PatientInnen im Anton Proksch

Institut nach ihren Therapiezielen befragt. Die Analyse ergab letztlich vier zugrundeliegende Hauptkategorien therapeutischer Zielsetzungen (siehe Tab. 2).

Tabelle 2. Therapieziele suchtkranker PatientInnen (Lampe, 2015)

HAUPTKATEGORIE	WICHTIGKEIT [%]
Autonomie	39%
Beziehungsgestaltung	27%
„Das Selbst"	23%
Somatische Gesundheit/Abstinenz	11%

Der Hauptkategorie „Autonomie" entspricht ein Wunsch nach Unabhängigkeit, Selbstkontrolle, Selbstbestimmung und der Möglichkeit, Lösungsstrategien selbst zu finden und anzuwenden. Sowohl bei den männlichen wie auch den weiblichen PatientInnen ist Autonomie die wichtigste Komponente der therapeutischen Zielsetzung. Die „Abstinenz/ somatische Gesundheit" ist den Männern (16%) doppelt so wichtig wie den Frauen (8%), bildet aber dennoch die kleinste Kategorie. Das Therapieziel „Beziehungsgestaltung" ergab bei den Frauen ebenso einen geringeren Prozentwert (23%) als bei den Männern (32%). Die Wichtigkeit, an der Kategorie des „Selbst" – definiert als Bedürfnis nach Selbstwertsteigerung, Sinnfindung, Motivationsfindung, Selbstverwirklichung und Genussfähigkeit – therapeutisch zu arbeiten, ist hingegen bei den Frauen wesentlich deutlicher (31%) als bei den Männern (13%) ausgeprägt (Lampe 2015).

Ein wesentlicher Prädiktor für den Therapieerfolg ist die Selbstwirksamkeitserwartung – die optimistische Überzeugung einer Person, selbst über die notwendigen personalen Ressourcen zur Bewältigung schwieriger Anforderungen zu verfügen. Die in der Erhebung der Therapieziele als für SuchtpatientInnen bedeutsam erlebte Kategorie der Autonomie korreliert hoch mit dem Ausmaß der Selbstwirksamkeitserwartung, denn nur unter der Bedingung eines gewissen Maßes an Entscheidungsfreiheit ist die eigene Wirksamkeit auch spürbar. Eine subjektive Einschränkung der Unabhängigkeit und Selbstbestimmung wirkt sich auf die Entwicklung von Selbstwirksamkeitserwartung ungünstig aus. Die Wahrnehmung von Autonomie ist demnach eine wichtige Voraussetzung für die Entwicklung internaler Kontrollüberzeugungen.

Die Attribution, also die Zuschreibung von Ursache und Wirkung von Handlungen, spielt daher auch im Suchtbereich eine entscheidende Rolle.

Wenn Betroffene ihren Erfolg, wie beispielsweise trotz aufkommenden Suchtdrucks abstinent zu bleiben, darauf beziehen, dass sie sich selbst als kompetent genug erleben, um diese Hürde zu meistern, kann der Erfolg später auch leichter repliziert werden. Führt man das Gelingen jedoch auf variable und interne Ursachen zurück – auf das Wollen, auf Anstrengung etc. – so folgt daraus nicht zwangsläufig die Erwartung, zukünftige Schwierigkeiten gleichermaßen bewältigen zu können. Abstinenz bleibt in diesem Fall ein mühsamer Kampf, Misserfolge führen rasch zur Abnahme des Zutrauens in die eigenen Fähigkeiten. Das allgemeine attributionstheoretische Modell hierfür stammt von Weiner (1972) und ist in Tabelle 2 dargestellt.

Tabelle 3. Attributionstheoretisches Modell nach Weiner (1972)

	INTERN	EXTERN
STABIL	Fähigkeiten, Können	Schwierigkeitsgrad eines Problems
VARIABEL	Anstrengung, Wollen	Glück, Zufall

Im weiteren Sinne geht es letztlich um das Zutrauen in die eigenen Fähigkeiten, in Krisensituationen erfolgreich wirksam zu sein. Zumeist führen Betroffene die Ursachen für ihre Abhängigkeitserkrankung auf extern attribuierte und stabile Faktoren zurück. Im Laufe der Therapie verschiebt sich die Ursachenzuschreibung häufig in den Bereich der internen und variablen Attribution (siehe Tab. 3), unter dem Motto: „wenn ich mich zusammenreiße, dann schaffe ich es". Jedoch erst eine Konsolidierung der Ursachenzuschreibung auf interne und stabile Faktoren führt zu einer dauerhaften Abstinenz, ohne dass diese im Wesentlichen als belastend und anstrengend erlebt wird.

Aus dieser Perspektive ist nicht die auslösende Situation selbst die entscheidende Determinante für das Rückfallgeschehen, sondern die permissiven Gedanken der Abhängigkeitserkrankten. Diese sind das Resultat eines internen Bewertungsprozesses, bei dem der Betroffene die Überzeugung gewinnt, die Situation nicht anders bewältigen zu können, als wieder zum Suchtmittel zu greifen. In der Nomenklatur der Orpheus-Metapher bedeutet dies einen Verlust an Möglichkeiten und Schönheit, da die eigene schöne Musik (des Orpheus) selbst nicht mehr gehört werden kann.

In der Behandlung beschäftigen wir uns nur allzu oft mit der Vermittlung von Skills. Bandura hingegen meint in Bezug auf die Selbstwirksamkeitserwartung: „Perceived self-efficacy is concerned not with the number of skills you have, but with what you believe you can do with what you have under a variety of circumstances." (Bandura 1997). Über die Beziehung zwischen Skills und dem Glauben daran äußert er sich folgendermaßen: „Effective functioning requires both skills and the efficacy-beliefs to use them" (Bandura 1997).

Zur Stärkung der Selbstwirksamkeitserwartung ist es daher unumgänglich, auch der Zuversicht bzw. dem Glauben an die eigenen Fähigkeiten mehr Beachtung zu schenken und in der Therapie einen entsprechenden Raum zu geben.

Zum Selbstwert im Therapiekontext

Dem Selbstwert und dem Selbstvertrauen werden im Allgemeinen Zusammenhänge mit diversen positiv bewerteten Eigenschaften und Verhaltensweisen unterstellt – sie sind sozial hoch erwünschte Eigenschaften.

Die Verwendung des Begriffes Selbstwert im Singular kann durchaus irreführend sein, scheint er so gebraucht nämlich nahezulegen, dass wir Menschen über nur einen einzigen, globalen Selbstwert verfügen. Vielmehr müssen wir aber davon ausgehen, dass jeder Mensch eine Vielzahl von Selbstkonzepten und -werten besitzt, wobei sich kompetenzbezogene Selbstwerte in Abhängigkeit von der jeweiligen „Disziplin" bzw. Tätigkeit sehr unterscheiden können. Kanning (2000) unterscheidet zudem zwischen individuellen und kollektiven Selbstkonzepten und weist auf die Existenz von potenziellen Selbstkonzepten hin. Die individuellen Selbstkonzepte beziehen sich auf Eigenschaften, die die Einzigartigkeit der jeweiligen Person unterstreichen, während die kollektiven Selbstkonzepte Hinweise auf die Zugehörigkeit der jeweiligen Person zu unterschiedlichen sozialen Gruppen liefern. Manche Menschen betonen eher ihre individuellen, andere ihre kollektivbezogenen Anteile. Potenzielle Selbstkonzepte sind die Vorstellungen eines Menschen, wie er sich in der Zukunft sieht, zum Beispiel nach Abschluss einer Ausbildung oder auch in Folge der Überwindung einer Suchterkrankung.

Die Existenz potenzieller Selbstkonzepte verweist auf die prinzipielle Veränderbarkeit und Entwicklungsfähigkeit des Selbst und somit auch des Selbstwertes. Die wesentlichen Anteile des Selbstkonzeptes entwickeln sich in der Kindheit v.a. durch Aufmerksamkeit, Zuwendung, echtes Interesse und Wertschätzung durch die frühen Bezugspersonen. Im späteren Erwachsenenalter, wenn sich ein stabiles Selbstkonzept entwickeln konnte, bleibt das Selbst aber prinzipiell auch eine dynamische Größe. Für unser therapeutisches Vorgehen ist dies eine wichtige Grundannahme, wenn wir Veränderungen im Selbstkonzept und Selbstwert anstoßen wollen.

Im Unterschied zum Begriff des Selbstwertes, der grundsätzlich stärker im wissenschaftlichen Kontext verwendet wird, taucht der Begriff des Selbstvertrauens eher in der anwendungsbezogenen, therapeutischen Literatur auf. Vor allem in verhaltenstherapeutischen und kognitiven Konzepten wird der Begriff des Selbstvertrauens in Zusammenhang mit ziel- und kontextbezogenen Kompetenzüberzeugungen und -verhaltensweisen dargestellt (Nord-Rüdiger 1996). Das Selbstvertrauen bezieht sich zusammenfassend insbesondere auf die Überzeugung, etwas zu können, der Selbstwert eines Menschen geht darüber hinaus und beinhaltet zum Beispiel auch die Einschätzung von persönlichen Eigenschaften, die nicht notwendigerweise etwas mit Kompetenz zu tun haben. Das Selbstvertrauen kann also als Teilkomponente des Selbstwertes verstanden werden, die auf Können und Kompetenzen fokussiert.

Baumeister et al. (2003, 2005) zeigen, dass ein hoher Selbstwert in schulischen, beruflichen oder sozialen Bereichen nicht per se zu besseren Leistungen oder Erfolgen führt, sondern eher daraus resultiert. Experimentelle Studien zeigen diesbezüglich keinen positiven Einfluss eines hohen Selbstwertes auf die Ergebnisse von Leistungstests, jedoch fällt es Menschen, die über einen hohen Selbstwert verfügen, leichter, auch nach einem Misserfolgserlebnis weiterzumachen. Sie sehen zudem einen Zusammenhang zwischen Selbstwert einerseits und Glück und Zufriedenheit andererseits: ein hoher Selbstwert kann zu stärkerem subjektiven Glücksempfinden führen, dadurch möglicherweise auch vor Depressionen schützen. Es scheint jedoch im Gegensatz dazu nicht zuzutreffen, dass ein hoher Selbstwert immer vor Problemverhaltensweisen wie zum Beispiel auch Alkohol- oder Drogenkonsum schützt. Ein hoher Selbstwert wird sogar eher mit einer Neigung assoziiert, Neues auszuprobieren, was bestimmte Problemverhaltensweisen sogar noch verstärken kann.

Selbstkontrolle und Selbstregulation scheinen Persönlichkeitsmerkmale zu sein, die eher schulischen, beruflichen oder sozialen Erfolg bedingen (Baumeister et al. 2006; Tangney et al. 2004). Gemeint ist damit die Fähigkeit, eigene Reaktionsmuster und Standards so zu verändern, dass man Ziele und gegebene Standards erreichen kann.

Insgesamt ist es wichtig, dass Menschen mit geringem Selbstwert die Möglichkeit geboten wird, zu lernen, sich selbst zunächst auch unabhängig von ihren Leistungen positiver zu bewerten. Dies führt zu einer Steigerung des Wohlbefindens einerseits, andererseits ermutigt es Betroffene auch, Neues zu erproben, das sie sich aufgrund ihres geringen Selbstwertes nicht zutrauen, obwohl sie es möglicherweise gut bewältigen könnten. In einer Therapie ist es daher unerlässlich, auch Selbstkontrolle und Selbstregulation zu verbessern, um konkrete Erfolge erlebbar zu machen, die in einem zirkulären Prozess zu einer Steigerung des Selbstwertes beitragen.

Konzepte zur Selbstwirksamkeitserwartung

Das Selbstkonzept – das Wissen über das eigene Selbst – ist definiert als geordnete Menge aller im Gedächtnis gespeicherten selbstbezogenen Informationen (vgl. Filipp 1979). Es umfasst selbstbezogene Kognitionen, welche wiederum mit Emotionen verbunden sind (vgl. Boekaerts 1998). Die selbstbezogenen Kognitionen sind nicht nur Initiator für kognitive, sondern auch für motivationale und affektive Prozesse, welche die Umsetzung von Wissen und Fähigkeiten in Handlungen steuern. Selbstwirksamkeitserwartung oder auch Kompetenzerwartung ist definiert als die optimistische Überzeugung einer Person, selbst über die notwendigen Ressourcen zur Bewältigung schwieriger Anforderungen zu verfügen. Ein Mensch, der daran glaubt, selbst etwas zu bewirken und auch in schwierigen Situationen selbstständig handeln zu können, hat folglich eine hohe Selbstwirksamkeitserwartung. Laut diversen empirischen Befunden haben Personen mit einem starken Glauben an die eigene Kompetenz eine größere Ausdauer bei der Bewältigung von Aufgaben, eine niedrigere Anfälligkeit für Angststörungen und Depressionen und mehr Erfolge in der Ausbildung und im Berufsleben. Die Selbstwirksamkeitserwartung kann demnach als eine wesentliche innere Ressource zur erfolgreichen Gestaltung unserer Person-Umwelt-Beziehungen verstanden werden. Nach Bandura (1997) geht es hierbei jedoch nicht um vorhandene objektive Ressourcen, sondern um den Glauben an diese (perceived self-efficacy).

Selbstwirksamkeit kann sehr spezifisch sein, aber auch in Form der allgemeinen Selbstwirksamkeit bei sehr komplexen und generellen Anforderungen generalisiert auftreten und dabei Strategien der Selbstregulation und Problembewältigung beinhalten. Die Selbstwirksamkeitserwartung ist weder ein „state", d.h. ein bestimmter Zustand, noch ein „trait" im Sinne einer Persönlichkeitseigenschaft oder einer Persönlichkeitsdisposition, sondern sie ist vielmehr ein Zeichen eines funktionierenden Selbstsystems. Banduras Selbstwirksamkeitstheorie (1997) geht davon aus, dass die dynamische Entwicklung unserer modernen Gesellschaft eine erhöhte Fähigkeit des Einzelnen im Umgang mit diesen rasanten Veränderungen voraussetzt. Er versteht die Selbstwirksamkeit als eine kognitive Quelle der Motivation, die zwischen der Person und der Handlung steht. Nur eine Person, die überzeugt von ihren Kompetenzen ist – im Falle der Abhängigkeitserkrankungen handelt es sich zumeist um die Fähigkeit der Abstinenz – wird diese Intention auch in Handlungen umsetzen.

Die Selbstwirksamkeit ist auch kulturellen Einflüssen unterworfen. So findet sich in westlichen Kulturen die Einstellung, für seinen Erfolg oder Misserfolg selbst verantwortlich zu sein, wesentlich häufiger als in östlichen Kulturen. Wie groß der optimistische Anteil bei der Einschätzung der eigenen Kompetenz ist, kann nie eindeutig definiert werden. Einerseits könnte eine hohe Selbstwirksamkeitserwartung einer Person Ausdruck einer maßlosen Überschätzung der eigenen Kompetenz bedeuten, auf der anderen Seite kann sie aber auch persönliche positive Bewältigungserlebnisse in der Vergangenheit widerspiegeln und demnach als realistisch eingestuft werden.

Selbstwirksamkeitserwartung weist drei zentrale Dimensionen auf:

1. Der Schwierigkeitsgrad:
Sie kann sich auf einfache Anforderungen wie beispielsweise eine simple arithmetische Operation bis hin zu komplexen Anforderungssituationen im sozialen Kontext beziehen.

2. Die Allgemeinheit bzw. Spezifität:
Die Selbstwirksamkeitserwartung kann sich auf spezifische Aspekte des Lebens beschränken wie z.B. Kompetenz in Mathematik bis hin zu dem allgemeinen Gefühl, im Leben aufgrund seiner eigenen Ressourcen gut zurechtzukommen.

3. Die Stärke bzw. Intensität:
Eine geringe Überzeugungsstärke und Gewissheit drückt sich darin aus, dass die Selbstwirksamkeitserwartung schon durch wenige Fehlschläge vermindert werden kann, d.h. sie ist nicht sehr robust und kann durch Misserfolge leicht destabilisiert werden.

Selbstwirksamkeit wird in vielen Befunden als grundlegend für den therapeutischen Erfolg angesehen, da PatientInnen sowohl Erfolge als auch Misserfolge selbstwertförderlicher verarbeiten. Bandura (1994) postulierte zur Genese, dass sich Erwartungen zur Selbstwirksamkeit in verschiedenen Entwicklungsstadien und unterschiedlichen Bedingungsgefügen herausbilden. Der Autor nennt vier klassische Quellen, die in degressiver Einflussstärke zur Selbstwirksamkeitsentwicklung beitragen:

1. Die Mastery-Erfahrung:
Erfolgreiches Handeln führt zu der Überzeugung, auch zukünftige Anforderungen erfolgreich bewältigen zu können. Voraussetzung dafür ist, dass eine Person diese Ursachenzuschreibung internal und stabil attribuiert. Die motivationsfördernde Wirksamkeit von *„Performance Accomplishments"* konnte auch anhand schwieriger Denkaufgaben in empirischen Studien mehrfach bestätigt werden. Stabile Erfolgserwartungen gehen mit gesteigertem Durchhaltevermögen und erhöhter Extensionsresistenz einher.

2. Stellvertretende Erfahrungen:
Das Beobachten einer erfolgreichen Modellperson, die für ihre Handlungen belohnt wird, führt zur Steigerung der Selbstwirksamkeitserwartung. Besteht eine gewisse Ähnlichkeit zur Modellperson, so gelingt dies wesentlich leichter (peermodelling). Voraussetzung für eine stellvertretende Erfahrung ist der Perspektivenwechsel. Wenn es gelingt, das Geschehen aus der Perspektive der Modellperson heraus zu verstehen, steigt die Selbstwirksamkeitserwartung.

3. Persuasives Empowerment:
Die Selbstwirksamkeitserwartung kann auch durch Überreden – durch positives Feedback und lösungsorientierte Interaktion – gesteigert werden. Die wichtigste Form der Überredung bzw. Überzeugung besteht in konkreten Rückmeldungen, um das Vertrauen in die eigenen Kompetenzen zu stärken. Die verbale Persuasion induziert jedoch eine geringere Zunahme in der Stärke der erlebten Selbstwirksamkeit und Misserfolg führt rasch zu einem Abbau.

4. Emotionales Arousal:
Die vierte Quelle der Selbstwirksamkeitserwartung bildet die gefühlsmäßige Erregung. Wellbeing, positive Emotionen und ein gutes Gefühl mit sich selbst erhöhen die Selbstwirksamkeit. Eine körperliche Akti-

vierungszunahme kann jedoch auch als ungünstiges Anzeichen für ein unausweichliches Scheitern interpretiert werden, wobei hier schon während der Problembewältigung die Selbstwirksamkeitserwartung deutlich zu sinken beginnt. Auch diese Quelle ist nur von beschränkter Potenz.

Im Gegensatz zu spezifischen Selbstwirksamkeitserwartungen bilden sich bei der allgemeinen Selbstwirksamkeitserwartung kognitive Verknüpfungen und Verallgemeinerungen bzw. Generalisierungen heraus und sorgen letztlich dafür, dass diese stabil über einen weiten Bereich des Lebens bleiben. Bei der Auswirkung einer allgemeinen Selbstwirksamkeitserwartung auf spezifische Überzeugungen kommt es in einem induktiven Prozess zum Transfer generalisierter Kompetenzerwartungen. Werden spezifische Selbstwirksamkeitserwartungen auf einen neuen Bereich übertragen, kommt der Mechanismus des horizontalen Transfers zum Tragen.

Unabhängig von der Art der psychischen Erkrankung gilt die Allgemeine Selbstwirksamkeitserwartung (Schwarzer & Jerusalem 1999) als zentraler Wirksamkeitsfaktor für den Genesungsprozess, denn nur jemand, der eine optimistische Kompetenzerwartung aufweist und darauf vertraut, eine schwierige Lage zu meistern, und der den Erfolg der eigenen Kompetenz zuschreibt, wird wieder gesund. Dies spielt gerade im Bereich der Behandlung von Suchterkrankungen eine entscheidende Rolle, wenn es beispielsweise im Falle einer Cravingattacke darum geht, sich dem Alkohol entgegenzustellen : „Jedem Suchtdruck kann ich begegnen, kann mich erfolgreich entgegenstellen, solange ich das Gefühl habe, stärker als mein eigenes Verlangen zu sein", wird oftmals von Betroffenen berichtet.

In der Behandlung von Abhängigkeitserkrankungen hat sich die Selbstwirksamkeitserwartung als valider Prädiktor für die Aufrechterhaltung der Abstinenz erwiesen. Insbesondere die spezifische Selbstwirksamkeitserwartung, d.h. die Einschätzung der eigenen Kompetenz hinsichtlich der Einhaltung der Abstinenz scheint von prognostischem Wert zu sein (vgl. Fuchs, Hahn, Jerusalem, Leppin, Mittag & Schwarzer 1989). Geringes Vertrauen in die eigene Fähigkeit bezüglich der Einhaltung der Abstinenz führt zu einem deutlich verminderten Einfluss auf das Ausmaß der Veränderungsbereitschaft – sowohl auf die Intention als auch auf das konkrete Änderungsverhalten (Volition) nach erfolgter Behandlung.

Koller, Kryspin-Exner, Marx (1999) konnten in einer Studie im Anton Proksch Institut nachweisen, dass das Ausmaß der Depressivität indirekt proportional zum Ausmaß der allgemeinen Selbstwirksamkeit steht. Generell belegen ihre Ergebnisse, dass Menschen, die Alkohol nicht missbräuchlich verwenden und auch gleichzeitig Nichtraucher sind, ihre allgemeine Kompetenz (Selbstwirksamkeitserwartung) wesentlich höher einschätzen als Menschen mit Abhängigkeitserkrankungen. Ferner fanden sie in ihren Studien eine Korrelation zwischen abnehmender Selbstwirksamkeitserwartung und der Anzahl der Abhängigkeitserkrankungen. So weisen zweifach abhängige Personen deutlich geringere Selbstkompetenzerwartungen auf.

Bis heute gibt es nur sehr wenige Studien zur Untersuchung der Wirkung der Selbstwirksamkeitserwartung auf den Therapie-Outcome (Kadden & Litt 2011). In einem Review maßen Hayd, Hankings, Deal & Matteo (2008) die Selbstwirksamkeitserwartung sowohl zu Beginn der Therapie als auch am Ende der Intervention und sie konnten eine Zunahme der Selbstwirksamkeitserwartung bei Tabakabhängigkeit, bei Alkoholabhängigkeit und bei multiplen Substanzabhängigkeiten nachweisen. In sieben von zehn Studien kam es zu einem positiven Effekt, wobei in zwei Studien die Zunahme der Selbstwirksamkeitserwartung mit einer Zunahme der Abstinenz einherging. Einige Studien, so z.B. Lozano und Stevens (2010), belegen eine deutliche Zunahme der Selbstwirksamkeitserwartung, wenn die PatientInnen in die Zielsetzung der Therapie miteinbezogen wurden und diese selbst mitbestimmen konnten. Der Faktor der Autonomie dürfte zusätzlich die Wirksamkeit der therapeutischen Behandlung positiv beeinflussen. PatientInnen mit einer höheren Selbstwirksamkeitserwartung wenden auch eher aktive Bewältigungsstrategien im Kontext der Rückfallgefährdung an, als Suchtkranke mit niedriger Selbstwirksamkeitserwartung (Kadden et al. 2007). Die vier oben genannten Quellen für die Genese von Selbstwirksamkeitserwartung nach Bandura (1986) bedeuten für die Gestaltung der Suchtbehandlung an therapeutischen Rahmenbedingungen, dass ein Ausprobieren mit möglichst viel Autonomie möglich sein muss. Gleichzeitig sollte die Möglichkeit des Scheiterns minimiert werden. Wiederholte Erfolgserlebnisse müssen von PatientInnen auch als solche wahrgenommen und auf intrapersonelle Bewältigungskompetenzen zurückgeführt werden können.

Zusammenfassend kann gesagt werden, dass es eine Vielzahl an Studien im Bereich der Substanzgebrauchsstörung gibt, die die Selbstwirksamkeitserwartung als wichtigen Prädiktor für den Therapie-Outcome sehen bzw. einen Mediatoreneffekt der Selbstwirksamkeitserwartung postulieren. Trotz dieser zahlreichen Studien gibt es kaum Literatur darüber, wie die Steigerung der Selbstwirksamkeitserwartung in den Therapiekonzepten berücksichtigt wird oder auch in der Praxis umgesetzt werden kann. Im Folgenden wird das ressourcenorientierte Modell des Genusserlebens als Element des therapeutischen Prozesses in der Behandlung von Abhängigkeitserkrankten näher betrachtet, in dem unter anderem die Erhöhung von Selbstwirksamkeitserwartungen einen zentraler Aspekt darstellt.

Genuss als psychische Ressource

Aus den Erkenntnissen der Positiven Psychologie identifiziert der Umweltpsychologe Hunecke (2013) im Rahmen seiner Nachhaltigkeitsforschung sechs wesentliche psychische Ressourcen zur Entwicklung gesundheitsförderlicher Lebensstile. Neben Selbstakzeptanz, Achtsamkeit, Sinnkonstruktion, Solidarität sowie der Selbstwirksamkeit sieht er die Genussfähigkeit als ein Kriterium, welches grundlegend zu einem erfüllten und freudvollen Leben beiträgt. *Die Fähigkeit zum Genusserleben erscheint in diesem Zusammenhang insofern bedeutsam,* da sie die Intensität von positiven, sinnlichen Erfahrungen unabhängig von materiellen Gegebenheiten steigert und unmittelbar wirksam ist.

Beschäftigt man sich mit Genuss im engeren Sinne und mit Lebensfreude im Weiteren, so führt kein Weg an den Philosophen des Altertums vorbei. Schon für Epikur war die Ausrichtung auf das individuelle Lebensglück bzw. Seelenheil der Menschheit ein zentrales Anliegen, welches unter dem griechischen Terminus „Eudaimonie" mit dem Begriff „Lebensfülle" konnotiert ist und mit einer gelungenen Lebensführung und einem ausgezeichnetem seelischen Zustand einhergeht (Buddensiek 2007).

In Epikurs Lehren wird Lust und Genuss aber keinesfalls als hemmungsloses Konsumieren oder grenzenloser Hedonismus propagiert. Im Gegenteil werden die Mäßigung und das Maßhalten als wichtiger Aspekt im Umgang mit Genussmitteln empfohlen und unter dem Motto „Qualität vor Quantität" die differenzierte Empfindung und Wahrnehmung von Genüssen auf verschiedensten Sinneskanälen präferiert. Gleichzeitig werden von ihm verschiedene Dimensionen des Genusserlebens und ihre Verschränkung auf der Ebene der Wahrnehmung und des Erlebens thematisiert. Die soziale Beziehungsgestaltung zur Steigerung von sensorischen Sinneseindrücken ist für Epikur – der sich gerne in Gesellschaft seiner Jünger und Freunde den gustatorischen Genüssen eines Gastmahls hingab – ein wichtiger genussförderlicher Faktor:

> „Man muss eher darauf achten, mit wem man isst und trinkt, als was man isst und trinkt. Denn ohne einen Freund gleicht das Leben der Nahrungsaufnahme eines Löwen und eines Wolfes." (Nickel, 2005)

In die gleiche Richtung zeigen aktuelle Forschungsergebnisse, welche belegen, dass sozialer Rückzug meist negativ mit Lebensqualität korreliert. So beschreiben Personen, die sich im Zuge ihrer psychischen Erkrankung immer weiter sozial distanzieren, häufig eine verminderte Genussfähigkeit. Gerade Abhängigkeitserkrankte entwickeln durch Isolation und eingeschränkte Teilhabe am gesellschaftlichen Leben sowie durch inadäquate und mit Genusserleben unvereinbare Konsummuster massive Defizite in der Genussdimension. Die langfristige Integration von positiven Erlebniswerten wie Genuss sowie die nachhaltige Stärkung gesunder Persönlichkeitsanteile erweisen sich daher als essenziell dafür, um den suchtmittelspezifischen Versuchungen zu widerstehen. Durch den verstärkten Fokus auf Genuss und die damit verbundene Autonomie der Betroffenen hinsichtlich der selbstinduzierten positiven Befindlichkeit kann sowohl deren Selbstwirksamkeitserwartung als auch die Therapiemotivation gefördert werden. Daher erhalten salutogenetische Forderungen nach ressourcenbezogenen Interventionen im Behandlungsangebot des Anton Proksch Instituts in der Umsetzung einer Gruppe zum Genusserleben praktische Relevanz.

Gruppe zum Genusserleben

Im Rahmen des Orpheusprogramms – jenem ressourcenorientierten Ansatz, der Betroffenen die (Wieder-)Aufnahme eines autonomen und freudvollen Lebens ermöglichen soll (Musalek 2013) – wurde am Anton Proksch Institut Ende 2012 eine Gruppe zum Genusserleben implementiert. Dieses Behandlungsangebot, bestehend aus vier Modulen, ist für eine Dauer von sechs Wochen konzipiert, wobei sich ein Modul jeweils über drei Einheiten erstreckt. Um ein vertieftes themenspezifisches Arbeiten zu ermöglichen, ist das Gruppenkonzept modular angelegt (Scheibenbogen/Franzke/Musalek 2014). Ein Einstieg ist daher in einem teiloffenen Gruppensetting jeweils alle eineinhalb Wochen möglich. Grundsätzlich besteht jedoch für die PatientInnen auch die Möglichkeit, nur an einzelnen Modulen teilzunehmen.

Die sechswöchige Dauer der Gruppe zum Genusserleben orientiert sich am Therapiekonzept des Anton Proksch Institutes für stationär aufgenommene PatientInnen, welches in drei chronologisch aufeinanderfolgende Therapiephasen – die Akutphase, die Phase der Lebensneugestaltung und die finale Transferphase – gegliedert ist. Die Gruppe zum Genusserleben ist in der Phase der Lebensneugestaltung verortet und richtet als Behandlungsangebot an alle PatientInnen mit dem Therapieziel der Ressourcenaktivierung und der Lebens (neu-) bzw. Umgestaltung.

In der Gruppe zum Genusserleben stehen nicht der „Kick" oder die kurzfristige „Berauschung" im Fokus therapeutischer Bemühungen, sondern die langfristige Integration der Erlebniswerte zur nachhaltigen Stärkung gesunder Persönlichkeitsanteile. Ein autonomes und freudvolles Leben kann dann geführt werden, wenn man sich dieser Möglichkeit auch bewusst ist und sie zu nutzen weiß. Diese Willens- und Handlungsfreiheit soll für die PatientInnen (wieder) spürbar gemacht werden und im Gegensatz zur reinen ungezügelten Lustbefriedigung ein vertieftes und anhaltendes Gefühl der Lebensfreude eröffnen.

Das durch verstärkten Genuss induzierte eigene Wohlbefinden in alltäglichen Lebenssituationen dient der Vermeidung und dem Abbau von Stressfaktoren und in weiterer Folge der Rückfallprävention. Besonderes Augenmerk liegt dabei auf den salutogenetischen Faktoren wie Lebenseinstellung, Bewältigungskompetenz und soziale Ressourcen (Kaluza 2011), die den allgemeinen Gesundheitszustand positiv beeinflussen und die Lebensqualität der PatientInnen verbessern sollen. Menschliche Ressourcen werden nicht nur als Fähigkeiten, sondern vielmehr auch als Kraftquellen der PatientInnen verstanden, die ihnen ermöglichen, Lebensprobleme zu lösen und der Erreichung ihrer Lebensziele näherzukommen (vgl. Musalek 2012). Für die PatientInnen ist die Gruppe zum Genusserleben eine Aufforderung, sich neue „Verstärkungsmöglichkeiten" zu suchen und nicht mehr im Suchtmittel den omnipotenten Verstärker zu sehen. Je größer die subjektive Variationsbreite des positiven Erlebens ist, umso eher sind Menschen mit Abhängigkeitserkrankungen gegen die suchtmittelspezifischen Lockrufe und Versuchungen gefeit.

Erlebnisfähigkeit ist laut Duden die „Fähigkeit, Eindrücke aufzunehmen und seelisch zu verarbeiten". Sie zählt zu den psychischen Eigenschaften, die sich auf Grundlage der individuellen Disposition der Menschen im Laufe des Lebens durch Erlebnisse, Erfahrungen, Aneignung von Fähigkeiten, Fertigkeiten und Kenntnissen herausbildet. Dadurch ist es möglich, dass Menschen verschiedene Situationen im Leben subjektiv unterschiedlich wahrnehmen, erleben und reflektieren. Die vielfältigen Anregungen und die Reflexionen in der Gruppe haben zum Ziel, diese Erlebnisfähigkeit zu stärken und den PatientInnen wieder ins Zentrum des Bewusstseins zu bringen, um deren persönliche Genussfähigkeit zu steigern.

> „Genuss als höchste Form des Schönheitserlebens darf aber nicht mit Spaß bzw. rascher Lustbefriedigung, und schon gar nicht – wie heute oft anzutreffen – mit Konsum auf hohem preislichem oder quantitativem Niveau verwechselt werden." (Musalek 2014)

Es geht vielmehr darum, durch intensive Sinneserfahrungen die Momente des Genusserlebens zu intensivieren und die Fähigkeit, sich konzentriert in alltägliche Eindrücke zu vertiefen und ganz bewusst in den Moment des Genießens einzutauchen.

Um die antagonistische Wirkung des Genusserlebens zur Sucht zu verdeutlichen, werden die divergierenden Charakteristika dieser Entitäten in nachfolgender Tabelle 4 gegenübergestellt.

Tabelle 4. Gegenüberstellung der Merkmale von Genuss und Sucht (vgl. Bläsing 2004).

Merkmale von Genuss	**Merkmale von Sucht**
Genuss-Verhalten lebe ich, um alles zu erleben, mich mit allen Gefühlen zu erleben	Suchtverhalten lebe ich, um bestimmte Gefühle nicht wahrzunehmen
Genuss schöpft aus der Fülle	Sucht versucht, die Leere gierig zu füllen
Im Genuss gibt es Steigerung	In der Sucht herrscht Stillstand und Rückschritt
Genuss verursacht keine Reue	Sucht bringt Reue mit sich
Genuss genügt sich selbst	Sucht giert nach mehr
Genuss geschieht in der Freiheit	Sucht geschieht in der Abhängigkeit
Genuss bereichert, stärkt, macht langfristig satt	Süchtiges Verhalten macht hungriger und schwächer
Genuss hat mit wirklicher Befriedigung zu tun	Sucht hat mit Betäubung zu tun
Genuss braucht keinen Kick	Sucht sucht den Kick
Genuss kennt das Maßhalten	Sucht neigt zu Maßlosigkeit
Genussmittel: bewusster Gebrauch	Genussmittel: (bewusster) Missbrauch

Genuss heißt: *ICH* hab's unter Kontrolle	Sucht heißt: *ES* hat mich unter Kontrolle
Genuss setzt Freiwilligkeit voraus	Sucht bedeutet Zwang
Genuss ist etwas Neues	Sucht ist etwas Altes und Bekanntes
Genuss ist nachhaltige Zufriedenheit	Sucht ist kurzfristige Flucht
Genuss hat mit Qualität zu tun	Sucht braucht nur Quantität
Genuss induziert Entspannung	Sucht entsteht aus Anspannung

Suchtverhalten bedeutet, sich mit eigenen Emotionen und den Gefühlen anderer nicht mehr auseinanderzusetzen, sondern sich zu betäuben und zu absentieren. Vor allem diese Erkenntnis empfinden viele Betroffene als auschlaggebend für eine Veränderung ihres Wahrnehmungs- und Erlebensverhaltens. Die belastenden Gefühle der Leere, des Stillstands und der Reue bewusst hinter sich zu lassen und sich einem genussvollen Verhalten, das mit Freiheit, wirklicher Befriedigung und Kontrolle in Verbindung steht, zu öffnen und anzunähern, kann in der angstfreien Atmosphäre des Gruppensettings angestoßen werden.

Die Module – Einblicke in die Praxis

Zentrales Grundkonzept in der Gruppenkommunikation stellt der „Goal oriented Dialogue" (GoD) (Musalek 2015) dar – eine motivierende Gesprächsführung – mit dem Ziel, den PatientInnen die Möglichkeit zur Identifikation eigener Ressourcen zu eröffnen sowie die notwendigen Wege zur Erreichung der individuellen, selbst gesteckten Ziele aufzuzeigen.

Um die Erlebnisfähigkeit durch positive Erfahrungen zu fördern, werden Materialien vorgegeben, die auf unterschiedliche Wahrnehmungskanäle und Verarbeitungsebenen abzielen. Individuelle Sinnesempfindungen sowie die Identifikation von Faktoren, die für das Wohlbefinden der PatientInnen ausschlaggebend sind, werden gruppendynamisch genutzt. Das Wahrnehmen und Spüren von sozialen Interaktionen und die Stärkung des Selbstwerts sowie des achtsamen Umgangs mit sich selbst sollen einen ganzheitlichen Effekt auf die individuelle Genussfähigkeit ermöglichen.

Modul A – Mit allen Sinnen (er)leben

Im Modul A werden die basalen Sinnesebenen angesprochen. Ein Experimentieren mit unterschiedlichen Materialien und ein bewusstes Wahrnehmen der (Sinnes-)Empfindungen ist die elementare Grundlage dafür, die Umwelt differenziert wahrzunehmen und Genuss erleben zu können. Die Auseinandersetzung mit den Sinneseindrücken birgt Anreiz zur Introspektion und zur achtsamen Zuwendung zur eigenen Körperlichkeit. Im weiteren Sinne führt dies dazu, sich selbst als wirksam zu erleben, und das Herstellen von positiven Emotionen und das eigenverantwortliche Herbeiführen von angenehmen Situationen erhöhen die Selbstwirksamkeitserwartung der teilnehmenden PatientInnen.

Modul B – Selbstfürsorge und Wohlbefinden

Genussfähig zu sein erfordert es zudem, die eigenen Bedürfnisse zu spüren, diese zu identifizieren und erleben zu können. Achtsamkeit oder „mindfulness" stellt die Grundlage einer jeden positiven Selbstzuwendung dar (vgl. Potreck-Rose 2011). Darunter wird die beabsichtigte Lenkung der Aufmerksamkeit auf den aktuellen Moment, auf die gegenwärtige Erfahrung verstanden. Achtsamkeit bedeutet hier das bewusste Beobachten aus einer bestimmten wohlwollend, akzeptierenden Haltung heraus. Der achtsame Umgang mit sich selbst ermöglicht den PatientInnen erst, die eigenen Bedürfnisse sowie genussvolle Momente und Wohlbefinden zu erkennen.

Modul C – Beziehungen leben

Die Beschäftigung mit dem Thema des sozialen Netzes erstreckt sich aufbauend über die drei Einheiten des Moduls C. Soziale Unterstützung und positive soziale Beziehungen erweisen sich dabei als Protektivfaktoren für Gesundheit und als Unterstützung bei alltäglichen Belastungen und kritischen Lebensereignissen. Psychosoziale und kontextuelle Ressourcen sind somit auch im Sinne Epikurs, der positive soziale Interaktionen als wesentliche Komponente der Genussfähigkeit definierte (siehe Nickel 2005), eine Voraussetzung für ein ganzheitliches freudvolles Leben.

Modul D – Sinnorientierung und Selbstwirksamkeit

Die Wertschätzung der eigenen Person sowie das in Erfolgserlebnissen wurzelnde Erleben der eigenen Kompetenz sind zentrale Stützen des

Selbstwertes. (vgl. Potreck-Rose &Jacob 2003). Genusserleben als positive Auseinandersetzung mit sich selbst, seinen eigenen Fähigkeiten und Zielen sind Inhalte der drei Einheiten dieses Moduls. Nach Frankl (1982) handelt es sich bei Sinnzuschreibungen um wesentliche psychische Ressourcen des Menschen. Ebenso belegen empirische Studien die wechselseitigen Zusammenhänge zwischen dem Sinnerleben und dem subjektiv empfundenen Wohlbefinden. Einerseits fördern positive Gefühle das Erleben von Sinn, andererseits steigern auch positive Sinnzuschreibungen das individuelle Wohlbefinden (vgl. King, Hicks, Krull & Del Gaiso 2006). Im Gruppensetting stehen Reflexionsstrategien zur Herstellung von Sinnzusammenhängen im Mittelpunkt und erhöhen Autonomie, Kompetenzerwartungen und Selbstwirksamkeit der PatientInnen.

Die dem Behandlungskonzept der Gruppe zum Genusserleben immanenten Faktoren der sinnlichen Wahrnehmung, der Selbstfürsorge, der Beziehungsgestaltung und der Sinnorientierung wurden 2014 im Rahmen einer empirischen Studie auf ihre Wirksamkeit für eine erfolgreiche Behandlung von Substanzgebrauchsstörungen untersucht. Im Anschluss werden nun die wichtigsten Ergebnisse dieser Erhebung vorgestellt.

Empirische Forschung am Anton Proksch Institut

Die Basis für die empirische Untersuchung im Rahmen einer universitären Abschlussarbeit zum Thema „Ressourcenorientiertes Arbeiten im Suchtbereich" bildete eine Stichprobe von stationären abhängigkeitserkrankten PatientInnen des Anton Proksch Institutes. In einem Prä-post-Design wurden in einer komparativen Studie PatientInnen vor und nach der Teilnahme an der Gruppe zum Genusserleben verschiedene Messinstrumente zur Erfassung persönlicher Ressourcen vorgelegt. Gleichzeitig wurde eine Kontrollgruppe von stationären PatientInnen zu zwei Messzeitpunkten im Abstand von sechs Wochen befragt. Die gesamte Datenerhebung erfolgte im Zeitraum von April 2013 bis Februar 2014. Insgesamt liegen 82 vollständige Datensätze vor, wobei 44 Personen der Versuchsgruppe und 38 Befragte der Kontrollgruppe angehören. Nachfolgend werden unterschiedliche demographische Merkmale der Gesamtstichprobe dargestellt.

Tabelle 5. Soziodemographische Merkmale der Gesamtstichprobe.

	MW	Min	Max	SD	p	
Zeitspanne Aufnahme - T1 in Tagen	15	5	37	8	,872	n.s.
Zeitspanne T1 - T2 in Tagen	39	12	79	11	,287	n.s.
Alter in Jahren	49	27	73	10	,711	n.s.
Anzahl stationärer Aufenthalte	1,65	1	10	1,6	,495	n.s.
Dauer der Arbeitslosigkeit in Monaten	6,8	1	30	6,7	,301	n.s.

Es ergeben sich weder hinsichtlich der Messzeitpunkte, des Alters der ProbandInnen, der Anzahl ihrer stationären Aufenthalte oder der Dauer der Arbeitslosigkeit signifikante Unterschiede zwischen Versuchsgruppe und Kontrollgruppe, weshalb auf eine getrennte Darstellung von Versuchs- und Kontrollgruppe verzichtet wurde.

Soziale Unterstützung, insbesondere aus der familiären Umgebung, ist ein wesentlicher Prädiktor zur Aufrechterhaltung der Abstinenz. Allerdings leben über 40 Prozent der VersuchsteilnehmerInnen zum Untersuchungszeitpunkt nicht in einer aufrechten Partnerschaft und geben als Beziehungsstatus „ledig" beziehungsweise „geschieden" an.

Im Vergleich zur Österreichischen Allgemeinbevölkerung finden sich unter den StudienteilnehmerInnen etwas mehr Personen mit Lehrabschluss sowie weniger Personen mit Universitäts- bzw. Hochschulabschluss. Der mittlere Bildungsstand ist jedoch weitgehend mit jenem der österreichischen Allgemeinbevölkerung ident.

Die Verteilung der Suchtmittel entspricht der Ausrichtung des Behandlungsangebots für Abhängigkeitserkrankungen an den Abteilungen I, III und IV des Anton Proksch Instituts. Nicht in die Studie eingegangen sind PatientInnen der

Therapiestation für illegale Drogen (Abteilung II). Ausgenommen bei dieser Erhebung wurden die Substanzen Nikotin und Koffein. Bei rund 20 Prozent der PatientInnen liegt eine Mehrfachabhängigkeit vor. Echte polytoxikomane Verläufe mit drei Substanzabhängigkeiten zeigen lediglich 2,4 Prozent der untersuchten PatientInnen. Innerhalb der Gruppe der stoffungebundenen Abhängigkeitserkrankungen konnte in der Stichprobe keine Mehrfachabhängigkeit beobachtet werden.

Ebenso fanden sich keine signifikanten Unterschiede bzgl. der Fragen zur Selbstfürsorge zwischen PatientInnen, die das Orpheusprogramm absolviert haben, und jenen, die noch zusätzlich die Genussgruppe in Anspruch nahmen.

Im Fragebogen zur Erfassung gesundheitsrelevanter Ressourcen und Selbstmanagementfähigkeiten (FERUS) nach Jack (2007) finden sich keine signifikanten Unterschiede zwischen Kontroll- und Versuchsgruppe in den Skalen Selbstmanagementfähigkeiten (Summenskala), Coping, Selbstbeobachtung, Selbstwirksamkeit, Selbstverbalisation, Hoffnung, Veränderungsmotivation, Soziale Unterstützung. Wie aus der Literatur bekannt, kommt es im Laufe der Behandlung aufgrund der Abnahme des Leidensdrucks zu einer Reduktion der Veränderungsmotivation als Indiz für einen bereits eingeleiteten Veränderungsprozess (negativer Effekt).

Die Allgemeine Selbstwirksamkeitserwartung wurde mit dem 10 Items umfassenden Fragebogen von Schwarzer und Jerusalem (1999) erhoben. In der Versuchsgruppe tritt eine Zunahme der Selbstwirksamkeitserwartung um 17% auf, während die entsprechenden Werte in der Kontrollgruppe lediglich um 10% ansteigen. Die TeilnehmerInnen der Versuchsgruppe weisen zu Behandlungsbeginn unterdurchschnittliche Werte in der Allgemeinen Selbstwirksamkeitserwartung (PR 12) auf, erreichen jedoch durch die Teilnahme an der Genussgruppe durchschnittliche Werte (PR 32). Eine zusätzliche Erhebung an 15 mindestens ein Jahr abstinenten ambulanten PatientInnen ergab ferner eine weitere Zunahme der Selbstwirksamkeit auf Prozentrang 65 und mehr, was für eine gewisse Nachhaltigkeit der Behandlungseffekte spricht. Zwar handelt es sich hierbei ebenso um eine Anfallsstichprobe und ein zur Hauptuntersuchung unabhängiges Sample, jedoch kann davon ausgegangen werden, dass jenen PatientInnen, die während der stationären Behandlung eine Zunahme der Selbstwirksamkeit erreichen, deutlich häufiger abstinent bleiben. Die erreichte Abstinenz dient wiederum als Basis für Mastery-Erlebnisse und fungiert als Quelle für ein poststationäres Ansteigen der Selbstwirksamkeitserwartung.

Die erhobenen geschlechtsspezifischen Unterschiede belegen, dass Frauen bereits zu Beginn der Therapie einen deutlich geringeren Level an Selbstwirksamkeitserwartung als Männer aufweisen. Diese Resultate stimmen mit den Befunden aus der Literatur weitgehend überein. Es ist ferner bekannt, dass die Selbstwirksamkeitserwartung mit dem Alter leicht ansteigt. Dieser Effekt konnte jedoch in der vorliegenden Untersuchung empirisch nicht bestätigt werden. Personen, die Alkohol v.a. als „Mutmacher" zur Steigerung des Selbstvertrauens konsumiert haben, zeigen tendenziell geringere Ausgangswerte in der allgemeinen Selbstwirksamkeitserwartung, jedoch sind die Unterschiede nicht signifikant. Weiters steigt die Selbstwirksamkeitserwartung auch in der ambulanten Nachbetreuung von Abhängigkeitserkrankungen weiter an.

Schlussfolgerungen und Implikationen für die Therapie

Bandura (1986) postuliert nachfolgend angeführte Kriterien für die Gestaltung der therapeutischen Beziehung zur Steigerung der Selbstwirksamkeitserwartung.

1. Die Aufgabenstellung muss für den/die Betroffenen/e eine Herausforderung darstellen.
2. Ein moderater Schwierigkeitsgrad zwischen Unter- und Überforderung ist hierbei essentiell.
3. Diese Herausforderung muss ohne fremde Hilfe zu bewerkstelligen sein.
4. Die Ursache für den Erfolg soll von dem/der Betroffenen auf sein/ihr eigenes Leistungsvermögen zurückgeführt werden können (internale Attribution).
5. Förderlich ist ferner eine progredient zunehmende Wahrnehmung der persönlichen Kontrolle bei gleichzeitiger Verminderung externer Attributionsstile.
6. Die Aufgaben müssen jedoch von Relevanz für den Problembereich des/der Betroffenen sein. Für den Suchtbereich sind dies v.a. suchtdruckgenerierende Risikosituationen.

Sowohl aus der empirischen Forschung als auch aus der Literatur ergeben sich folgende Implikationen für die Therapie von Substanzgebrauchsstörungen:

1. Bedeutung für das Rückfallmanagement
Die Ursache für den Rückfall des/der Betroffenen sollte nicht in internen und stabilen Faktoren verortet werden. Statt „... ich habe ja gewusst, ich

schaffe das nie ..." sollte der/die TherapeutIn auf den Rückfall im Sinne der Selbstwirksamkeitserwartung exemplarisch folgendermaßen reagieren. „Sie Pechvogel, was ist Ihnen denn zugestoßen?" Dadurch werden externale und instabile Attributionsmuster aktualisiert und eine Schwächung der in letzter Zeit erworbenen Selbstwirksamkeitserwartung weitgehend vermieden. Grund dafür ist der Umstand, dass jedes Scheitern zu einer Verringerung der Selbstwirksamkeitserwartung beitragen kann. Das impliziert ferner, dass Rückfälle nicht unmittelbar danach angesprochen und deren Ursachen herausgearbeitet werden sollen, sondern eine verzögerte Behandlung der Thematik nach einigen Tage vorzuziehen ist, um eine Reduktion der Selbstwirksamkeitserwartung in dieser besonders vulnerablen Zeit zu verhindern. Dies deckt sich auch mit den Empfehlungen von Miller und Rollnik (2005), welche die Förderung von Veränderungsmotivation in der Suchtbehandlung mittels „Motivational Interviewing" beschreiben.

2. Bedeutung für die Initialphase der Therapie

Wir wissen aus zahlreichen Befunden, dass die Selbstwirksamkeitserwartung sowie die Compliance bzw. Adherence wesentlich größer ist, wenn der/die Betroffene die Therapieziele selbst mitbestimmen kann. Autonomie zählt, wie oben beschrieben, zu den vorrangigen Therapiezielen der PatientInnen, welche in der Interaktion besondere Berücksichtigung erfahren sollte.

3. Bedeutung für die Erstellung des Therapieplanes

Ebenso sollte der/die PatientIn gemeinsam mit den TherapeutInnen einen individuellen Therapieplan zusammenstellen. „Ich entscheide selbst, was für mich gut und hilfreich ist." Diese Entscheidung im Sinne eines selbstbestimmten Lebens gibt den Betroffenen die Verantwortung für ihr eigenes Leben zurück. Diese Neuorientierung beginnt bereits während der Therapie und nicht erst im Anschluss daran.

4. Bedeutung für die räumlich-örtlichen Rahmenbedingungen in der Therapie

Begegnungszonen im klinischen Bereich sollten dermaßen gestaltet werden, dass der/die PatientIn einen möglichst großen Entscheidungsfreiraum hat, wo und wie er/sie in soziale Interaktion treten möchte. Neben ansprechender Raumatmosphäre ist gerade die Variationsmöglichkeit bezüglich der Anzahl der Interaktionspartner sowie die Art der Begegnung ausschlaggebend für erfolgreich gelebte Autonomie im zwischenmenschlichen Bereich.

5. Bedeutung für die therapeutische Haltung
Der/die PatientIn darf selbstverständlich innerhalb der Therapie auch „Fehler" machen. Ein gravierendes Scheitern mit einer Ursachenzuschreibung auf internale und stabile Faktoren ist jedoch von Seiten des/der Therapeuten/in zu verhindern. Im Sinne der Mastery-Erfahrungen sind wir TherapeutInnen dafür verantwortlich, dass möglichst viele Erfolgserlebnisse während der Therapie möglich sind. Die therapeutischen Interventionen sind dermaßen zu gestalten, dass eine Generalisierung der Selbstwirksamkeitserwartung vom Spezifischen auf das Allgemeine möglich ist. Ferner sollte der Transfer der Zuversicht in die eigenen Bewältigungskompetenzen auch in andere Lebensbereiche genützt werden. Hierbei können nach Bandura (1997) sowohl der/die TherapeutIn als auch MitpatientInnen als Modelle fungieren.

6. Bedeutung für die soziale Interaktionsgestaltung zwischen den PatientInnen
PatientInnen lernen von MitpatientInnen am ehesten dann, wenn diese viele Ähnlichkeiten sowohl hinsichtlich der Suchtkarriere als auch beispielsweise der Persönlichkeitsmerkmale aufweisen. Der Mechanismus der Identifizierung erweist sich als hilfreiches therapeutisches Tool zur Entwicklung von Selbstwirksamkeitserwartung hinsichtlich der Bewältigung der Abhängigkeitserkrankung. Aus dieser Perspektive ist eine Vermischung ambulanter und stationärer PatientInnengruppen innerhalb der Therapie sehr förderlich, da gerade bei diesen Betroffenen das Identifikationspotential am höchsten und demnach das Lernen am Modell besonders effizient ist.

Zusammenfassung

Die Allgemeine Selbstwirksamkeitserwartung der PatientInnen ist ein bedeutsamer Prädiktor für den Therapieerfolg. So schreiben Ludwig, Tadayon-Manssuri, Strik und Moggi (2013): „Surprisingly, general self-Efficacy turned out to be an even better predictor of abstinence than self-efficacy measured with the SCQ". Das Situational-Confidence-Questionnaire (SCQ) – ein Fragebogen, der die Zuversicht, abstinent zu bleiben, in unterschiedlichsten Situationen erfasst – weist demnach geringere Prognostizität auf als die Allgemeine Selbstwirksamkeitsüberzeugung der alkoholabhängigen StudienteilnehmerInnen.

Dauerhafte Abstinenz kann jedoch nur die Basis und nicht das Endziel einer Therapie darstellen, denn dauerhafter Verzicht gelingt nur wenigen und wird kaum als Bereicherung im Leben verstanden. Aus dieser Perspektive sollte die Behandlung Suchtkranker vielmehr auf die Entwicklung positiver Therapieziele fokussieren, jene der Erhöhung der Autonomie bzw. der Selbstwirksamkeitserwartung. Kurioserweise wird diesem Aspekt in der Therapie bis dato wenig Beachtung geschenkt, wie Kadden & Litt (2011) schreiben. „In numerous studies of substance abuse treatment, self-efficacy has emerged as an important predictor of outcome, or as a mediator of treatment effects. Despite these repeated positive findings, the self-efficacy concept has had little impact on the design of treatments."

Nicht die Vermittlung von Skills per se, sondern vor allem der Auf- und Ausbau der Zuversicht in die eigenen Fähigkeiten sind ein zentraler Baustein in der Behandlung von Substanzgebrauchsstörungen. Wie in der empirischen Evaluierung deutlich ersichtlich ist, wird der Fokus auf Autonomie, Sinnorientierung, Kompetenzerwartungen, Beziehungsgestaltung, Selbstfürsorge und sinnliche Wahrnehmung in der Gruppe zum Genusserleben therapeutisch wirksam. Dies trägt zu einer in der Behandlung förderlichen Selbstwirksamkeitserwartung bei, denn die gewonnene Zuversicht in die eigene Bewältigungskompetenz hat eine unheimlich starke motivationale und volatile Kraft, die in der Suchtbehandlung von unverzichtbarem Wert ist.

Literatur

Adamson, S.J., Sellmann, J.D., Frampto, Ch.M.A. (2009) Patient predictors of alcohol treatment outcome: A systematic review. Journal of Substance Abuse Treatment 36 (1), 75-86.

Atkinson, Mr. M., Tolson R.L. & Turner, J.A. (2006) Clinical and Experimental Research: Late versus Early Onset Problem Drinking in older Men. Alcoholism 14(4) 574-579.

Bandura, A. (1977) Self-efficacy: Toward a unifying theory of behavioral change. Psychological Review 84, 191-215.

Bandura, A. (1986) The explanatory and predictive scope of self-efficacy theory. Journal of Clinical and Social Psychology, 4, 359-373.BANDURA, A. (1994). Self-efficacy. In: V. S. Ramachandran (Ed.) Encyclopedia of human behavior. Vol. 4. San Diego: Academic Press, 71-81.

Bandura, A. (1997) Self-efficacy: The exercise of control. New York: Freeman.

Baumeister, R. F., Campbell, J. D., Krueger, J. I., Vohs, K. D. (2003) Does High Self-Esteem Cause Better Perfomance, Interpersonal Success, Happiness or Healthier Lifestyles? Psychological Science in the Public Interest 4, 1-44.

Baumeister, R. F., Campbell, J. D., Krueger, J. I., Vohs, K. D. (2005) Exploding the self-esteem myth. Scientific American Magazin 292, 70-77.

Baumeister, R. F., Gailliot, M., Dewall, C. N., Oaten, M. (2006). Self-regulation and personality: How interventions increase regulatory success, and how depletion moderates the effects of traits on behavior. Journal of Personality 74, 1773-1801.

Bischof, G., Rumpf, H.-J., Hapke, U., Meyer, C. & John, U. (2001) Factors influencing remission from alcohol dependence without formal help in a representative population sample. Addiction 96, 1327-1336.

Bläsing, S. (2004) Medizinische und psychologische Betrachtung von Genuss und Sucht. Kassel: Diplomarbeit.

Bleuler, E. (1983) Lehrbuch der Psychiatrie. Berlin: Springer.

Boekaerts, M. (1998) Personality and the psychology of learning. European Journal of Personality, Volume 10, Issue 5, 377-404.

Brown, P.J., Stout, R. & Mueller, T. (1996) Posttraumatic stress disorder and substance abuse relapse among women: A pilot study. Psychology of Addictive Behaviors, 10 (2), 124-128.

Buddensiek, F. (2007) Eudaimonie. In: Christian Schäfer (Hg.) Platon-Lexikon. Darmstadt, 116-120.

Bühringer, G., Braun, B. (2011): Suchttherapie – was wirkt? 97. Wissenschaftliche Jahrestagung: Therapie als Bausatz – was macht die Teile zum Ganzen? – Berlin: Vortrag.

Crits-Christoph, P., Hamilton, J., Ring-Kurtz, S., Gallop, M.S., Mcclure, B., Kulaga, A., Rotrosen, J. (2011) Program, counselor, and patient variability in the alliance: A multilevel study of the alliance in relation to substance use outcomes. Journal of Substance Abuse Treatment 40 (4), 405-413.

Derndorfer, E. (2011) Genuss. Über Epikur, Erdmandel und Experimente beim Essen. Wien: Wilhelm Maudrich Verlag.

Filipp, S.-H. (1979) Selbstkonzept-Forschung: Probleme, Befunde, Perspektiven. Stuttgart: Klett-Cotta.

Frankl, V. (1982) Der Wille zum Sinn (3. Aufl.) Bern: Hans Huber.

Fuchs, R., Hahn, A., Jerusalem, M., Leppin, A., Mittag, W. & Schwarzer, R. (1989) Auf dem Weg zu einer sozialkognitiven Theorie des Gesundheitsverhaltens [A social-cognitive theory of health behavior]. In: D. Liepmann, H. Rauh & J. Otto (Eds.) Arbeitsberichte des Instituts für Psychologie. Berlin: Free University Press.

Goldbeck, R., Myatt, P. & Aitchison, T. (1997) End-of-treatment self-efficacy: a predictor of abstinence. Addiction, 92 (3), 313-324.

Hahn, J., Neidhardt, E., Florin, I. & Franzen, U. (1995) Emotionsausdruck und soziale Unterstützung bei alkoholabhängigen Männern und ihren Partnerinnen. System Familie 8, 179-188.

Hayd, J. Hankings, M., Deal A., Matteo, T. (2008) Interventions to increase self-efficacy in the context of addiction behaviours: a systematic literature review. Journal of Health Psychology 13 (5), 607-623.

Hunecke, M. (2013) Psychologie der Nachhaltigkeit. Psychische Ressourcen für Postwachstumsgesellschaften. München: Oekom Verlag.

Jack, M. (2007) Fragebogen zur Erfassung von Ressourcen und Selbstmanagementfähigkeiten (FERUS). Göttingen: Hogrefe.

Kadden, R.M., Litt, M.D., Kabela-Cormier, E. & Petry, N.M. (2007) Abstinence rates following behavioral treatments for marijuana dependence. Addictive Behaviors 32, 1220-1236.

Kadden, R., & Litt D., (2011) The role of self-efficacy in the treatment of substance use disorders. Addictive Behaviors 36, 1120-1126.

Kaluza, G. (2011) Salute! Was die Seele stark macht. Programm zur Förderung psychosozialer Gesundheitsressourcen. Stuttgart: Klett-Cotta.

Kanning, U. P. (2000) Selbstwertmanagement. Die Psychologie des selbstwertdienlichen Verhaltens. Göttingen: Hogrefe.

King, L.A., Hicks, J.A., Krull, J. & Del Gaiso, A. (2006) Positive affect and the experience of meaning in life. In: Journal of Personality and Social

Psychology 90 (1), 179-196.
Koller, D., Kryspin-Exner, I., Marx, R. (1999) Allgemeine und spezifische Selbstwirksamkeitserwartungen bei Gruppen mit unterschiedlichem Alkohol- und Nikotingebrauch. Die Wiener Zeitung für Suchtforschung 22/2, 35-42.
Lampe, K. (2015) Therapieziele in der Behandlung von Alkoholkrankheit – eine qualitative Studie. Unveröffentlichte Diplomarbeit an der Sigmund Freud Universität Wien.
Lozano, Be, Stephens, Rs (2010) Comparison of participatively set and assigned goals in the reduction of alcohol use. Psychology of Addictive Behaviors 24(4), 581-591.
Ludwig, F., Tadayon-Manssuri, E., Strik, W., Moggi, F. (2013) Self-Efficacy as a Predictor of Outcome After Residential Treatment Programs for Alcohol Dependence: Simply Ask the Patient One Question! Alcoholism 37(4), 663-667.
Martens, J.-U. (2009) Einstellungen erkennen, beeinflussen und nachhaltig verändern. Von der Kunst das Leben aktiv zu gestalten. Stuttgart: Kohlhammer.
Mayring, P. (2010) Qualitative Inhaltsanalyse. Grundlagen und Techniken. Weinheim: Beltz.
Miller, W.R., Rollnick S. (2005) Motivierende Gesprächsführung. Freiburg: Lambertus.
Miller, W., Wilbourne P. (2002) Mesa Grande: a methodological analysis of clinical trials of treatments for alcohol use disorders. Addiction 97(3), 265-77.
Moos, R.H. & Moos, B.S. (2006) Participation in Treatment and Alcoholics Anonymous: A 16-Year Follow-Up of Initially Untreated Individuals. Journal of Clinical Psychology 62(6), 735-750.
Musalek, M. (2012) Das Mögliche und das Schöne als Antwort. Neue Wege in der Burnout-Behandlung. In: M. Musalek, & M. Poltrum (Hg.) Glut und Asche – Burnout. Berlin: Parodos Verlag, 177-201.
Musalek, M. (2013) Health, Well-being and Beauty in Medicine. Topoi 32 (2), 171-177.
Musalek, M. (2014) Punschzeit, Feiertag, Fasching – Von der Vergiftung zum Genuss. Online im Internet: URL: http://www.alkoholohneschatten.at/punschzeit-feiertage-fasching/ [Stand 2015-01-22].
Musalek, M. (2015) „Behandlungskonzepte – gestern, heute und morgen". Kongress des Anton Proksch Instituts: Behandlungs- und Rehabilitationskonzepte – neue Entwicklungen. Wien: Vortrag.
Najavits, L.M. & Weiss, R.D. (1994) Variations in therapist effectiveness in

the treatment of patients with substance use disorders: An empirical review. Addiction 89, 679-688.
Nickel, R. (2005) Epikur. Wege zum Glück. Zürich: Artemis & Winkler Verlag.
Nord-Rüdiger, D. (1996) Selbstvertrauen. Eine empirische Erhebung zu Geschlecht, Beruf und Handlung. Göttingen: Hogrefe.
Potreck-Rose, F.; Jacob, G. (2003) Selbstzuwendung. Selbstakzeptanz. Selbstvertrauen – Psychotherapeutische Interventionen zum Aufbau von Selbstwertgefühl. Stuttgart: Klett-Cotta.
Potreck-Rose, F.(2011) Von der Freude, den Selbstwert zu stärken: Hilfe aus eigener Kraft. Stuttgart: Klett-Cotta.
Scheibenbogen, O., Franzke, S., Musalek, M. (2014) Genusserleben als Antagonist der Sucht. Rausch 3 (1), 6-15.
Schwarzer, R. & Jerusalem, M. (Hg.) (1999) Skalen zur Erfassung von Lehrer- und Schülermerkmalen. Dokumentation der psychometrischen Verfahren im Rahmen der wissenschaftlichen Begleitung des Modellversuchs Selbstwirksame Schulen. Berlin: Freie Universität Berlin.
Tangney, J. P., Baumeister, R. F., Boone, A. L. (2004) High self-control predicts good adjustment, less pathology, better grades and interpersonal success. Journal of Personality 72, 271-324.
Walters, G.D. (2000) Behavioral self-control training for problem drinkers: A metaanalysis of randomized control studies. Behavior Therapy 31, 135-149.
Weiner, B. (1972) Theories of motivation. From mechanism to cognition. Chicago: Markham.
Wittchen, H.-U., Üstün, T.B., & Kessler, R.C. (1999) Diagnosing mental disorders in the community. A difference that matters? Editorial. Psychological Medicine 29(5), 1021-1027.

Helmut Albrecht

Gustav Klimt und Lucian Freud – Gratifikationskrisen und biographische Traumata als Herausforderungen für die Lebensästhetik

> An der Schönheit ist nur die Wunde ursprünglich, die jeder Mensch in sich hütet, einzigartig, für jeden verschieden, sichtbar oder versteckt – ...
>
> (Alberto Giacometti, zit. n. Genet 1962, 6)

Gustav Klimt und Lucian Freud, stilbildende und radikale Neuerer, gewannen ihre Tiefe auch aus dem, was Nietzsche ein „gefährliches Leben" nannte (Nietzsche 1882/ 1980, 526). Ihre Kompromisslosigkeit und Produktivität steigerte sich im Ringen um eine erweiterte Wahrnehmung und künstlerische Gestaltung von Wirklichkeit hin zu einer Ästhetik, die auch Angst, Schmerzen sowie Hässliches und Bedrohliches integrierte. Beide Künstler mussten mit frühen Wunden zurechtkommen, die ihnen das Leben geschlagen hatte, sie nahmen sie als Herausforderung an und versuchten sie mit ihrer Kunst zu überwinden. Sie mussten wiederholt dem Widerstand der stumpfen Welt standhalten, der sich ihrer ausgeprägten Individualität entgegenstellte, ihre künstlerische Produktivität blieb aber ungebrochen. Dabei verbanden sich hohe Arbeitsdisziplin mit rauschhaften Zügen zu einer Lebensführung mit nicht unerheblichen gesundheitlichen Risiken, mit rastlosem Schaffen, Exzentrik und Exzessen in unkonventionellen, vielfach komplizierten und wechselhaften Beziehungen.

War der Schlaganfall Gustav Klimts, der zu seinem Tod im Alter von 56 Jahren führte, nur ein Zufall der Natur auf dem Boden familiärer genetischer Vorbelastung, ebenso wie seine wiederholten depressiven Phasen, die heute als Risikofaktor für Schlaganfall gelten? Oder finden sich in seiner Lebensführung und seinem Arbeitsstil, in seiner Art, auf Gratifikationskrisen und partielles Scheitern oder familiäre Tragödien und Verluste zu reagieren, Hinweise auf Ideale und unbewusste persönliche Fiktionen, die, in Auseinandersetzung mit früh zugefügten persönlichen Wunden als existenzielle Antwort entwickelt, mit unerbittlich radikalem Ehrgeiz Kompensation und Triumph über Verletzung, Demütigung, Angst und Ohnmacht erzwingen sollten? Fiktionen, denen als innere Götzen die Fürsorge für sich selbst geopfert und in deren Namen Raubbau an der eigenen Gesundheit betrieben wurde, mit der Folge wiederholter schwerer Erschöpfung und persönlicher Krisen? Zweifellos vorhandener Mut, Kompromisslosigkeit und Können erwiesen sich bei gleichzeitig erhöhter Kränkbarkeit und emotionaler Distanz als zweischneidiges Schwert im Umgang mit Rückschlägen und Misserfolgen bei dem Versuch, in einer tendenziell verständnislosen oder offen feindseligen Welt die künstlerischen Ziele zu verwirklichen – die neu zugefügten Verletzungen wogen angesichts alter früher Wunden um so schwerer.

Und wie verhält es sich bei Lucian Freud? Waren seine verschärften Charakterzüge, seine Launen und seine emotionale Unberechenbarkeit mit schwierigem Wechsel von Nähe und Distanz in seinen Beziehungen, seine Gewaltbereitschaft mit auch selbstschädigenden Tendenzen, genetisch bedingt, Ausdruck einer vermeintlich schicksalhaften Konstitution? Oder gab es wirkmächtige unbewusste persönliche Fiktionen, die einen Ausgleich von tiefen frühen Verletzungen und Bedrohungen erzwingen sollten? Der 1922 geborene Lucian Freud musste die Vertreibung seines berühmten Großvaters Sigmund Freud aus Wien 1938 durch die Nazis miterleben, nächste Verwandte kamen im Holocaust um, als Zehnjähriger erfuhr er, wie sein Cousin bei hellichtem Tag auf offener Straße durch Nazi-Schergen zu Tode geprügelt worden war. Das Erleben der Absurdität und Brutalität antisemitischer Verfolgung, der Ermordung vieler seiner Verwandten im Holocaust, mit unbestimmtem Schicksal von Vermissten, der Statusverlust der Familie in der erzwungenen Migration mit fortgesetzter Demütigung oder drohender Existenzvernichtung – es liegt auf der Hand, dass durch diese fundamentalen katastrophalen Erfahrungen der Kindheit und Jugend mit der Wucht historischer Dimension die Persönlichkeitsentwicklung entscheidend geprägt wurde, über familiäre und konstitutionelle Faktoren hinaus. Die übermächtige Erfahrung einer bedrohlichen und feindseligen Welt legt egozentrische Ziele in Beziehungen nahe, Angstfreiheit durch extreme Autonomie, Meiden enger Bindung bei gleichzeitig rascher affektisolierter Lustbefriedigung, Vorwegnahme von Gewalt durch eigene Gewalttätigkeit, Launenhaftigkeit und Unberechenbarkeit. Es sind zum Teil Haltungen und Bereitschaften, wie sie nach posttraumatischen Belastungen auftreten. Sie lassen sich bei Lucian Freud erkennen, aber sublimiert oder überhöht durch künstlerische Ziele als soziale und kulturelle Komponenten.

An Gustav Klimt und Lucian Freud wird deutlich, wie Unbewusstes in Form persönlicher Fiktionen Krankheitsentstehung und schicksalhafte Lebensentwürfe beeinflussen kann, mit dem Ergebnis hoher und kühner Produktivität, aber auch – besonders bei Klimt – um den Preis erhöhten Krankheitsrisikos. Verführerisch wäre es, auch die Prägung ihrer Kunst dahingehend zu untersuchen, ist aber nicht Gegenstand vorliegender Arbeit, die sich Fragen zu Risiken, Bedingungen und unbewusster Motivation des Schaffens zu nähern versucht: Ist Lebenskunst als Lebensästhetik gleichbedeutend mit gesunder Lebensführung? Kommt Genie tatsächlich vor allem aus der Verzweiflung? Bereitet eine spezielle persönliche Wunde in der Biographie den Boden für eine großartige Kompensation mit mitunter tragischen Folgen? Ist bedeutendes künstlerisches Schaffen notwendig tragisch? Kann daraus etwas für den therapeutischen Wert künstlerischen Schaffens erkannt und genutzt werden, für die Künstler selbst, im Sinn eines Selbstheilungsversuches, aber auch für die Adressaten, die Konsumenten, die Öffentlichkeit, die Kultur? Lassen sich letztendlich auch anhand von Kunst und Künstlerbiographien allgemeine Zusammenhänge zwischen Krankheit, Psyche und Soma, Organismus und Existenz vertieft erfassen, mit Gewinn für Therapie und Krankheitsbewältigung und die Prävention? Bei Klimt und Lucian Freud wird deutlich, wie Erfolg und Wertschätzung als Korrektiv der mitunter unerbittlichen, radikalen und potenziell selbstschädigenden kompensatorischen Fiktionen der beiden Künstler gegenüber einem unerbittlichen Schaffensimperativ wirkten. Es wird aber auch deutlich, dass Misserfolge oder sogar Schmähungen schmerzliche Wunden reißen konnten und sie an ihrem eigenen hohen Anspruch an sich selbst festhielten, um den Preis schwerer Krisen mit Depressionen und selbstschädigendem Verhalten. Durch den künstlerischen Blick, der menschliche Schwächen und persönliche Wunden mit einbezieht, wird auch dem Betrachter der Kunstwerke bisher Unbewusstes zugänglich, überraschende Emotionalität, Alltag und Existenz werden vertiefter Authentizität geöffnet. Derart gebahnte größere Freiheit ist Stimulus ohne pädagogisierenden Gestus und Voraussetzung für gestaltete Lebensästhetik, die in diesem Sinne nicht die künstliche programmatische Unterwerfung der Existenz unter Ideen ist, sondern erweiterte Gestaltungsmöglichkeit durch größere Freiheit im Umgang mit kulturell bedingten Prägungen und Verdrängungen.

Die Potenziale der Kunst Gustav Klimts werden in ihrer Bedeutung für eine Lebensästhetik im Sinne erweiterten Sehens, Fühlens und Denkens gewürdigt. Die Idee des Gesamtkunstwerks als einer besonderen Variante von Lebenskunst im Programm der Wiener Secession stand paradoxerweise in gewissem Widerspruch zu Klimts Vorstellungen von Schönheit und seinem Lebens- und Arbeitsstil, gerade im Bemühen um Freiheit und Authentizität (Ploil 2008, 46 f.). Diese Widersprüchlichkeit markiert Klimts Sonderrolle und die therapeutische Kraft seiner Kunst im Umgang mit den weitgehend in das Unbewusste der Kultur verdrängten Seiten menschlicher Natur und Existenz, der Leiblichkeit und Sexualität, besonders der damals gesellschaftlich tabuisierten weiblichen Begierde, Erotik und Lust sowie mit Alter, Krankheit, Tod, dem Hässlichen, Morbiden und Abgründigen (Kandel 2012, 90f.; 160f.). Die Welt des Geistes und des Symbolischen wird von Klimt in verspielter Schönheit und zugleich drastisch gestaltet, mit einem provokanten augenzwinkernden Pathos für das Vergängliche und den Verfall. Das Geistige ist in Klimts Kunst nicht vom Leiblichen getrennt, Kultur vollzieht sich mitten im natürlichen Rhythmus von Geburt, Altern und Tod und der Macht der Sexualität. Besonders der weibliche Eros ist bei Klimt nicht nur schön und lustbetont, sondern auch bedrohlich, mit einer geheimnisvollen ambivalenten Anziehung, er verkörpert die Impotenzangst des Mannes und erotische Befreiung gleichzeitig (Schorske 1982, 228).

Exkurs: Persönliche Fiktionen als schöpferische existenzielle Antwort und als Verhängnis

Fiktionen sind unbewusste persönliche Konstrukte, entstanden als schöpferische Antworten des Kindes auf seine Lebenssituation. Sie können besonders rigide oder radikal ausfallen bei existenziellem Mangel, Situationen der Angst und Bedrohung, der Bedrängnis oder traumatischen Erlebnissen (Adler 1912). Sie wirken unbewusst und bestimmen über Charakterzüge, Verhaltensweisen, emotionale Bereitschaften, Beziehungsschicksale und die Art des Herangehens an Lebensaufgaben wie Arbeit und Gemeinschaft. Sie manifestieren sich auch in der Ausgestaltung von Gestik, Mimik und in Krankheitssymptomen und prägen damit das Weltverhältnis einschließlich des leiblichen In-der-Welt-Seins, und die Möglichkeiten der Selbstfürsorge (Albrecht 2012, 120 ff.). Sie stehen im Dienst der Sicherung und Erhöhung des Persönlichkeitsgefühls und zielen auf Überlegenheit und Stärke. Einstellungen wie zum Beispiel „ich darf nie wieder arm" sein oder „ich muss immer der Beste sein", „ich darf mich nur auf mich selbst verlassen" dienen der Sicherung und leiten dann wie ein Motto Entscheidungen, Handlungen und Gefühle. Die weitere Ausgestaltung kann mehr introvertiert oder mehr expansiv erfolgen, mit eher sozialer Orientierung oder mit antisozialen Tendenzen. Es werden dadurch u. a. die Fähigkeit zu Nähe und Distanz beeinflusst, der Umgang mit Aggression und mit Sexualität, der Grad an emotionaler Intensität und an Mitteilsamkeit, der Wille zur kulturellen Beitragsleistung, die Fähigkeit zu Mitarbeit und Kooperation. Je nach sozialer Kompetenz,

Aktivität und Mut können Ehrgeizziele zu überdurchschnittlichen Leistungen und Erfolg oder zu Rückzug und Krankheit führen. Aus der Art des Umgangs mit Misserfolg und Scheitern, Verlusten und Niederlagen oder tragischen Ereignissen lassen sich im biografischen Rückblick verschärfte, potenziell destruktive Fiktionen und der Grad an sozialer oder antisozialer Ausrichtung erkennen. Persönliche Fiktionen können auch als kompensatorische Idealbildungen narzisstischer Defizite aufgefasst werden. Sie sind nicht per se krankhaft, sondern Ausdruck des schöpferischen Umgangs des Kindes bereits in frühesten Jahren mit seiner Lebenssituation und konstituieren seinen unbewussten Lebensentwurf, an dem lebenslang festgehalten wird, weil er sich zumindest zu Beginn subjektiv im Lebenskampf bewährt hat. Überwältigende Ereignisse können die innere Gewissheit an der Stimmigkeit der persönlichen Fiktionen fundamental erschüttern, und damit zu Krisen, Zusammenbruch und Krankheit führen.

Gustav Klimts Biographie im Spannungsfeld von gesellschaftlichem Erfolg, Gratifikationskrisen und innerer künstlerischer Berufung

Persönliche Dokumente oder Darstellungen zu Klimts Biographie sind spärlich gesät, vieles von seinem Leben bleibt in Andeutungen und im Anekdotischen verborgen, wie bei jemandem, der sich als Person nicht zeigen wollte. Tatsächlich wird Klimt gern mit der Äußerung zitiert: „Ich bin überzeugt davon, dass ich als Person nicht sonderlich interessant bin", gegen Selbstportraits hatte er eine Abneigung, man werde deshalb aus diesem Grunde „auf ein artistisches oder literarisches Selbstportrait" von ihm „verzichten müssen". Es gibt von ihm kein einziges gemaltes Selbstbildnis (zit. n. Salm-Salm 2005, 225; Aigner/ Voggeneder/ Smola 2005, 293), es existiert aber eine groteske Selbstkarikatur des 38-Jährigen (Partsch 1994, 117). Die große Wiener Ausstellung „Klimt persönlich" zum 150. Jubiläum seines Geburtstages ist vor allem auf die hunderten von Postkarten fokussiert, die Klimt, mitunter acht Mal am Tag seiner Lebensfreundin Emilie Flöge schickte, wenn er allein auf Reisen war, sie sind voll mit Notizen von Alltagsbegebenheiten, aus heutiger Sicht in Stil und Mentalität Facebook-Mitteilungen vergleichbar. Für bedeutende Rückschlüsse auf Klimts Persönlichkeit geben diese verspielten und knappen Dokumente nicht viel her. Die Filmdokumentation von Herbert Eisenschenk über Gustav Klimt zu selbigem Anlass trägt den bezeichnenden Titel „Der Geheimnisvolle".

G. Klimt soll schüchtern gewesen sein, das ausführliche Interview mit Bertha Zuckerkandl, das er aus Anlass der groben Angriffe gegen seine Fakultätsbilder gab, war eine große Ausnahme. Während der Arbeit mit seinen Modellen plauderte er nicht viel, er soll stattdessen mit Inbrunst aus Dantes *Göttlicher Komödie* zitiert haben. Er trug das Buch so gut wie ständig bei sich. Wenn er litt, sprach er nicht öffentlich darüber, er verarbeitete Wut oder seelische Schmerzen in Bildern (Sternthal 2005, 181).

Ein besonders wunder Punkt scheint für Klimt seine Herkunft gewesen zu sein. Die Verhältnisse in der Kindheit und Jugend waren ärmlich, der Vater war ein Graveur aus Böhmen, die Mutter eine einfache Frau aus der Vorstadt, die Ambitionen zu einer Karriere als Sängerin beim Theater hatte, ohne diesen Traum aber je zu verwirklichen (Schmidt 1989, 7). Die Familie war mehrmals dazu gezwungen, in Arbeitslosengegenden umzuziehen. 1873, Klimt war elf Jahre alt, verlor der Vater Ernst Klimt durch eine Wirtschaftskrise nach der Wiener Weltausstellung Aufträge und Einkommen. Bei der Aufnahmeprüfung in die Schule musste der junge Klimt geflicktes Gewand tragen. Er war allerdings ein ausgezeichneter Schüler, der später ein Stipendium an einer renommierten Kunstgewerbeschule erhielt. Aufträge an ihn und seinen Bruder in jungen Jahren von so bekannten Institutionen wie dem Burgtheater bedeuteten neben Anerkennung der künstlerischen Fertigkeiten auch gesellschaftliches Prestige und Geldeinnahmen. Im Umgang mit aristokratischer Prominenz wirkte er allerdings in seinen Zwanzigern ungeschliffen. Klimt war wortkarg, und wenn er sprach, dann in breitem Wiener Dialekt. Die Heirat seines jüngeren Bruders Ernst 1891 mit der Fabrikantentochter Helene Flöge, der älteren Schwester von Emilie Flöge, Gustav Klimts späterer Lebensfreundin, bedeutete für beide Brüder den Eintritt in das gehobene Bürgertum und einen verfeinerten Alltag.

Ernst, mit dem er eine erfolgreiche und enge Arbeitsgemeinschaft unterhielt, starb nur ein Jahr später an einem Infekt. Sein Tod traf Klimt hart und löste tiefe Depressionen bei ihm aus, er war zeitweise unfähig zu arbeiten. Wenige Monate zuvor war sein Vater mit nur 58 Jahren an einem Schlaganfall gestorben. Klimt war danach immer um seine Gesundheit besorgt (Partsch 1990, 186), und im Zusammenhang damit war ihm auch das Wetter wichtig, nicht zuletzt als Stimmungsbarometer. Es finden sich häufige Mitteilungen darüber in der Post an Emilie Flöge. Wenn sie verreist war, berichtete er ihr täglich über die Wetterverhältnisse, aber auch von jedem Schnupfen, der ihn plagte (Partsch 1990, 303). Tatsächlich ging es um mehr als nur um Schnupfen. Depressionen mit Rückenschmerzen traten auf, als seine Mutter 1915 79-jährig verstarb, mit ihr und seinen Schwestern hatte er zeitlebens zusammengewohnt. Phasen der Depression gab es bereits davor anlässlich seines 50. Geburtstages 1912, er klagte, er sei müde und wenig belastbar. Fast jährlich hatte Klimt seitdem Kuren in Anspruch genommen. Zu dieser Zeit waren die Auseinandersetzungen um seine Fakultätsbilder seit über 13 Jahren nicht zur Ruhe gekommen.

Mit Emilie Flöge führte Klimt eine langjährige konstante Beziehung, aber ohne Sexualität. Vielleicht gab es eine kurze Liaison, als Klimt Emilie als Jugendliche kennengelernt hatte, zu der Zeit, als ihre Schwester seinen Bruder geheiratet hatte. Es wird vermutet, dass Emilie lesbisch war, Belege gibt es nicht, aber es soll bei den gemeinsamen Reisen fast immer eine Frau als Begleitung für sie mit dabei gewesen sein (Krug 2012, Leopold 2012, 132). Sie war als seine Vertraute Lebensanker bis zu seiner letzten Stunde. Er verwirklichte mit ihr einen wichtigen Aspekt seiner Lebensästhetik: die Erholung in der Schönheit der Natur in regelmäßigen Urlauben, vor allem am Attersee, geboren aus der Not, ein Gegengewicht zu den zunehmenden Anfeindungen in Wien zu schaffen, die ihn sehr getroffen hatten. Bei Emilie Flöge konnte er emotionale und geistige Heimat im Maße seiner Möglichkeiten finden und Zeiten unbeschwerter Gemeinsamkeit und Lebensfreude genießen.

1894 hatten Klimt und sein Kollege Franz von Matsch den Auftrag zu Skizzen für die malerische Gestaltung der Aula der Wiener Universität erhalten, 1896 wurde beiden der Auftrag zur Realisierung der Fakultätsbilder erteilt, Klimt sollte die Medizin, die Philosophie und die Jurisprudenz übernehmen. Beide erhielten den Zuschlag, obwohl sich inzwischen deutliche Unterschiede im Stil ihrer Malerei entwickelt hatten. Ein Jahr später wurde die Wiener Secession mit Gustav Klimt als Präsidenten gegründet, 1898 fand die erste Ausstellung der neuen Künstlervereinigung statt. Das nackte Geschlecht des Theseus auf dem von Klimt entworfenen Ausstellungsplakat musste auf Einspruch der Zensur hin übermalt werden. In den Fakultätsbildern gestaltete Klimt noch weitaus drastischer nackte Körper. Die Vorabpräsentation der „Philosophie" auf der 7. Ausstellung der Secession im Jahr 1900 löste weitreichende Proteste aus. 87 Professoren unterschrieben eine Petition, dass das Bild nicht in der Aula angebracht werden solle. Auf der Weltausstellung in Paris wurde das Gemälde hingegen mit der Goldmedaille ausgezeichnet. Ähnlich erboste Kritik richtete sich ein Jahr später gegen die „Medizin" in einer Ausstellung der Secession, insbesondere gegen die Darstellung einer nackten Schwangeren. Der Vorschlag der Wiener Akademie der bildenden Künste, ihn zum Professor zu berufen, wurde vom Ministerium abgelehnt, in der Folge noch weitere vier Male bis 1917, kurz vor seinem Tod. Wegen anhaltender Schmähungen und Kritik nahm Klimt 1905 verbittert die Fakultätsbilder zurück und erstattete mit Hilfe eines Mäzens das gesamte Honorar dafür zurück. Im selben Jahr verließ Klimt mit den Jugendstil-Künstlern die Secession (Partsch 1994, 111 ff.). Klimt erlitt trotz internationaler Ehrungen und der Anerkennung durch einige exklusive Kreise in seiner Heimatstadt Wien mit seiner Kunst öffentlich Schiffbruch, das breitere Interesse in Wien blieb im besten Fall ambivalent. Er verweigerte sich in den Fakultätsbildern nachdrücklich einer rationalen Weltsicht. Die Übermächtigkeit der Natur und der Sexualität in der Gestaltung der Bilder widersprach der universitären Wissenschaftsauffassung diametral, ebenso dem Selbstverständnis der Ärzte und der Medizin und dem patriarchalischen Geist aufgrund der Präsentation selbstbewusster, mächtiger Frauen, schwangerer, alter, schöner und weniger schöner, die ohne Scham ihre Reize zeigen und sexuelle Lust und Begierde zu erkennen geben. Auch die „Justiz" als drittes der Fakultätsbilder wurde von Klimt sexualisiert und Justitia als gewalttätige und grausame Strafinstanz dargestellt (Fliedl 1989, 77 ff.), die Gestaltung dieser dunklen Seiten der Justiz war institutionell unerwünscht. Klimt löste mit den Fakultätsbildern den „größten Kunstskandal der Monarchie" aus (Sommer 2012, 48), hatte sich aber Wertschätzung und ungebrochene Begeisterung von der Authentizität und den Neuerungen seiner Kunst erhofft, für die er lebte und seine ganze Kraft zu geben bereit war.

Auch für sein Beethoven-Fries in einer monumentalen Ausstellung der Secession zu Ehren des Komponisten 1902 gab es neben Anerkennung reichliche und anhaltende Polemik. Einige Kritiker schossen sich regelrecht auf Klimt ein und warfen ihm Pietät- und Geschmacklosigkeit, Obszönität und Pornographie vor.

Klimt entwickelte seine Kunst in den folgenden Jahren vor allem als Portraitmaler von Frauen aus dem Milieu des gehobenen Bürgertums. Sein radikales Sendungsbewusstsein versiegte, sein narzisstischer Zorn ließ – zumindest nach außen – nach, „der Gestalter psychischer Enttäuschung und metaphysischen Elends wurde zum Maler des schönen Lebens einer Oberschicht, die in einem Haus von geometrischer Schönheit vom gemeinen Geschick entfernt und abgesondert ist" (Schorske 1982, 258). Es entstanden die berühmten Bilder der „Goldenen Periode", aber auch das Mosaik-Fries in Brüssel als Teil des als Gesamtkunstwerk konzipierten Stoclet Palais. Klimt benötigte sieben Jahre zu seiner Fertigstellung. Es gab auch Ehrungen: Klimt wurde 1912 Präsident des Österreichischen Künstlerbundes, 1917 ernannte ihn die Akademie der Bildenden Künste in Wien und München zum Ehrenmitglied, nachdem er von dieser, trotz seiner Berühmtheit, jahrelang tot geschwiegen worden war. Man zollte ihm Anerkennung und Interesse in internationalen Ausstellungen, aber das Künstlerleben war durch den Ersten Weltkrieg stark eingeschränkt worden. Klimt beklagte gegenüber der Lebenspartnerin Emilie Flöge zunehmende Rückenschmerzen, Überdruss am Malen und pessimistische Stimmungen. Er litt unter seinem Perfektionismus, feilte drei Jahre an einem Portrait, und schrieb Emilie: „mir ist künstlerisch obermies" (Sternthal 2005, 221 ff.). Klimt war gequält von fundamentaler Unzufriedenheit mit sich selbst. Am 11. Januar 1918, nach einer strapaziösen Reise nach Rumänien, erlitt Klimt beim Ankleiden einen Schlaganfall mit einer halbseitigen Lähmung und einer Sprachstörung. Er war völlig auf fremde Hilfe angewiesen, aber bei Bewusstsein. Es kränkte ihn, dass er sich jetzt „hilflos von Frauenhänden pflegen lassen muss". Gegenüber Emilie äußerte er seine Angst, nie mehr arbeiten zu können. Seit dem Tod des Vaters mit 58 Jahren am Schlaganfall hatte Klimt gefürchtet, ein ähnliches Schicksal zu erleiden. Er habe wiederholt vor Freunden davon gesprochen, das 60. Lebensjahr zu erreichen, dann würde er uralt werden (Nebehay 1969, 483). Seine Hilflosigkeit steigerte sich noch, als er erfuhr, dass in sein Atelier eingebrochen wurde, während er im Krankenhaus lag. Klimt verstarb schließlich an einer Lungenentzündung, wahrscheinlich an der gleichen epidemischen Grippe, der wenige Monate später der junge Egon Schiele zum Opfer fallen sollte. Zahlreiche Bilder Klimts blieben unvollendet. Er hinterließ kaum Vermögen, vom Sparen hielt er nichts. Er hatte sein Geld für teure Materialien ausgegeben und großzügig seine Schwestern, die Mutter, Freunde und seine zahlreichen Kinder von unterschiedlichen Frauen unterstützt.

Der Schlaganfall als existenzielles Ereignis und organismisches und geistig-seelisches Gesamtgeschehen

Nach geläufigem medizinischem Verständnis handelt es sich beim Schlaganfall um ein akutes biologisches Geschehen, das aus unterschiedlichen Ursachen auftreten kann. Eine nähere Differenzierung zu Klimts Erkrankung gibt es nicht, die Krankenakte ist verschollen. Im Sterberegister vom 6. Februar 1918 ist als Todesursache „Schlaganfall" vermerkt, ebenso im Verzeichnis der Todesfälle des Allgemeinen Krankenhauses (Wiener Magistrat 13. Februar 1918). Die rechtsseitige Lähmung wird von Freunden geschildert (Nebehay 1969, 483). Aber der Schlaganfall Klimts geschah nicht nur, er ereignete sich, und zwar in einer biographisch belastenden Situation, bei zunehmenden Depressionen mit Arbeitsstörungen und tiefem Pessimismus. Es ist inzwischen gesichert, dass Depressionen das Risiko, einen Schlaganfall zu erleiden, um 55% erhöhen. Daten von über 300.000 Menschen aus 28 Bevölkerungsstudien erlauben den Schluss, dass in den USA etwa 4% aller Schlaganfälle auf eine Depression zurückzuführen sind (Pan 2011, 1241). Es ist wahrscheinlich, dass auch die erhöhte Angstneigung bei Depressionen über eine veränderte Blutgerinnung das Risiko für Schlaganfall erhöht (Geier/ Meier et al. 2006, 56; von Känel 2003, 0682). Es ist außerdem zu berücksichtigten, dass Depressionen häufig mit gesundheitsschädlichen Verhaltensweisen verbunden sind, die ihrerseits das Schlaganfallrisiko steigern. Ideografische Schilderungen Betroffener und systematische klinische Beobachtungen und Studien zeigen, dass der „Gehirnschlag" typischerweise in einer Periode anhaltender oder intermittierender, oft schwerer emotionaler Störungen auftritt, die wochenbis monatelang anhalten und kurz vor dem Ereignis durch dramatische Umstände intensiviert werden. Die Patienten mit Schlaganfall werden mit einer „pressured pattern" charakterisiert, mit einem starken Bedürfnis, selbst gesetzte Ziele zu erreichen, und einer Neigung, ständig aktiv und tätig zu sein. Sie schätzen sich als harte Arbeiter mit hohen Ansprüchen an sich selbst und großem Verantwortungsgefühl ein, leben in einem Gefühl der Zeitnot und sind bestrebt, Zeitlimits zu erfüllen und Ziele zu erreichen, Zielstrebigkeit und starker Wille dominieren. Der Schlaganfall erfolgt häufig, wenn Ärger, Hoffnungslosigkeit oder Scham auftreten, wenn die an sich selbst gestellten Anforderungen oder die Erwartungen anderer nicht mehr erfüllt werden können, oder die Kontrolle über wichtige Beziehungen verloren geht, bei gleichzeitig bestehenden, meist verdrängten Abhängigkeitswünschen. Emotionale Labilität, Zurückhalten von Ärger und mangelnde Entspannung werden als signifikante psychosoziale Faktoren erfasst, die signifikant die Schlaganfallinzidenz erhöhen (Adler et al. 1990, 655).

Diese Erkenntnisse erlauben es, Klimts akute präfinale Erkrankung nicht als biologischen Unfall des Organismus, sondern als biographisch bedeutsames Ereignis zu verstehen. Das Ereignis erscheint als „Effekt, der seine Gründe zu übersteigen scheint", ist ein „Vorfall, der nicht auf ausreichenden Gründen beruht, demnach nicht kausal zu determinieren ist, sondern auch durch Geist und Bedeutungen geregelt ist. Es geht einher mit einer Transformation der Realität, mit einem Zusammentreffen der Wahrheit, die unser Leben erschüttert, der Erfahrung des Selbst" (Zizek 2014, 9f.). Das Ereignis bedeutet radikale Eigenüberantwortung des Menschen, „das im Ereignis dem Menschen überantwortete daseinsgemäße Selbst ist der letzte Grund des Leidens, auf den die Pathologie stößt", aber auch ein

„Zuspruch, der (...) die Möglichkeit der Selbstfindung einräumt", verbunden mit dem Gewissensruf, dass „die Existenz als Geschenk erfahren werden kann" (Helting 1999, 125 f.). Im Unterschied zum Vorgang als objektiviertem Geschehnis ist das Ereignis ein Geschehnis, das mir wesentlich zugehört und dem ich wesentlich angehöre. „Der seltene Augenblick des Ereignisses ist eine Krise, ein Notfall, der nach einer Entscheidung verlangt." (Polt 2003, 187). Aber nicht eine des menschlichen Willens allein, sondern eine unter Einbeziehung des Daseins. Jeder „Entwurf" von Sinn ist schon ein geworfener; es ist daher unmöglich für den Menschen als Subjekt, den Sinn des Seins zu schaffen oder zu bestimmen. „Der Mensch muss als der geworfene Werfer begriffen werden, der teilhat am Geschehnis (...), es aber niemals beherrschen kann, da er selbst davon abhängt". „Im Ereignis wird die Gegebenheit des gegebenen Seienden für uns fragwürdig". Es „wandeln sich (...) alle Bezüge zum Seienden". (Polt 2003, 187). Das Kunstwerk ist der bevorzugte Ort für das Ereignis der Wahrheit, weil es den Kampf zwischen der sich verschließenden Erde und der sich öffnenden Welt verkörpert (Polt 2003, 186 f.). Was bedeutet das im Fall Klimts?

Der Schlaganfall Klimts kann, bei aller Tragik, als sinnhaftes Geschehen, als Ereignis gedeutet werden, das verborgene und verdrängte Wahrheit eröffnet. Eine unglaubliche Anstrengung war an ihr Ende gekommen, aufgeputscht durch die Wunden des sozialen Stigmas und eines narzisstischen Delegationskonfliktes. Auf Klimt und seinem Bruder als den beiden Söhnen neben drei Töchtern des verarmten Graveurs und der gescheiterten Soubrette lastete ein unbewusster Familienauftrag, Armut und Elend wettzumachen und gesellschaftlichen Erfolg zu haben sowie Geld und Wohlstand zu sichern. Gustav Klimt hatte, ausgestattet mit überdurchschnittlichen Begabungen, alles auf die Karte der Kunst gesetzt. Er musste jedoch mit Unbeholfenheiten im gesellschaftlichen Verkehr und Hemmungen, sich in der Liebe zu binden, umgehen. Der Delegationsauftrag (Stierlin 1982) wurde kompliziert durch eine starke emotionale Abhängigkeit von der Mutter. Als Klimt 12 Jahre alt war, starb die jüngere Schwester Anna mit fünf Jahren, was die Mutter in eine schwere seelische Krise stürzte. Genaue Zeugnisse sind nicht bekannt, aber wahrscheinlich erfolgte danach eine stärkere emotionale Bindung der Söhne an die Mutter, auch im Sinne eines unbewussten Auftrages, sie nicht allein zu lassen, der aber in Konflikt geraten musste mit den expansiven narzisstischen Aufträgen, in der Welt dem Namen der Familie zu Ruhm zu verhelfen. Klimt lebte sein ganzes Leben mit seinen Schwestern und der Mutter in einer Wohnung und blieb unverheiratet. Von seiner Lebenspartnerin Emilie

Flöge wohnte er getrennt, und die Beziehung blieb wahrscheinlich asexuell. Spielte dabei eine nicht überwundene Mutterbindung eine Rolle, im Zusammenspiel mit einer komplizierten Vaterbeziehung und dem narzisstisch und Status-motivierten mehr oder minder ausgesprochenen Familienauftrag? War die Energie im Kampf um die Secession auch gespeist aus einem ödipalen Konflikt? Handelte es sich um eine „ödipale Revolte" (Fliedl 1989, 58), die kulturelle Fortsetzung aus einem ambivalenten Vaterverhältnis? Das würde aber bedeuten, dass die Ideale dieser Revolte in ganz besonderer Weise für Eigenständigkeit und Authentizität stehen sollten und ihr Scheitern einer Niederlage gegenüber der alten Kultur, für die psychisch der Vater steht, gleich gekommen wäre. Insofern steckt in der Tragik des Schlaganfalles bei Klimt auch die Wahrheit über ein gewisses Scheitern dieser Revolte, hatte sich doch Klimt nach den anhaltenden Anfeindungen aus der Öffentlichkeit weitgehend zurückgezogen und sich mit der Rolle als Portraitist der Reichen von seinem ursprünglichen Entwurf entfernt. Die Umstände des Ersten Weltkriegs hatten die Hoffnung auf die Möglichkeiten der Kunst in der Gesellschaft weiter eingeschränkt. Die übermächtigen Bedingungen wurden Klimt immer mehr bewusst. Die harte Realität des Alterns mit eingeschränkten Möglichkeiten für ungebundene sexuelle Verhältnisse, der Tod der Mutter und die ambivalente Wertschätzung in Wien, nicht zuletzt gesundheitliche Probleme kulminierten in einer persönlichen Krise mit einer abrupten Zäsur im Schlaganfall, der grausam und konsequent Rückzug und Stillhalten erzwang. Klimts Vater war an Klimts 30. Geburtstag verstorben, der jüngere Bruder, wichtigster Gefährte an der Kunstschule und erfolgreicher Mitstreiter, wenige Monate danach, möglicherweise als Folge von Leichtsinn, mit knapp 28 Jahren, ein Jahr nach der Hochzeit, beruflich erfolgreich. Ist das alles Symbol, Hypothek oder Verhängnis und Zufall?

Lebensästhetik als Lebensgestaltung und ressourcenorientierte Selbsttherapie

Man könnte Klimts Leben und Sterben und seine Kunst in der Tradition von psychiatrischen oder analytischen Pathographien durchleuchten, im Sinne einer defizit-orientierten Diagnostik, mit raffinierten gelehrten Etiketten seine Persönlichkeit kategorial aufteilen, Krankhaftes oder Neurotisches entlarven, seine Werke in diesem Sinne unter Generalverdacht stellen und nach dem Motto missverstandener Lebenskunst posthume Beratung daraus ableiten, in dem Stil von: Was hat er falsch gemacht, dass er mit 56 einen Schlaganfall erlitten hat, hätte ihm nicht eine feste Beziehung mit Familienleben und monogamer Sexualität gut getan? Wäre er nicht weniger heftig angefeindet worden, wenn er in seiner Malerei auf den Geschmack seiner Zeitgenossen mehr Rücksicht genommen hätte? Aber was würde das bringen? Hier interessiert die Frage, wie es Klimt trotz sozial und ökonomisch schwieriger Startbedingungen, belastender Familienkonstellationen und späterer Gratifikationskrisen, trotz Phasen der Depression und existenzieller Bedrängnis und Tragik gelungen ist, sich einen Lebensrahmen für sein Schaffen zu organisieren, der es ihm erlaubte, Schönheit und Intensität nicht nur in seinen Bildern, sondern auch in seiner Lebensgestaltung zu verwirklichen. Die frühen Wunden und inneren Hemmnisse, die Klimts Lebensästhetik Grenzen aufzwangen, sind im Sinne einer mehrdimensionalen, ressourcenorientierten Diagnostik (Musalek 2013, 315 ff.) als Herausforderung und potenzielle Kraftquellen zu bewerten. Insofern trägt die Lebensästhetik Klimts Züge einer versuchten Selbsttherapie. Tatsächlich bezog Klimts Konzept von Schönheit bedrohliche Affekte, Abgründiges und landläufig Hässliches mit ein und hatte damit ihrerseits therapeutisches Potenzial für die Kultur der Moderne in Wien um 1900, das bis heute bei den Rezipienten seiner Kunst wirkmächtig geblieben ist und neurobiologisch nachgewiesen werden kann (Kandel 2012, 364 ff.).

Aus heutiger Sicht würde Klimt wohl als wiederholt von Burn-Out gefährdet bezeichnet werden, ganz besonders, als er den schweren öffentlichen Anfeindungen ausgesetzt war. Es ist belegt, dass durch derart induzierte Gratifikationskrisen das Risiko, an schweren Depressionen oder Herz-Kreislauf-Komplikationen, einschließlich des Schlaganfalles, zu erkranken, um ein Vielfaches gesteigert wird (Siegrist 2008, 59). Vielleicht war der Schlaganfall von Klimt der dramatische Zusammenbruch angesichts eines nicht mehr kompensierbaren Ausgebrannt-Seins in einer zum Zerreißen angespannten Situation, die zusätzlich belastet war durch überwältigende historische und persönliche Umstände in der Endphase des Ersten Weltkriegs, die Klimt aber nicht als solche akzeptieren konnte oder wollte, weil es ihm nicht möglich war, seine persönliche Fiktion von Größe und Stärke der Situation angepasst lebensverträglich und freundlich zu modifizieren. Ein solches Dilemma birgt die Gefahr eines larvierten Burn-Outs in Gestalt von Organerkrankungen in sich (Albrecht 2012, 115 ff.).

Das Mögliche und das Schöne sind mächtige Kraftquellen und ein entscheidendes Therapeutikum bei Krisen und Erschütterungen der Existenz (Musalek 2012, 178 ff.).

Als ehrgeiziger Künstler mit überdurchschnittlichem Können hatte Klimt bereits den Vorteil des Blickes für das Schöne und die Möglichkeiten des Wirkens mit einer Ästhetik der Lebensgestaltung zur Verfügung. Seine gesamte Lebensführung diente dazu, die künstlerische Produktion im Sinne seiner leitenden persönlichen Fiktion zu sichern. Dazu gehörte ein vereinfachter, ritualisierter Tagesablauf. Das Wohnen mit seiner Mutter und seinen Schwestern entlastete seinen Alltag, die Wäsche wurde gemacht, für Essen war gesorgt, sofern Klimt nicht abends mit Freunden in Cafes, Bars oder zu Theaterbesuchen unterwegs war, konnte er mit speisen. Seine Schwester Hermine sagt über ihn: „Er brauchte wie alle Künstler auch sehr viel Liebe und vor allem Rücksicht. Er war ja kein Gesellschaftsmensch, eher ein Einsamer, und die Sorge der Geschwister musste sein, ihm die Lästigkeiten des Alltags aus dem Weg zu räumen. Jeden Abend kam er zu uns, nahm wortkarg seine Mahlzeit zu sich, ging früh zu Bett. Wir verstanden sein stilles Kommen und Gehen, wussten, wie notwendig er – nach den Kämpfen mit der Umwelt – Ruhe brauchte. Hatte er sich erholt, ging er mit solchem Ungestüm an die Arbeit, dass wir oft meinten, die Flammen seines Genies würden ihn bei lebendigem Leib aufzehren [...]" (Fliedl 1989, 169). Sein Freund Carl Moll beschreibt posthum zu seinem Tagesablauf: „Klimt war Frühaufsteher und bewegungshungrig, wanderte frühmorgens von der Westbahnstraße, wo er mit Mutter und Schwester wohnte [...] ins Cafe Tivoli, dessen altwienerisches Milieu neben Schönbrunn ihm [...] am meisten zusagte. Als illustrer Stammgast wurde er dort gehegt und gepflegt; ein opulentes Frühstück, bei dem eine große Portion Schlagobers die Hauptrolle spielte, musste ihn für den ganzen Tag stärken. Dort pflegten ihn auch seine Freunde aufzusuchen [...] Tagsüber blieb er im Atelier eingeschlossen. Die Rückwanderung in dieses führte ihn immer durch den Schönbrunner Park [...] Im Atelier angelangt, ergänzte er das Training der Beine mit einem Training der Arme durch Leichtathletik. Dann begann die Arbeit: Modelle standen täglich mehrere bereit [...] Die Arbeit wurde mittags nicht unterbrochen. Südfrüchte und Naschereien genügten ihm bis zur Abendmahlzeit, die dann umso üppigeren Ersatz bieten musste." (Partsch 1990, 303). Klimt nutzte Bewegung im Freien und eine ihn ästhetisch ansprechende Atmosphäre, um sich für das Schaffen in Stimmung zu bringen, der besessene Arbeitsstil erforderte zudem kräftige schmackhafte Nahrung. Es wird dabei deutlich, dass realisierte Lebensästhetik und schönes Leben nicht unbedingt nach heutigem Verständnis gesundem Leben entsprechen muss. Für seine Arbeitsmotivation entscheidend war eine erotische Atmosphäre. Eine zeitgenössische Darstellung zeigt Klimt in seinem Atelier auf einem Arbeitsgerüst, mit zwei nackten jugendlichen Modellen, die sich auf einer dekorierten Ebene unter ihm befinden. Eines sitzt ihm zugewandt mit gespreizten Beinen, während das andere dem (bekleideten) Künstler, der mit der Umsetzung des „Philosophie"-Fakultätsbildes beschäftigt ist, ein Tablett mit Wein, Kuchen und Obst auf das Hochgerüst reicht (vgl. Nebehay 1969, 221).

Ein mit Schreibmaschine selbst verfasster Text Klimts unbekannten Datums macht allerdings deutlich, wie er im Grunde mit Selbstunsicherheit und Scham lebte und wie das Selbstverständnis als Künstler ihm alles bedeutete. Klimt schreibt:

> „Kommentar zu einem nicht existierenden Selbstportrait:
> Malen und Zeichnen kann ich. Das glaube ich selbst und auch einige Leute sagen, dass sie das glauben. Aber ich bin nicht sicher, ob es wahr ist. Sicher ist bloß zweierlei:
> 1. von mir gibt es kein Selbstportrait. Ich interessiere mich nicht für die eigene Person als ‚Gegenstand eines Bildes', eher für andere Menschen, vor allem weibliche, noch mehr jedoch für andere Erscheinungen. Ich bin überzeugt davon, dass ich als Person nicht extra interessant bin. An mir ist weiter nichts besonderes zu sehen. Ich bin ein Maler, der Tag um Tag vom Morgen bis in den Abend malt. Figurenbilder und Landschaften, seltener Portraits.
> 2. Das gesprochene wie das geschriebene Wort sind mir nicht geläufig, schon gar nicht dann, wenn ich über mich oder meine Arbeit etwas äußern soll. Schon wenn ich einen einfachen Brief schreiben soll, wird mir Angst und bang wie vor drohender Seekrankheit. Auf ein artistisches oder literarisches Selbstportrait von mir wird man aus diesem Grund verzichten müssen. Was nicht weiter zu bedauern ist. Wer über mich – als Künstler, der allein beachtenswert ist – etwas wissen will, der soll meine Bilder aufmerksam betrachten und daraus zu erkennen suchen, was ich bin und was ich will." (zit. n. Partsch 1990, 302).

Erotik öffnet zur Welt und löst Verbundenheit aus, fördert den Zustand der Weltoffenheit als Bedingung für künstlerisches Schaffen. Klimt hatte unzweifelhaft wiederholt schwere depressive Krisen mit erheblichen Selbstzweifeln (Leopold 2012, 129f.), phänomenologisch ein Zustand der Verschlossenheit. Verführen oder Verführtwerden hingegen schaffen einen sinnlich starken Weltbezug, der aber punktuell bleibt, wenn es ohne Dauer der Beziehung geschieht. Die Fähigkeit zur Objektkonstanz, Beziehung als verlässlich und stabil erleben zu können, fehlte Klimt. Die Gründe dafür können vielfältig sein, es gibt kaum biographisches Material, das für gesicherte Hypothesen ausreichen würde (Leopold 2012, 131 f.). Neben den schwierigen Familienbeziehungen in der Kindheit, insbesondere zur Mutter, könnte die oben dargestellte tiefe narzisstische Wunde zusammen mit dem widersprüchlichen „Familienauftrag" mit entsprechendem Delegationskonflikt ebenfalls eine wichtige Rolle spielen, ebenso wie die bereits erwähnten unerbittlichen Antreiber oder persönlichen Fiktionen als „Entwurf" der Ansprüche an sich und das Leben, was Größe, Männlichkeit, Sonderrolle und Bedeutung für andere betrifft. Der „verzweifelte Erotiker" Klimt war eigentlich ein „ontologischer" Erotiker (Leopold 2012, 143). Das für ihn Mögliche musste als Kraftquelle in seine Lebensästhetik eingebaut werden, und dieses war gesellschaftlich gesehen eine Hypothek, scheint doch sein sexuelles Begehren an jugendliche oder sehr junge Frauen gebunden gewesen zu sein (Krug 2012). Er lebte dieses Begehren vor allem mit jungen Modellen aus einfachen Verhältnissen aus. Aus mehreren dieser kurzen Liebesbeziehungen entstammen Kinder, die in den späten Neunziger Jahren und um die Jahrhundertwende zur Welt kamen und von Klimt finanziell unterstützt wurden. Die jungen Mütter waren knapp 18 Jahre alt. Sehr wahrscheinlich gab es auch eine Liebesbeziehung mit Adele Bloch, als sie etwa 16 Jahre alt war, das erotische Interesse erlosch, als sie älter wurde (Grimberg 1986, 70 ff.). Sie stand ihm weiter Modell, auch als sie verheiratet war, in dieser Zusammenarbeit entstanden einige von Klimts bekanntesten Bildern.

Lebensästhetik als Fröhliche Wissenschaft und Lucian Freud als Kontrapunkt

Im Gegensatz zu Klimt bestand bei Lucian Freud die Herausforderung, auch potenziell asoziale Züge lebensästhetisch zu bewältigen. Wie erwähnt neigte er gelegentlich zu Gewaltausbrüchen, hatte Phasen von Spielsucht mit potenziell selbstschädigenden Tendenzen und häufig Geldmangel. Auch seine Sexualität war tendenziell aggressiv, der Umgang mit seinen Modellen mitunter sadistisch und zwanghaft. Er zeugte viele Kinder mit mehreren Frauen, die meisten waren Modelle von ihm, die Wahl seiner Sexualpartner umfasste auch einige Männer. Bis auf kurze Phasen lebte Lucian Freud nicht mit den Müttern seiner Kinder zusammen, unterstützte sie aber finanziell, und freundschaftlich distanziert hielten einige Beziehungen sogar lebenslang, auch bei Männerfreundschaften (Greig 2014). Wie Klimt musste auch Lucian Freud sich mit Polemik und Angriffen gegen seine Kunst auseinandersetzen. Trotz exzessiver Lebensweise wurde Lucian Freud dreißig Jahre älter als Klimt. Der Kontrapunkt zu Klimt ist bei Freud die aggressive Bemächtigung der Welt, durch die er emotionale Bedrängnisse und Verletzungen durch andere nicht so nah an sich heranließ und sie gewissermaßen vorwegnahm. Die Hingabe an die Kunst bildete bei Freud den Kern einer Lebensästhetik mit der Fähigkeit, potenziell destruktive Verhaltensweisen in schöpferische zu verwandeln und zu sozialisieren. Auch sind dionysische Aspekte der Lebensintensität in der Lebensästhetik Freuds stärker akzentuiert, und aufgrund seiner extrovertierten Art deutlicher sichtbar. Seine Lebensart entsprach nicht gängigen Maßstäben von Harmonie und Tiefe, verhalf ihm aber letztendlich dazu, als Künstler zu reüssieren.

Die Varianten der Lebensästhetik von Klimt und Lucian Freud erwuchsen aus den Möglichkeiten ihrer Situation und hatten ihren Preis, aber auch Erfolg. Sie tragen die Charakteristika Fröhlicher Wissenschaft (Nietzsche 1882/1980). Alles wird Rohstoff, da ist kein Platz für Moralisieren oder falsche political correctness, aus Kot kann Gold werden, aus Hässlichem und Chaotischem, aus Schwäche oder Krankheit Schönheit und Intensität. Lebensästhetik ist die Mobilisierung noogener, geistiger Ressourcen am Leitfaden des Leibes, im Dienste eines erfüllten, wachsenden schöpferischen und kämpfenden Lebens (Poltrum 2013, 217 ff.). Die Werke von Gustav Klimt und Lucian Freud tragen die Spuren eines Ringens um Lebensfülle, Tiefe, Beziehung und Intensität, sie bereichern unsere Wahrnehmung und unser menschliches Selbstverständnis, sie muten uns Verdrängtes zu. Als teure Accessoires von Geldeliten wird die Wirkmacht ihrer Werke vernebelt (Trenkler 2013), ihr Sinn verkapselt und wie ein Schrei unter dicken Tüchern erstickt. „Adele Bloch-Bauer I", die „goldene Adele" wurde den Erben um 135 Millionen Dollar abgekauft, „Adele Bloch-Bauer II" für ca. 88 Millionen Dollar ersteigert (Wikipedia 2012). Lucian Freuds „Benefits Supervisor Sleeping" wurde für umgerechnet ca. 22 Millionen Euro versteigert (Profil 2013). Als Zeugnisse und Anreger einer mutigen und authentischen Lebensästhetik verdienen sie aber nicht nur entsprechend ihres Marktwertes eine breite Öffentlichkeit und anhaltende Auseinandersetzung.

Literatur

Adler R. et al. (1990) Persönliche Merkmale, Lebensereignisse und periphere Arteriosklerose. In: R. Adler &Th. Üxküll (Hg.) Lehrbuch der Psychosomatischen Medizin, 4. Aufl. Uran und Schwarzenberg: München/Wien/Baltimore.

Aigner S., Voggeneder E., Smola F. (2005), In: Klimt – Schiele – Kokoschka – Moser – Wien um 1900. Belser: Stuttgart.

Albrecht H. (2012) Brennen und Ausbrennen – Alfred Adler als Pionier, Idealist und Patient im Burn-Out. In: M. Musalek & M. Poltrum (Hg.) Glut und Asche – Burnout. Parodos: Berlin.

Fliedl G. (1989) Gustav Klimt. Taschen: Kirchhoff am Inn.

Geiser F., Meier C. (2006) Läßt Angst das Blut gerinnen? Psychoth Psych Med; 56 – A 32.

Genet J. (1962) Alberto Giacometti. Ernst Scheidegger: Zürich.

Greig G. (2014) Frühstück mit Lucian Freud. Nagel & Kimche bei Carl Hanser: München.

Grimberg S. (1986) Adele- Love, Art and Betrayal in Vienna. In: Art & Antiques, Summer 1986.

Helting H. (1999) Einführung in die philosophische Dimension der psychotherapeutischen Daseinsanalyse. Shaker: Aachen.

Kandel E. (2012) The Age of Insight. Random House: New-York [Deutsch (2012): Das Zeitalter der Erkenntnis. Übers. v. Martina Wiese. Siedler: München.

Känel R. von (2003) Veränderung der Blutgerinnung bei Stress und Depression. Therapeutische Umschau 060 (11), 0682-0688.

Krug H. (2012) Persönliche Mitteilung. Eigene Recherche Galerie Nebehay.

Leopold D. (2012) Der verzweifelte Erotiker. In: T. Natter, F. Smola, P. Weinhäupl (Hg.) Klimt persönlich. Christian Brandstätter Verlag: Wien.

Musalek M. (2012) Das Mögliche und das Schöne als Antwort. Neue Antworten in der Burnout-Behandlung. In: M. Musalek & M. Poltrum (Hg.) Glut und Asche – Burnout. Parodos: Berlin.

Musalek M. (2013) Von einer kategorialen zu einer mehrdimensionalen Diagnostik. In: K. Brücher & M. Poltrum (Hg.) Psychiatrische Diagnostik. Parodos: Berlin.

Nebehay C. (1969) Gustav Klimt. Dokumentation. Verlag der Galerie Christian M. Nebehay: Wien.

Nietzsche F. (1882/1980) Die Fröhliche Wissenschaft, § 283 In: G. Colli & M.

Montinari (Hg.) KSA 3. DTV: München.
Pan A. et al. (2011) Depression and Risk of Stroke Morbidity and Mortality. JAMA; 306 (11), 1241-1249.
Partsch S. (1990) Gustav Klimt – Leben und Werk. I. P. Verlagsgesellschaft: München.
Partsch S. (1994) Gustav Klimt – Maler der Frauen. Prestel: München/ New-York.
Ploil E. (2008) Ein Gesamtkunstwerk – Die Ateliereinrichtung des Gustav Klimt. Parnass 1/ 2008.
Polt R. (2003) Beiträge zur Philosophie (Vom Ereignis). In: D. Thomä (Hg.) Heidegger-Handbuch. J. B. Metzler: Stuttgart/Weimar.
Poltrum M. (2011) Nietzsche als Diagnostiker, Patient und Psychotherapeut. Philosophie als Arzneimittel im Dienste des wachsenden und kämpfenden Lebens. In: K. Brücher & M. Poltrum (Hg.) Psychiatrische Diagnostik. Parodos: Berlin.
Profil 40. 30.9.2013.
Schmidt L. (1989) Gustav Klimt. Berghaus Verlag: Kirchdorf am Inn.
Schorske C. (1982) Wien – Geist und Gesellschaft im Fin de Siecle. Übers. v. Horst Günther. S. Fischer: Frankfurt am Main.
Siegrist J. (2008) Hat die Psychosomatik ihre soziale Dimension verloren? In: H. Stoffels (Hg.) Soziale Krankheit und soziale Gesundung. Königshausen und Neumann: Würzburg.
Sommer M. & Steiner-Strauss A. (2012) Gustav Klimt und Wien. Metroverlag: Wien.
Sternthal B. (2005) Diesen Kuss der ganzen Welt – Leben und Kunst des Gustav Klimt. Verlag Styria: Wien.
Stierlin H. (1982) Delegation und Familie. Suhrkamp: Frankfurt am Main.
Trenkler T. (2013) Als Statussymbol unschlagbar. Interview mit Wolfgang Ullrich. Der Standard 7.12.2013.
Wikipedia Gustav Klimt 6.3. 2012.
Zizek S. (2014) Was ist ein Ereignis? Übers. v. Karen Genschow. S. Fischer: Frankfurt am Main.
Zu Salm-Salm M. (2005) In: Klimt – Schiele – Kokoschka – Moser – Wien um 1900. Belser: Stuttgart.

Nicolai Gruninger

Auf welches Instrument sind wir gespannt? Ein Essay über den klingenden Seelenraum und die Heilkraft des Hörens

Präludium

Die menschliche Seele trägt den gleichen Namen wie die schöne und verliebte mythologische Psyche. In der mythischen Erzählung werden Psyche und Eros zu einem unzertrennlichen Liebespaar, nachdem sie schwerste Prüfungen überstanden haben, die ihnen von den Göttern auferlegt wurden.

Psyche zieht zunächst durch ihre Schönheit den Zorn der Aphrodite auf sich und wird von dieser verdammt. Als Strafe befiehlt die Schönheitsgöttin ihrem Sohn Eros, die Konkurrentin mit einem Ungeheuer zu vermählen. Doch Eros verliebt sich unerwartet in die anmutende Psyche, als er den Auftrag seiner Mutter durchführen will. Die Liebe zwischen Eros und Psyche hat ein wesentliches Handicap. Eros darf sich nicht zu erkennen geben. Daher kann sich das Liebespaar nur in der Nacht lieben. In ihrem Liebesnest darf nur geflüstert und berührt werden. In dem Augenblick, in dem Psyche ihren Geliebten aus Neugier mit ihrer Öllampe beleuchtet, verschwindet er. Diesem Unglück folgen weitere Verwicklungen und Prüfungen, bis das Liebespaar schließlich, mit dem Segen der Götter, in einem jubelnden Finale heiraten darf.

Wenn sich die Liebe verliebt, dann ist sie bei sich angekommen. Ohne die Liebe, und damit sind wir wieder auf festem Boden angelangt, verkümmert unsere Seele. Die Liebe ist die Urquelle allen Daseins. Sie ist das Thema, über das das Leben moduliert. Erst die Liebe versammelt die Seele um sich und bündelt sie zur Kraft, die Neues schafft. Die menschliche Seele betritt von Beginn an als Paar die Bühne der Welt. Ohne Eros ist sie nicht überlebensfähig. Sie muss geliebt werden und sie will lieben.

Was sagt uns der Mythos noch? Der Mythos vertont die Liebe als Notturno. Ein Nachtstück, in dem die Liebe besonders hell und süß klingt. Eros lässt keine Stelle an uns unberührt. Alles verschmilzt im Liebesrausch zu einer Klangsphäre. Jede Bewegung, jeder Gedanke und jedes Flüstern werden zu einer Berührung, die im tiefsten Seelenraum widerhallt. Der Mythos erzählt von der Liebe als Resonanzgeschehen. Indem er die Liebe und die von den Göttern auferlegten Prüfungen unaufhörlich in der Nacht ansiedelt und sehende Erkenntnis mit Verlust und Verdammung in die Unterwelt bestraft, verweist er auf das Sinnesorgan, auf dem die Liebe sich spielt. Die Konjunktion von Eros und Psyche, die Vermählung von Liebe und Seele, ihre Anziehung und Unzertrennlichkeit lassen sich am ehesten im lauschenden und hörenden Modus erfahren.

Nun sind wir dort angelangt, von wo aus wir mit Rainer Maria Rilkes *Liebes-Lied* die Frage stellen können: Auf welchem Instrument ertönt das süße Lied der Liebe? *Auf welches Instrument sind wir gespannt?* Lassen Sie uns nun, vielleicht auch etwas vom Liebesvirus infiziert, auf das Liebeslied von Rilke lauschen, um dann den Resonanzraum der Liebe zu verlassen und den klingenden Seelenraum zu betreten.

> Liebes-Lied
> Wie soll ich meine Seele halten, daß
> sie nicht an deiner rührt? Wie soll ich sie
> hinheben über dich zu andern Dingen?
> Ach gerne möcht ich sie bei irgendwas
> Verlorenem im Dunkel unterbringen
> an einer fremden stillen Stelle, die
> nicht weiterschwingt, wenn deine Tiefen schwingen.
> Doch alles, was uns anrührt, dich und mich,
> nimmt uns zusammen wie ein Bogenstrich,
> der aus zwei Saiten eine Stimme zieht.
> Auf welches Instrument sind wir gespannt?
> Und welcher Geiger hat uns in der Hand?
> O süßes Lied.
>
> (Rilke, neue Gedichte 1907)

Anklang

Wenn die Liebe ein Lied ist, dann braucht sie ein Instrument auf dem sie erklingen kann.

Die Liebe ein Lied? Unsere Seele Musik? Lässt sich unser Körper als KlangKörper, als Resonanzraum denken, auf dem sich helle Melodien der Liebe und des Glücks sowie dunkle Töne der Einsamkeit, der Melancholie und der Resignation spielen? *Ist unser Körper die Harfe unserer Seele, aus dem wir süße Musik oder wirre Töne entlocken können,* wie dies Khalil Gibran angestimmt hat (Gibran 2013, 73)?

Folgen wir diesen Fragen, dann werden wir unweigerlich ins Reich der Klänge und der Resonanzen entführt. Wir wollen uns auf diese Reise begeben und das Risiko eingehen, hörend zu denken. Welche Gemeinsamkeit hat der Mensch mit dem Klang? Was hören wir, wenn wir von uns selbst reden und über uns selbst nachdenken? Wie vernehmen wir Sinn? Auf welches Instrument sind wir gespannt? Haben wir einen KlangKörper, auf dem sich unser Leben spielt? Doch wie müssen wir diesen KlangKörper denken, auf dem so unterschiedliche Klänge laut werden können (und ebenso verstummen können)? Ist er ein Instrument wie ein Klavier oder eine Trommel? Wer oder was spielt dieses Instrument? Wie müssen wir den Resonanzraum denken, in dem sich Affekte und Gedanken verlauten? Und wer sind „wir", wenn nicht auch das Instrument? Können auch andere Menschen unseren KlangKörper in Schwingung versetzen? Und wie ist es mit Gegenständen, der Kunst und der Natur? Wann findet Resonanz statt? Ist Resonanz die Bedingung für Gesundheit und Glück?

Unsere Methode ist das Hören. Wir wollen lauschen und horchen, was uns der Mensch von sich erzählt. Wir wollen nicht feststellen und beweisen. Wir wollen gespannt sein, aufmerksam und wachsam, und uns im horchenden Modus von dem Anklang und dem Widerhall der menschlichen Seele berühren lassen. *Schläft ein Lied in allen Dingen, die da träumen fort und fort, und die Welt hebt an zu singen, triffst du nur das Zauberwort,* ruft uns Joseph von Eichendorff (2001, 328) programmatisch aus fernen Zeiten zu. Bei diesem Versuch werden wir von anästhetischen Denkübungen möglichst viel Abstand halten. Erst dann können wir erfahren, dass auch das Denken spricht und hört. Unser Ziel ist es, den Menschen in seiner Ganzheit als klingendes Wesen zur Sprache kommen zu lassen. Zur Sprache kommen lassen, hören und horchend den Ereignissen auf der Spur zu sein, erfordert auch einen hörenden Duktus. Wir werden einen Sprachraum betreten, in dem der Widerhall auf unsere Fragen obertonreich zum Klingen kommen kann. Einen Sprachraum, der unserem Thema ent-spricht.

Zuerst stellen wir die Frage nach einer Anthropologie der Resonanz und denken den Menschen als KlangKörper, in seiner Konstitution und in seinem leiblichen Erleben. Hierfür werden wir unterschiedliche Register anstimmen müssen, ontologische, sinnliche, intelligible und dialogische. In einem zweiten Schritt untersuchen wir seelische Krankheiten als Resonanzstörungen. Am Beispiel des Rausches und der Suchterkrankung werden wir den Versuch unternehmen, die Anthropologie der Resonanz in klinische Sphären zu transponieren. Als zwingende Konsequenz fragen wir am Schluss nach der Heilkraft des Hörens. Der Psychotherapeut und Arzt werden als Hörspezialist und Hörarbeiter verdichtet, dessen Medizin heilsam und ebenso tödlich sein kann.

Anthropologie der Resonanz

Das Sein und das Dasein als Resonanz zu durchdenken, diesen Versuch hat der zeitgenössische Denker Jean-Luc Nancy in seinem Essay *zum Gehör* unternommen (2010). Er wird uns mit seinen Gedanken den philosophischen Grundton unserer Untersuchung anstimmen, über den wir modulieren und improvisieren werden.

Fragen wir zunächst nach dem Wesen der Resonanz. Die Resonanz erzählt in ihrem Widerklang von sich selbst. Sie verweist auf sich. Sie klingt wider – resoniert – und trägt sich in die Dauer hinein. Dabei öffnet sie einen Raum, einen Resonanzraum, indem sie sich ausdehnt und wieder zu sich zurückkehrt. Ihr Raum ist zeitlich, ein Kommen und Gehen, ein Hin und Her, eine Welle, die anschwillt und abebbt. In ihrem Widerklang klingt ein Lied an, das sich in die Zukunft gerufen hat und von der Vergangenheit erzählt. Die Resonanz klingt und ist Rhythmus. Sie ist ein unendlicher Verweis auf sich selber. Ihr Raum ist fließender Körper, er durchdringt und dehnt sich aus. Er taucht in die Tiefe. Er ist Ahnung, Geheimnis, Nacht, vereinnahmend und dunkel. Die Resonanz vereint alles, was sie berührt, zu einem lebendigen Ganzen. Vielleicht ließe sich so eine Körperlichkeit der Resonanz formulieren.

Fragen wir nun nach dem Menschen, seiner Konstitution, seinem Wesen, seinem Dasein und hören zu, was er uns erzählt, dann fällt auf, dass auch der Mensch von sich selbst erzählt. Auch das Subjekt verweist auf sich. Es spürt sich spüren und es erzählt von sich in den Zeilen seiner eigenen und individuellen Lebensgeschichte. In diesem sinnlichen und sinnhaften Verweisen auf sich selber kommt der Mensch bei sich an, wird Subjekt. Sein lebendiger Erfahrungsraum gleicht der Bewegung der Resonanz. Erfüllung, Durchdringung, Tiefe und Intensität sind seine Koordinaten.

Der Mensch wäre laut dieser Annahme in seiner Konstitution ein Resonanzwesen. Im Hören auf die eigene Resonanz würde der Mensch zu sich selber finden, zu seiner Bestimmung und seinem In-der-Welt-sein.

Der Mensch wird am Du zum Ich, sagt Martin Buber (Buber 2006). So müssen wir die Resonanz erweitern und die Selbstgenese in Richtung Du ausdehnen. Im Sich-Spüren spüren, im Hören auf den Sinn und im Hören auf das Du kommen wir bei uns an, erleben wir uns selbst, machen Selbsterfahrung.

Verlassen wir den ontologischen Denkraum, der uns über die Konstitution des Menschen Auskunft gegeben hat und gehen nun der Frage nach, welche Rolle die Resonanz und das Hören in seinem praktischen Lebensvollzug spielt. Unsere Annahme ist, dass sich über dem ontologischen Grundton der individuelle Daseinsklang anhebt. Im Klangspektrum von Grundton und Obertönen würde sich das Subjekt mitteilen, sich selbst und seiner Umwelt. Ein Subjekt, dessen Verfassung und Lebensvollzug miteinander schwingen, dessen Wesen der Verweis ist und dessen Empfindungen, Affekte und Gedanken erst in der Resonanz – ihrem eigenen Klang – präsent werden.

Auf welches Instrument sind wir gespannt? Welche Türe führt uns in den ästhetischen Hörraum, in dem Gedanken, Affekte und Stimmungen laut werden können? Diese Frage ruft den KlangKörper ins Geschehen. Das Instrument, auf dem sich unsere Seele und unser Selbst spielt, ist unser Körper. Er gleicht einem Hohl- und Echoraum mit unserem größten Organ, der Haut, bespannt. Gleich einer Trommel ist er fähig, leiseste Anklänge in lautstarken Widerhall zu vergrößern. In ihm kommen tief entsprungene Resonanzen zum Gehör, die sich ihren Weg von der Seele ins Bewusstsein bahnen.

Peter Sloterdijk weißt mit Recht auf den tauben Fleck von Descartes hin (Sloterdijk 1993). Unser Denken ist nicht klanglos, es erzählt von sich. Erst wenn wir unsere Gedanken hören, denken wir, sind wir.

Die Vibrationen, Rhythmen und Klänge lassen sich aber nicht nur hören, sie lassen sich auch fühlen. Mit einem Geburtsschrei kommt das Neugeborene zur Welt. In der Resonanz der Klänge und Empfindungen beginnt das Neugeborene sich selbst zu spüren und wahrzunehmen. Anfangs teilt es noch einen Klangraum mit der Mutter. Mit zunehmendem Wachstum beginnen erste Affektschläge neue Räumlichkeiten zu öffnen, in denen Resonanz stattfinden kann. Diese Räumlichkeiten räumen dem Kleinkind die leibliche Erfahrungswelt ein.

Der Schrei, das Weinen, das Lachen eröffnen in ihrer Rhythmik einen Klangraum, in dem sich das Selbst konstituieren kann. Das Selbst ist diesem Gedankengang folgend nicht der Erzeuger der Affekte, sondern findet erst in der Resonanz statt, im Spüren und Hören der Affektschläge, die den KlangKörper in Schwingung versetzen.

Hören können wir nur, weil wir einen Resonanzraum haben, weil der Mensch ein Instrument ist, auf dem er sich spielt und vernimmt. Die Resonanz braucht einen Körper, um zu klingen, gleichzeitig schafft sie einen Raum, der den physischen Körper durchdringt. Der KlangKörper Mensch muss demnach holistisch gedacht werden. Er ist Schallraum, Resonanzrohr mit einem Innen und einem Außen. Eine Luftsäule, Knochen mit einer Membran, der Haut, bespannt. Zugleich öffnet die Resonanz einen Raum, der als leiblicher Erfahrungsraum beschrieben werden kann. Ein Innenraum, ein Zwischenraum, ein Lebensraum, ein *Weltinnenraum*. In ihnen findet das Spüren, das Denken, das Glauben, das Fühlen und die Liebe statt. Innen und Außen werden dynamisch konstituiert, können im hörenden Modus aber auch zu einer Klangsphäre verschmelzen. Für den Psychiater und Phänomenologen Eugen Minkowski ist der Widerhall viel ursprünglicher als die Dichotomie von Ich und Welt (Minkowski 1999). Der durch den Anklang hervorgerufene Widerhall kann ein Ich formen und zugleich die Trennung von Ich und Welt aufheben und zu einem Ganzen verschmelzen lassen. Der Widerhall ist nicht nur Echo, sondern Antwort des redenden Seins, das sich in der Antwort in die Welt ruft.

Der Körper verkörpert, ist Medium und Erzeuger. Im Körper, am Körper, durch den Körper kristallisiert und entschreibt sich die Seele und die leibliche Erfahrung.

Es geht darum, den Körper hörend zu denken, von der Resonanz ausgehend. Er lässt sich nicht erschöpfend vermessen und schematisieren. Er öffnet die Resonanz dem Hören. Ihr Klang formt und belebt die leibliche Erfahrung und räumt das Dasein in der Welt ein.

Der Körper ist Klang. Der Körper ist Form. Der Körper pulsiert, er atmet. Der Körper zeugt. Der Körper leibt. Der Körper spürt – *sich*. Der Körper berührt – *Sinn*. Klang *ist* Körper.

Resonanzstörungen im Rausch(en)

Wechseln wir das Register. Gehen wir der Frage nach, wie sich Störungen in der Resonanz auf unsere Erfahrungswelt auswirken können. Das Verständnis von Turbulenzen im seelischen Gleichgewicht kann uns zu einem tieferen Verständnis einer sonoren Anthropologie verhelfen. Der Gedanke über den Zusammenhang von Hören und Gleichgewicht muss an anderer Stelle wieder aufgegriffen werden. Er bedarf einer gründlichen Untersuchung über das Motiv der Äquilibrierung in der Onto- und Salutogenese.

Eine der Grundstörungen im Hören ist das Rauschen. Das Ohr und der Rausch teilen einen Wesensbereich: Beiden ist es eigentümlich, in prä-dichotomen Sphären zu schwingen. Innen und außen, oben und unten, vorne und hinten, räumliche Kategorien in visuelle Weltaneignungen eingeschrieben, heben sich im Klang und im Rausch auf. Musik, Drogen und Rausch lassen sich im dionysischen Kraftfeld verorten. Ozeanische Allverbundenheit, Selbstvergessenheit und Indifferenz sind ihre Koordinaten. Nicht umsonst betreten der Rausch und die Musik meist Hand in Hand die Bühne ritueller Initiationsbräuche. Auch in entritualisierten Drogenexzessen spielt die Musik nach wie vor eine zentrale Rolle. Das Ohr wird zum Hilfsorgan des Rausches.

Wir fragen an dieser Stelle nach dem Klang, nach der Resonanz vom Rausch. Der Rausch, in einem klanglichen Register vernommen, bleibt in der Resonanz des Rauschens verhaftet. Im Rausch klingt das Rauschen wider. Auch der Rausch teilt sich mit, auch in ihm klingt und erklingt ein Verweisen. Rhythmus und Timbre sind im Rauschen jedoch kaum mehr vernehmbar (im weißen Rauschen sind sie es gar nicht mehr) und somit bleibt die Resonanz rauschend, das ist ihr einziger Verweis. Physikalisch angestimmt stört das Rauschen die Nachrichtenübertragung. Ein unspezifisches Frequenzspektrum verzerrt Informationen bis zur Unkenntlichkeit.

Das Rauschen, als Restrisiko der Natur, wird in apollinisch programmierten Gesellschaften mit allen Mitteln versucht zu kontrollieren und zu eliminieren. Die ontologische Notwendigkeit von Rauschen wird jedoch in einem sonoren psycho-physikalischen Register besonders deutlich. Klänge enthalten immer einen Grundton, Obertöne und etwas Rauschen. Wird das Rauschen herausgefiltert (wie diese ernüchternde Erfahrung jeder Musikliebhaber machen musste, als der digitale Fortschritt die analoge Schallplatte verdrängte), wird die Tiefendimension des Klangs amputiert. So kommt es bei rauscharmen Gesellschaften zur Verflachung der Affekte und des Denkens. Denken wird zur philosophischen Trockenübung, ohne Gefahr zu laufen, sich im Rauschen zu verlieren. Ein Denken mit beiden Händen fest an das akademische Geländer geklammert. Nur wenige Denker riskieren das *Denken ohne Geländer*, wie Hannah Arendt es für sich treffend formulierte.

Wird das Rauschen im umgekehrten Fall aber zur einzigen Resonanz, verweist dies auf eine Störung. Im dionysischen Kult wird sich dieser Erfahrung ganz hingegeben, eingelassen in die Kräfte des Unbewussten und die Wogen des Ozeans. Die Folge ist eine abwesende oder gestörte Selbstpräsenz.

Bevor sich das Selbst in der Resonanz, in der Rhythmik der Affekte in die Anwesenheit ruft, ein Außen und Innen konstituiert, taucht es in einer Klangsphäre, die auf den Ein- und Anschlag, die Attacke des Sinns horcht.

Diese Sphäre ist die Stille. Das Rauschen als Hörsturz verlässt die Stille, stört die Stille und stört den Klang des Selbst. *Du hast mit deinem Rauschen / Mir ganz berauscht den Sinn*, lässt Franz Schubert seinen Müllergesellen im Liebesrausch singen. Es ist nicht mehr vernehmbar, woher die Resonanz hallt. Nur so kann es dazu kommen, dass das „Innwendige" von „außen" zu sprechen beginnt. Innen und Außen werden an dieser Stelle konzeptuell formuliert. Sie kommen als solche weder zu Gehör, noch werden sie konstituiert. Ganz im Gegenteil: Alles beginnt im Rausch zu sprechen. Der Sender kann nicht mehr verortet werden. Im Rauschen eines Bachs kommt das Selbst ebenso zur Präsenz wie in den Lautsprechern, aus denen Techno-Beats dröhnen. Das Buch schreibt sich im Rausch wie „von selbst". Im Klang der Buchstaben hallt ein Subjekt wider, Autor unbekannt. Im Rausch werden wir geleitet und geführt, *panta rei*, alles fließt, alles eins. Die Vorsokratiker wussten noch von diesen Rauschereignissen zu berichten. Welt und Sein hat sich ihnen in enger Umarmung sinnlich erschlossen. In der rauschenden Resonanz wird die eigene Stimme in der Natur, im Universum und im *Weltinnenraum* vernommen. Selbst, als Resonanz eines Verweisens kommt in Form einer Universal-Verräumlichung zur Präsenz. Das hallende Glockengeläut verkündet von einer unio mystica.

Verliert sich der Rausch im dionysischen Meer, findet er ohne apollinische Verklärungskraft statt, dann versinkt der Berauschte im rauschenden Getöse. Siechend fristet er am Meeresboden sein Dasein. Werden die Götter zum Verstummen gebracht und der Rausch zur Privatunternehmung ohne Form und Ritual (ähnlich dem regellosen Geldrausch im Finanzsystem), laufen besonders jene Seelen Gefahr, in süchtiges Rauschverhalten zu verfallen, deren Resonanzkörper aufgrund von traumatisierenden Erfahrungen Risse bekommen haben. In potenzierter und frequentierter Form werden verlorene Subjekte von sirenischen Stimmen gelockt, deren Versprechungen Heilung, Ruhm und Schmerzfreiheit sind, in deren Resonanz aber Tod, Verzweiflung und Auflösung hallen.

Wie kann es dazu kommen, dass der Resonanzkörper und die Rhythmik der Affekte gestört werden? Wie klingt eine Trommel, ein Instrument, dessen Membran und dessen Korpus Risse oder einen Sprung bekommen haben? Risse in der Membran oder im Resonanzkörper führen zu dumpfen Tönen und krachenden Geräuschen. Auf einer beschädigten Membran lassen sich nur sehr wirre und verzerrte Resonanzen vernehmen. Was hier erklingt, ist ein rauschendes Selbst, das auf einen dumpfen Klang und gestörten Sinn verweist. Doch wie wird der Resonanzkörper brüchig, wie kann die Membran Risse bekommen und was lässt die Saiten reißen? Hier sind wohl gröbere oder lang anhaltende Schläge und Überspannungen vonnöten. Resonanzen sind anfänglich vom Echo-Klang der Mutter abhängig und finden in der weiteren Entwicklung zu ihrem eigenen Instrument. Bleiben die Klänge der Mutter und des Vaters aus oder finden zu harte rhythmische Affektschläge im zarten und dünn bespannten Korpus des Kleinkindes Widerhall, kann dies zu Verkümmerung oder Verletzung des jungen Schallkörpers führen. Eine gestörte und rauschhafte Selbstpräsenz wäre die Folge. Es ist wichtig an dieser Stelle wiederholt daraufhin zu weisen, dass der KlangKörper, das „Instrument Mensch", holistisch gedacht wird. Die Resonanz formt die leibliche Erfahrung. Der KlangKörper lässt die Resonanz klingen und bringt sie zum Gehör (intelligibel und sinnlich). Störungen können demnach den physisch-sinnlichen Resonanzkörper ebenso betreffen wie den leiblichen Erfahrungsraum, der aufgrund von Verletzungen in seiner dynamischen Konstituierung gedämpft oder gänzlich dumpf geworden ist, so dass Sinnlosigkeit und Entfremdung resonieren.

Resonanzstörungen können natürlich während der gesamten Lebensspanne die Erfahrung von Integrität und Selbst verzerren. Akzelerationsräusche, die sich in die letzten Nischen und heiligen Winkel unserer Existenz ausbreiten, ziehen ohne Ausnahme alle noch so musischen Seelen in Mitleidenschaft. Wer sich dem Wettbewerbsdogma und der Expansionsmanie entziehen will, wird von Bord gestoßen und darf den vermeintlichen Höhenflug nur als gefallener Einzelkämpfer mitverfolgen. Arbeit, Geld und Web04 können sich zu gefährlichen Drogen potenzieren und den Daseinsklang dämpfen. Ebenso verhindern akustische Umweltverschmutzungen, Reizüberflutungen, Ruhelosigkeit und Hast die Erfahrung von Resonanz.

Der Rausch in ritualisierter Form hat einen Beginn und ein Ende. Wenn der Rausch auf-hört und im Rhythmus der Ernüchterung widerhallt, ruft sich ein apollinisch verklärtes Selbst in die Gegenwart. Auf einem durchgeputzten Resonanzrohr, einem frisch gestimmten Instrument, kommt ein transformiertes Subjekt zum Klingen. So war der Rausch in einer Zeit, in der die Allianz von Heiligen und Heilung in ritualisierter Form gefeiert wurde. Während dieser Zeremonien war für kurze Zeit der Klang des Universums vernehmbar, das Ohr wurde zum Organ der Welt. Individuation war vergessen, Wunden und Risse wurden im Verbund mit den Göttern und Geistern geheilt. Der Rausch als Auflösung von Subjekt und Objekt, als Klangsphäre, in der nur mehr der Rausch vernehmbar war, konnte in einer ritualisierten Form zur Genesung und Heilung führen.

Hören als Therapeutikum

Wir antworten nicht auf das, was wir hören,
sondern wir antworten, indem wir etwas hören.
Bernhard Waldenfels

Betreten wir nun den Resonanzraum der Therapie und fragen nach der Heilkraft des Hörens.

Wenn das Selbst keine objektive und gegenständliche Gestalt ist, sondern sich in seinem Wesen wie der Klang verhält und im Klang widerhallt, dann sind wir uns selbst am nächsten, dann werden wir Selbst im Modus des Hörens, genauer gesagt, im Modus des Horchens und Lauschens. Im Ohr sind wir bei uns angekommen. Da wo die Seele im KlangKörper schwingt und resoniert, findet Selbst statt.

Haben Patienten das Hören verlernt und den Kontakt zu ihrer leiblichen Resonanzsphäre verloren, bedeutet dies für den Therapeuten, den Patienten seine Ohren und seinen Resonanzkörper zu leihen. In der Psychotherapie gilt es, einen Hörraum zur Verfügung zu stellen, zu Ruhe und Rast zu kommen, und auf die Stille und den in ihr anklingenden Widerhall zu lauschen. Das Selbst als Ort der Resonanz lässt sich nur in der Stille vernehmen. Sich selbst finden hieße, sich selbst hören, sich selbst spielen und sich selbst in die Zukunft rufen.

Wie muss das „Instrument Therapeut" gestimmt sein, um die polyphone Gefühlswelt der Patienten zum Klingen zu bringen? Der Therapeut selber ist ein geschulter Hörer und Horcher. Er vermag in der Stille zu verweilen. Die Stille auszuhalten. In die Stille zu lauschen. Stille, Schweigen und Pause erklingen im therapeutischen Raum als Dreiklang. Seine Obertöne loten die Grenzen von Musik und Sprache aus. Für Franz Schubert und John Cage war er gleichbedeutend mit der Musik. Sie komponierten eine Stille, in der sich die Musik selber abwürgt (man höre auf die schaurigen Klänge der Stille in Schuberts B-Dur Klaviersonate), und eine Stille, die selber zur Musik wird, wie das Cage in seinem Werk 4'33" komponiert hat.

In der Stille, dem Schweigen und den Pausen wird der Therapeut zum artistischen Heilkünstler. Er wird zum Seiltänzer zwischen Geburtshelfer und Folterknecht. In seiner Kunst geht es um die Stille. Er vermag sie zum Brutkasten formen, in dem verstummte Klänge der Patienten zur Welt kommen und (wieder-)erwachen können. Sein Kunstfehler dagegen kann Patienten in die Sprachlosigkeit und quälerische lautlose Vereinsamung zurückwerfen. Als Alchemist des Schweigens und der Stille kann seine Medizin heilsam und ebenso tödlich sein. Sie kann gleichermaßen in die Existenz sowie in die Inexistenz führen. Das Risiko einer Unter- oder Überdosierung von Stille und Schweigen und ihre potentiell gefährliche Transformationskraft darf nicht unterschätzt werden.

Methodisch horcht der Therapeut mit seinen Patienten auf die Stille und weist ihnen den Weg zur Resonanz. Er trägt mit seinen Ohren die Existenz seines Gegenübers. Er gleicht einem Klangraum, in dem das Narrativ der Patienten widerhallen kann. Dazu braucht er innerliche Ruhe, Weite und Gelassenheit. Er muss ein Hörspezialist, ein Hörarbeiter sein, einer, der es versteht, die „eigenen Schwingungen" zu identifizieren, zu entziffern und von „fremden Schwingungen" zu differenzieren. Auf diesem Weg kann der Therapeut mit den Patienten auf den Sinn horchen, der sich im Resonanzraum der Therapie ankündigt, zum Gehör bringt und anruft.

Indem der Therapeut diesen Raum zur Verfügung stellt, seine eigenen Resonanzen an- und ausspricht und den Patienten als Widerhall vergrößert, können die Patienten mit ihrem Selbst zunehmend in Kontakt kommen. Bis die Patienten Akustiker ihrer selbst geworden sind und sich ihren eigenen Konzertsaal bauen können, in dem ihre Seele obertonreich zu schwingen beginnt. Nun fügen sich einzelne Lebenstöne zu einer Lebensmelodie zusammen. Der Sinn beginnt zu sprechen. Sinn ist untrennbar mit dem Sinnlichen verbunden, allen Sinnen voran dem Hören. Ästhetisch angestimmt geben die Sinne dem Menschen Sinn. Sinn lässt sich nicht sehen, Sinn spricht. Sinn ist das Denken im Hören und das Hören im Denken. Im leiblichen Erfahrungsraum beginnen nun das Denken, das Fühlen und das Handeln miteinander zu schwingen und verweisen auf einen Menschen, der sich als Resonanzwesen mit sich und seinen Mitmenschen einstimmen kann. Die Seele beginnt sich nun auf einem klingenden Körper zu spielen.

Hören heißt, sich selbst in die Zukunft zu rufen und dem Klang der eigenen Erzählung zu lauschen, und nicht die Begegnung mit einem fertigen Produkt, das sich Selbst nennt.

Die Krise in der psychotherapeutischen Behandlung birgt Gefahr und Chance zugleich. Die Gefahr von Selbstverlust im gegenständlichen Sinne. Die Chance von Selbstfindung im ereignishaften und zukünftigen Erklingen. Die Heilkraft liegt im Hören. Im Hören auf die eigene innere Stimme und im Hören auf sein Gegenüber. In den Worten Roland Barthes: „‚Hör mir zu' heißt: Berühre mich, wisse, daß ich existiere." (Barthes 2006, 81)

Aber nicht nur der Therapeut, auch der therapeutische Raum verhelfen den Patienten den Klang ihrer Seele zu vernehmen. Therapeut und Patient teilen eine Resonanzsphäre, in der das Sagen, das Fühlen, das Wahrnehmen und Innehalten klingt, pausiert und manchmal dröhnt. In der Schwebe schaukeln Aufmerksamkeit, Sprache und Hören. Sie ziehen konzentrische Kreise in die Stimme und Bewegung hinein, die ausspricht, mitteilt und berührt. Der Therapieraum bildet den Resonanzkörper, in dem die Stimme und Stimmung ihren Widerhall finden, in dessen akustischem Fluidum die Seele schwingt und vibriert. Er ist das Instrument, auf dem das therapeutische Gespräch spielt und erklingt. Ein Instrument, auf dem zarte und intime Saiten ebenso erklingen wie wuchtige Gefühlswirbel sich trommelnd Gehör verschaffen.

Die Atmosphäre – die Stimmung – bedarf einer Einstimmung und einer Gestimmtheit. Stille, Zuhören und Zugehörigkeit sind ihre Koordinaten. Ein Sagen mit Stimme, in der Gestimmtheit der eigenen Stimmung. Eine Stimme im Kontakt zum eigenen Sagen, das ist der Ruf der Therapie.

Coda

Während der Autor mit seiner Rede an die Seinsschwelle tritt und im Modus des hörenden Denken und Schreibens auf den Widerhall seiner Fragen lauscht, vermag sein Text den Leser und Hörer an den Urgrund des redenden Seins zu versetzen (Bachelard 2007). In der Diktion kommt der Text bei sich selbst an und beginnt zu sprechen. Doch erst im Dialog kann er seine entbergende Kraft entfalten. Seine Bilder und Gedanken greifen weit in den klingenden Seelenraum hinein und suchen nach Entsprechung und Einstimmung im psychischen Geschehen.

Im Aufhören sammeln sich sein Anklang und Widerhall. Während wir an dieser Stelle mit unserem Versuch aufhören, eine Anthropologie der Resonanz zu formulieren, ruft dieses Aufhören den Horcher ins Geschehen. Aufhören ist Auftakt. Auftakt, die Ohren zu spitzen und dem Geheimnis entgegen zu lauschen, das sich im Widerhall dieser Zeilen Gehör verschaffen will.

Literatur

Barthes, R. (2006) Zuhören als Haltung. In: V. Bernius et. al. (Hg.) (2006) Der Aufstand des Ohrs – die neue Lust am Hören. Vandenhoeck & Ruprecht: Göttingen.

Bachelard, G. (2007) Poetik des Raumes. Übers. v. K. Leonhard. Fischer: Frankfurt a.M.

Bernius, V. et. al. (Hg.) (2006) Der Aufstand des Ohrs – die neue Lust am Hören. Vandenhoeck & Ruprecht: Göttingen.

Buber, M. (2006) Das dialogische Prinzip. Gütersloher Verlagshaus: Gütersloh.

Eichendorff, J.v. (2001) Sämtliche Gedichte und Versepen. Insel Verlag: Frankfurt a.M. (zitiertes Gedicht: Wünschelrute).

Gibran, K. (2013) Der Prophet. DTV: München.

Minkowski, E. (1972) Die gelebte Zeit. Über den zeitlichen Aspekt psychopathologischer Phänomene. Otto Müller: Salzburg.

Minkowski, E. (1999) Vers une cosmologie: Fragments philosophiques. Éditions Payot & Rivages: Paris.

Nancy, J.-L. (2010) Zum Gehör. Diaphanes: Zürich.

Sloterdijk, P. (1993) Weltfremdheit. Suhrkamp: Frankfurt a.M.

Sloterdijk, P. (1993) Wo sind wir, wenn wir Musik hören? In: ders., Weltfremdheit. Suhrkamp: Frankfurt a.M.

Guenda Bernegger

„Das Mögliche möglich machen"
Der Therapeut als Seiltänzer

Seile durch die Luft spannen

„Leuten wie mir gefällt das Wort ‚unmöglich' nicht.
Ich gebrauche es nie."
(Petit 2008, 12)

Ein Mensch träumt davon, durch den Himmel zu schreiten.

Ein Mensch – der selbe, einige Jahre später – überquert auf einem Seil den Raum zwischen den Twin Towers.

Der Mensch, der diesen Traum für sich hat wahr werden lassen und damit etwas beinahe Unmögliches möglich gemacht hat, ist der Seiltänzer Philippe Petit.

Über ihn hat einmal jemand gesagt: „Philippe glaubt nicht an Gott, aber Gott glaubt an Philippe". Seinen eigenen Worten zufolge glaubt Philippe an die Leere und berührt all diejenigen, die ihn überraschend entdecken und sich einer unerwarteten ästhetischen Erfahrung nicht entziehen können, während sie ihn mit himmelwärts gereckter Nase und offenem Mund beobachten. Voll Bewunderung und Ehrfurcht.

Der Raum, in dem Philippe Petit sich bewegt, könnte nicht weiter von einem therapeutischen Setting entfernt sein. Und doch gibt es vielleicht kein besseres Sinnbild als einen Seiltänzer, wenn man zu ergründen versucht, was es bedeutet, mögliche Wege zu schaffen und zu beschreiten, die erst dann existieren, wenn sie beschritten werden. Oder anders gesagt: Was es im Rahmen der therapeutischen Behandlung bedeutet, „das Mögliche möglich zu machen", die treffende Formulierung aufgreifend, mit der Michael Musalek die Zielsetzung einer therapeutischen Beziehung beschreibt[1], zu welcher dieser Beitrag einige Denkanstöße geben und damit einen Dialog fortführen möchte, welcher inmitten der European Society of Aesthetics and Medicine aufgenommen wurde.

1 „Making the possible possible thus becomes the central task for each and every therapeutic intervention with the aim of achieving a beautiful life, complete wellbeing and health." (Musalek 2013, 175).

Wenn sich eine an der Ästhetik orientierte Therapie (vgl. Musalek & Poltrum 2011) die Wiederermöglichung des Möglichen (der einem Subjekt „eigensten Möglichkeiten", laut Ricœur 2005) zum Ziel setzt (von Weizsäcker 1986-2005), kann ein Exkurs zu einer ästhetischen Erfahrung wie der Performance des Hochseilartisten dabei helfen zu verstehen, was das „Mögliche" und seine „Ermöglichung" im Zentrum der Beziehung zwischen Behandelndem und Patient sind.

Das Mögliche – Träume und Visionen

> „Vielleicht liegt es an meinem Gesicht oder daran, wie ich mich bewege, aber am Flughafen halten mich die Zollbeamten jedes Mal an und sagen: ‚Hey du! Komm mal her! Was hast du da in der Kiste?' Ich sage Ihnen die Wahrheit und antworte: ‚Einen Traum'. Und sie darauf: ‚Ja, ja, klar. Aufmachen!' Also öffne ich meine Kiste und drinnen ist tatsächlich ein Traum." (Petit 2008, 29)

Das „Mögliche", um das es bei der Therapie geht, hat mit dem Traum des Hochseilartisten zwei grundlegende Eigenschaften gemein. Das erste bestimmende Merkmal des Möglichen ist seine Kontingenz: aus ontologischer Sicht das, was sein kann, aber auch ebenso gut nicht sein könnte (im Gegensatz zum Notwendigen und zum Unmöglichen, zu dem, was nicht anders kann, als zu sein, und dem, was nicht anders kann, als nicht zu sein (Kearney 1991). Das zweite ist seine wünschenswerte Existenz: nicht *in sich*, sondern *für sich*, für das Subjekt selbst.

Der Weg zwischen den Twin Towers in vierhundertzwölf Metern Höhe entsteht nicht nur erst in Philippe Petits Traum, sondern ist auch Ausdruck eines einzigartigen Wunsches, welcher nur dem Seiltänzer gehört und nur zu ihm selbst passt. Das, was wie ein verrücktes, unmögliches Vorhaben erscheinen könnte, stimmt mit dem Stil dieser Person, ihrer Geschichte (in der sie bereits Ähnliches gewagt hat), ihrem Tatendrang, ihrem Traum, ihren Potenzialen überein. Das Vorhaben wird nicht an seiner Größe (und Großartigkeit) gemessen – was zählt, ist die Verhältnismäßigkeit, die Angemessenheit, die Folgerichtigkeit unter Berücksichtigung der Möglichkeiten des Einzelnen.

Für den therapeutischen Bereich bedeutet das, beim „Sein-Können" (von Weizsäcker 1986-2005)[2] des Patienten anzusetzen, bei dem Möglichen

2 „[...] der Mensch [...] nicht das und das ist, sondern sein darf, muss, will, soll und kann. Der Mensch wird hier als werdendes Sein, nicht als seiendes Sein erkannt, und [...] nur wenn er so erkannt wird, ist die Erkenntnis nützlich für eine Beeinflussung der Art der Therapie" (von Weizsäcker, 1986-2005).

nicht nur als Ziel, sondern auch als Ressource (Musalek 2012, 178), ohne allerdings in einen „illusionären therapeutischen Optimismus" zu verfallen, wovor uns Blankenburg (2007, 144)[3] warnt.

Eine weitere Präzisierung und Warnung ist nötig, denn das Mögliche hat unbestreitbar zwei Gesichter. Der Anziehungskraft, die von ihm ausgeht und es zu einer mächtigen Kraftquelle macht, setzt es im alltäglichen Leben und mehr noch in der Therapie seine „dark side" (Bernegger 2011b) entgegen.

Die Kluft zwischen dem, was *allgemein möglich* ist (d.h., was sowohl von der Allgemeinheit als auch vom Individuum als möglich angesehen wird), und dem, was *für sich möglich* (also dem Individuum tatsächlich möglich) ist, wird bei vielen Krankheiten zur zusätzlichen Leidensquelle. Zu nennen wäre die individuelle „Unmöglichkeit", zu theoretisch verfügbaren therapeutischen Angeboten Zugang zu bekommen oder Nutzen aus diesen zu ziehen, sowie das Scheitern individueller Lebenspläne (wie es leider oft bei Migranten der Fall ist), das zur Krankheit wird.

Es handelt sich um Situationen, die einen Schmerz auslösen, der sich zu den bereits bestehenden Schwierigkeiten noch hinzugesellt und sich als Selbstanklage dafür, dass man einer sich auftuenden Möglichkeit nicht gewachsen ist (Ehrenberg 1998), oder ganz im Gegenteil als Einforderung eines Rechtes äußert[4].

Genau das symbolisiert die Figur des Seiltänzers unter anderem: Indem er von einer Möglichkeit Gebrauch macht, die jedem anderen verschlossen bleibt, weist er uns paradoxer Weise den Weg, dem ein jeder folgen muss: den eigenen. Den „eigensten", um genau zu sein.

Möglich machen

„Ich bräuchte einen Engel, der die Hand hebt, das Scheckheft herausholt und mich fragt: ‚Philippe, wie schreibt man deinen Namen?'"

(Petit 2008, 30)

3 „[...] das Sein-Können wird einbezogen; und zwar nicht nur Sein-Können im Sinne möglicher Defizienz, möglichen Entgleisens, sondern auch in dem Sinn positiver prospektiver Potenzen. [...] Um die realen Entfaltungsmöglichkeiten im Kranken *wahrzunehmen* – d.h. sich nicht in einem illusionären therapeutischen Optimismus zu wiegen oder gar in frustranen Appellen sich zu ergehen – dazu bedarf es dessen, was v. Gebsattel als ‚therapeutisches Verständnis' herausgearbeitet und vom nur fest-stellenden (‚psychologischen') Verständnis abgehoben hat." (Blankenburg 2007, 144).

4 Dieses Thema war Gegenstand einer Forschungsarbeit für den Schweizerischen Nationalfonds zur Förderung der wissenschaftlichen Forschung: Guenda Bernegger, „Quando il possibile diventa necessario. Sulle tracce di una sofferenza dell'uomo contemporaneo", 2004.

Wenn die Ermöglichung oder Wiederermöglichung der ganz individuellen Möglichkeiten eines Subjekts leicht verständlich und als Zielsetzung nachvollziehbar ist, so ist ihr Erreichen dagegen nicht vorauszusehen. Mehr als eine Lösung ist „möglich machen" vielleicht ein Problem – oder eine Herausforderung für den Therapeuten.

Am Gegenpol eines Verständnisses von Therapie als „Reparatur" ist es eine ästhetische Sichtweise, welche die Vorstellung der Ermöglichung ins Zentrum rückt, und es ist ein weiteres Mal hilfreich, in den Dialog mit den ästhetischen und künstlerischen Disziplinen zu treten, um zu verstehen, um was es sich handelt.

Ist es nicht gerade die ästhetische Erfahrung, die das Subjekt am meisten berührt, in ihm seine „eigensten" und persönlichen Möglichkeiten erweckt und zu seinem Sein-Können führt? Mit einem Wortspiel könnte man sagen, dass nicht nur „Kunst" von „Können", sondern das „Sein-Können" auch von „Kunst" kommt. So erinnert sich auch Henri Maldiney: „In den germanischen Sprachen bedeutet Kunst können. Ihr Sein ist ein Sein-Können" (1994, 173).

In dem fesselnden Dokumentarfilm von J. Marsh, *Man on wire* (2009), der über Philippe Petits Performance zwischen den Twin Towers im Jahre 1974 berichtet, die Vorgeschichte zurückverfolgt und zeigt, welche emotionalen Spuren dieses Geschehen bei den Zuschauern und besonders bei den Helfern und Komplizen hinterlassen hat, wird deutlich, wie das Erleben einer künstlerischen Darbietung von großer Kraft und Schönheit etwas „bewegen", „öffnen", „ermöglichen" kann.

Indem er das eigene Mögliche verwirklicht, ermöglicht der Künstler Petit das Mögliche der anderen. Welches Mögliche? Das, welches jeder beim Betrachten eines Kunstwerkes oder bei einer künstlerischen Performance in sich selbst nachhallen hört, immer auf individuelle Weise, aber nie unabhängig von den Anregungen und Anreizen, die vom Kunstwerk ausgehen.

Die Erfahrung dieser Ermöglichung der „eigensten" Möglichkeiten ist jedem wohlbekannt. Denken wir nur einmal an das, was sich in uns „löst", „öffnet" durch ein Kunstwerk, einen Film, einen Roman, der zu uns – und über uns – spricht, obwohl er doch von anderen, für andere erschaffen wurde. Wenn ein Kunstwerk zu uns spricht, tut es das möglicherweise deswegen, weil es „einen Ort voller Geborgenheit erschafft, an dem ein Anderer vielleicht einen Platz zum Wohnen finden kann", wie es der Dichter Fabio Pusterla ausdrückt (zit. n. Bernegger 2014, 61). Er fügt hinzu: „Wenn ein poetischer Text, oder allgemeiner: ein literarischer, mich tief beeindruckt, tut er das in gewisser Weise deswegen, weil ich das Gefühl habe, ein wenig gemeint zu sein mit diesen Worten, ein wenig gemeint und begrüßt, aufgenommen [...] Es sind diese Worte, die uns zu sich rufen, weil sie sozusagen liebevoll geöffnet sind" (ebd.). Ein Kunstwerk kann unser Sein-Können zum Vorschein bringen, unsere „Transmöglichkeiten", wenn wir uns Henri Maldiney anschließen wollen, der schreibt:

> „Das *da* eines Kunstwerkes wird von ihm begründet. Und wenn wir ihm Folge leistend an ihm teilnehmen, das heißt, wenn wir uns unmittelbar auf den Wegen befinden, die es sich bahnt, dann nehmen wir am unmotivierten Ereignis seines Auftauchens teil [...] wie an einer der Transmöglichkeiten unseres Sein-Könnens" (Maldiney 1994, 182).

Was öffnet sich in mir? – das könnte sich jeder der Zuschauer fragen. Es wird wohl viele mögliche Antworten darauf geben, von denen einige vielleicht mit meinen übereinstimmen: Mut, Hoffnung, der Wunsch, mich selbst zu übertreffen, mich einzubringen, Freude am Spiel, die Lust, groß zu denken, das Dürsten nach Schönheit ...

In der Therapie daran zu arbeiten, dass das Subjekt Veränderung, Öffnung, die Umsetzung dessen, was *möglich für sie* oder *ihn* ist, erfahren kann, bedeutet also, eine ästhetische Haltung einzunehmen, insofern, als dass wir uns als fähig ansehen, das Eintreten von etwas zu *fördern*, ohne die Vermessenheit zu besitzen, zu glauben, es auslösen zu können (darauf werden wir später zurückkommen). Das bedeutet, das *Mögliche* als *Ressource* und die *Wiederermöglichung der dem Subjekt „eigensten" Möglichkeiten* als *Therapieziel* anzuerkennen und dem Arzt dabei die Rolle des – um es mit Viktor von Weizsäcker (1985) zu sagen – „Ermöglichers" zuzuweisen, also desjenigen, der eine Veränderung vielmehr *ermöglicht* als *auslöst*. Das heißt, vom Behandelnden zu fordern, die Rolle des „Passagehelfers" oder vielmehr des „Passagewarts" zu spielen, die von der Figur des „Wärters der kleinen Pforte" verkörpert wird – wir werden später auf die Frage der Öffnung und der Schließung zu sprechen kommen, den die Pforte symbolisiert – wovon ein jüngst entstandenes Gedicht Fabio Pusterlas handelt: „Regeln für den Wärter der kleinen Pforte" („Regole per il custode della piccola porta").

I

Du überwachst die Passage.
Passieren, was bedeutet das?
Wer geht vielleicht hier durch und in welche Richtung?
[...] Die kleine Pforte passiert man nicht so,
wie man gewöhnlich woanders etwas passiert,
man geht nicht durch die kleine Pforte,

um an einen bestimmten Ort zu eilen,
marschierend
oder um zu erobern.
Nicht Angriff, noch Flucht,
weder Vorrat noch Strategie.
Zeichen im Gras.

II

Und du,
was nun überwachst du und warum? [...]

III

Veränderungen, Verwandlungen,
changierende Dinge, Dinge, die niemals in sich ruhen, die tosen,
wie die Bäume und der Fluss.
Das, was fließt, das Fließende selbst, die zarte Ahnung
des Hauches, Atems, der den, der geht, mitnimmt, leitet.
Es brechen hier oft Stürme herein,
auf die eine noch schlimmere Stille,
ein erstarrter, abwartender Himmel folgt.
Es tauchen Gesichter und Ängste,
quälende Fragen auf.
Zu welchem Zweck die Passage und welche Kraft
treibt den an, der hindurchgeht, und wieso
trotzdem weitergehen?
Wieso? Welches Gut
lockt ihn?

IV

Es kommen standhafte Leben, sanfte Hände,
die das schwache Licht schützen, kleine Flammen,
stets Gefahr laufend, stets kurz davor stehend, zu erlöschen
und doch lebendig, leuchtend, die gehen,
lächelnde Gesichter.
Die Zeit bleibt an den prächtigen Toren stehen, es zerreißt
Bänder, Flaggen, Zukunftsvorstellungen, Königreiche
und Gedanken des Bedauerns. Wer hindurchschreitet, schreitet hindurch,
schreitet ohne bestimmte Hoffnungen oder sehnsuchtsvolle Erinnerungen
voran,

mit geschlossenen, aufmerksamen Augen, das Gesicht geöffnet,
das unbekannte, jenseitigste Jenseitige,
die Hitze und die Wüste witternd.

V

Das Jenseitige, das Drüben,
das nicht Erreichte, die Erde,
auf der es sich vielleicht lohnen wird zu wandern, Spuren zu hinterlassen.
Der Atem, der leichte Schritt der Insekten.
Die Geduld des Wassers, das geht,
das in der Wiese versinkt
und über sie streicht.

VI

Kleine kupferne, steinerne Pforten.
Öffnende Lichtspiele. Helle Birken,
die kleinste Bögen bilden
oder, auf ungastlichem Fels,
ein grünrosa Ring aus Leinkraut, der unberührte
Schnee auf dem hohen Pass, vielleicht unerreichbar
und dann vielleicht wieder nicht, schreitet man voran
an einem Grau entlang, das es ganz zu erklimmen gilt,
zerbrochen, pechschwarz.
Hin zu weicheren Tälern, Häusern,
die nur ohne Sicherheit möglich sind.

Die Zähigkeit
der Ziege und der umsichtigen Gämse,
die den Boden kaum bewegt.

VII

Du wachst über die Passage. Du schützt
die kleine Pforte der Worte.
Die Passage
der anderen, die gehen, die bloße
Möglichkeit des Passierens. Oder du bildest dir ein,
es zu tun. Was dich betrifft,
dein Passieren liegt vielleicht im Nicht-Verhindern,
dass es stattfindet,

dass alles sich wandelt und alles sich verliert
und sich anders wiederfindet, dass nichts
weggesperrt oder geleugnet wird. [...]
(Pusterla 2014, 79-85)

Es geht nicht ohne den anderen, die vermittelnde Unterstützung von jemandem oder etwas anderem („öffnende Lichtspiele"), um „Transmöglichkeiten" des Subjekts aufzutun. Insbesondere im Zustand des Leidens, der den Kranken in einen engen Raum der Beklemmung, der Angst (von *angustus*) verbannt.

Das Mögliche möglich machen: wozu?

„Why did you do it?"
„There is no why."
(Petit in Marsh 2009)

Ermöglichen, öffnen: Wieso eigentlich? Das Handeln des Künstlers scheint vollkommen grundlos und ohne ein „warum" stattzufinden („The beauty of it is, there is no ‚why'"; Petit in Marsh 2009). Das bedeutet jedoch nicht, dass ein solches Handeln kein „wozu", keine Auswirkungen hat, auch wenn diese nicht absichtlich angestrebt werden; Auswirkungen, die im Sinne der Öffnung, des Gefühls der Erweiterung der gangbaren Möglichkeiten, der Ausdehnung des Selbst ein Gewinn sind.

Aber in welcher Weise betrifft das die Therapie, die gewöhnlich die Heilung, die Gesundheit, das Wohlbefinden zum Ziel hat? Wie kann die Therapie die Wiederermöglichung, die Erweiterung der Möglichkeiten als tatsächliche Zielstellung berücksichtigen? Sie kann es, indem sie „the restoration or preservation of a comprehensive state of health in the sense of complete physical, mental and social well-being, in the sense of opening up the possibility for a mostly autonomous and joyful life" (Musalek 2013, 171) anvisiert.

Wiederermöglichen bedeutet also, die Lebenskraft (Musalek 2012) und die Freude zu reaktivieren, die durch die Angst, die Beklemmung, das Eingeschlossensein, welche das Leiden in der – körperlichen, aber mehr noch psychischen – Krankheit begleiten, verlorengegangen sind.

Es bedeutet, der „Genuss- und Leidensmüdigkeit" der Seele, welche das Leiden auszeichnet, entgegenzuwirken, wenn „das Herz still steht, der Atem stockt ..." und die Bedeutung der Welt auf ihre materielle Wirklichkeit abflacht („die Bäume sind Bäume, die Häuser sind Häuser, die

Frauen, die vorübergehen, sind Frauen und alles ist, was es ist"), wenn man also von der Stimmung befallen ist, die Camillo Sbarbaro in einem poetischen Essay mit dem Titel „Pianissimo" beschreibt:

> „Still, Seele genuss- und leidensmüd'
> – schickst dich ins eine
> wie ins andere –
> Hör' ich in mich hinein, kommt eine deiner Stimmen zu mir.
> Nicht Trauer ob der elenden
> Jugend, noch Zorn oder Aufbegehren
> und nicht einmal Überdruss.
> Verstummt
> ruhst du mit dem Leib in verzweifelter
> Gleichgültigkeit.
> Wir wunderten uns nicht,
> nicht wahr, meine Seele, wenn jetzt das Herz
> still stünde, der Atem
> stockte ...
> Stattdessen wandern wir.
> Und die Bäume sind Bäume, die Häuser
> sind Häuser, die Frauen,
> die vorübergehen, sind Frauen und alles ist,
> was es ist – was es ist.
> Das Ereignis von Freud' und Leid
> berührt uns nicht. Verloren hat die Weltsirene
> ihre Stimme, und die Welt ist eine große
> Wüste.
> In der Wüste
> erblicke ich trockenen Auges mich selbst."

Wie eine Antwort an Camillo Sbarbaro liest sich ein lange Zeit zuvor geschriebener Text von Giacomo Leopardi, der einen der ästhetischen Wege in Richtung Ermöglichung beschreibt:

> „Für einen mit Empfindungs- und Vorstellungskraft begabten Menschen, der – wie ich während langer Zeit – auch beständig in seinen Empfindungen und Vorstellungen lebt, ist die Welt, sind die Gegenstände gewissermaßen doppelt. Mit den Augen sieht er einen Turm, eine Landschaft; mit den Ohren hört er den Klang einer Glocke; und gleichzeitig sieht er in seiner Vorstellung einen anderen Turm, eine andere Landschaft und hört einen anderen Klang. In dieser zweiten

Ordnung der Dinge liegt all ihre Schönheit und Annehmlichkeit." (30. Nov. 1826, Leopardi 1817-1832)

Der Pessimist Leopardi ist insofern mit dem Philosophen des Genusses Michael Musalek einer Meinung, als dass er die „Schönheit und Annehmlichkeit der Dinge" als Ziel ansieht, das es durch eine die Vorstellungskraft bemühende Erweiterung, die das Mögliche über die sogenannte Realität hinaus öffnet, zu verfolgen gilt. Ermöglichen, erweitern bringt Freude und so auch Gesundheit mit sich. Genau da, wo sich die Möglichkeiten des Lebens aufgrund von Krankheit und Leid verschlossen zu haben scheinen, ist es ebenso wichtig wie schwierig, keine „reparierende", sondern eine schaffende Perspektive einzunehmen[5], eine Sichtweise, die konstruktiv, kosmopoetisch, phantasievoll, handlungsfähig machend, ressourcenorientiert und nicht einfach nur wiederaufbauend, wiederherstellend, rehabilitierend, „reparierend" ist. Eine Sichtweise also, die das Mögliche und Schöne als Quelle nutzt (Musalek 2012, 178 ff.) und das Mögliche und das Schöne zum Ziel erklärt.

Nehmen wir zum Beispiel den positiven Effekt, den das Erfahren von etwas Schönem hat, etwas Schönem, das für uns möglich ist (vgl. Musalek 2013, 175), oder der Kontakt mit einem Kunstwerk, das „zu uns spricht" und uns so etwas über unsere *eigensten* Möglichkeiten verrät (vgl. Givone 2003, insbesondere 15-16). Auf diese Weise erfahren wir gleichzeitig eine Steigerung unserer Lebensenergie und eine Erweiterung des Horizontes unserer Möglichkeiten (vgl. Bernegger & Musalek 2014).

Die Erfahrung von etwas Schönem bringt eine Steigerung der Lebenskraft mit sich und eine Erweiterung des Selbst in einem fast räumlichen Sinne. Das eigene Selbst wächst, das Lebensgefühl intensiviert sich, der Lebensradius erweitert sich – „Wenn wir traurig oder depressiv sind, zieht sich nicht nur unser Körper, sondern unsere gesamte Präsenz, unser Selbst zusammen, und wenn wir glücklich sind, dehnen wir uns aus" (Chrétien 2007, 18). Die Möglichkeiten, die während der Krankheit schrumpfen, können durch das Schöne erweitert werden; die Beklemmung und die Angst, die das Leid mit sich bringt, können in Öffnung, in Selbsterweiterung verwandelt werden.

Diese Idee finden wir im Begriff der „weiträumigen Freude" („joie spacieuse") wieder, der von Jean-Louis Chrétien geprägt wurde: „die Freude [...] macht [uns] weiter, lebendiger, stärker", löst „ein Wachstum, eine Erweiterung, eine Ausdehnung unseres Selbst" aus (ebd., 10). Und diese Ausdehnung des eigenen Existenzraums und des eigenen *élan vital*

5 Das ist insbesondere bei einer unheilvollen Prognose der Fall, wie wir bereits in einem früheren Beitrag darlegen konnten (Bernegger, Musalek, Rehmann-Sutter 2012).

(Bergson 1907), die Wohlbefinden und Freude erzeugt, stellt eine der Bedeutungen von Gesundheit dar, verstanden als „achievement of an autonomous and joyful life", als „living an autonomous life full of joy" (Musalek 2010, 532-33).

Es bestätigt sich also, dass eine Verbindung zwischen Freude, Kraft, Gesundheit und Möglichkeiten besteht: „Die Freude, schreibt Spinoza, ist Ausdruck einer Steigerung der Handlungsfähigkeit, also der Gedanken- und Vorstellungkraft und sie hat etwas mit Wissen zu tun, aber einem Wissen, welches nicht theoretisch ist, weil es sich nicht in erster Linie auf ein Objekt bezieht, sondern auf die Art des Erlebnisses desjenigen, der dazu fähig wird " (Stengers 2013, 204,).

Eine solche Erweiterung des Existenzraumes und das entsprechende Erleben von Freude ergeben sich durch die Erfahrung des Schönen – als das *„für sich* mögliche Schöne". Dies wird insbesondere (aber nicht ausschließlich) im Kontakt mit Kunstwerken deutlich, welche sich darbieten, ohne irgendetwas vorzuschreiben, sondern vielmehr dem Subjekt Zugang zu vorher nicht dagewesenen Möglichkeiten eröffnen. Eben diese Art der Erfahrung kann in der Therapie angestrebt werden, unter der Voraussetzung, dass ein Bewusstsein für das Mögliche und das Schöne aufgebaut wird.

In den vorangegangen Ausführungen ist deutlich geworden, dass „ermöglichen" bedeutet, das Wohlbefinden zu steigern und den Gesundheitszustand zu verbessern durch Selbsterweiterung, Stärkung der Handlungsfähigkeit und Intensivierung des Lebensgenusses. Es bleibt zu betrachten, wie eine solche Ermöglichung erreicht werden kann.

Das Mögliche möglich machen: wie? – Tricks und Geheimnisse

> „Ich verrate euch ein weiteres Geheimnis, das niemand erfahren darf. Ich trage immer ein kleines Fläschchen guten Cognacs und eine Montecristo Zigarre bei mir. Ich freue mich riesig, dort oben meinen Cognac zu trinken und meine Zigarre zu rauchen, aber es ist eine absolut illegale Geschichte."
>
> (Petit 2008, 29)

Wie alle Zauberkünstler hat Philippe Petit sich den Tricks zunächst mit einem Handbuch genähert. Es wird schnell vergessen, dass hinter jeder Kunst, auch hinter der, die sehr spontan erscheint, diszipliniertes Üben und so manche Tricks stehen. Das Ausüben der Kunst geht jedoch über den technischen Aspekt hinaus und lässt ihn unsichtbar werden.

So ist es auch in der Therapie. Welches sind also die Techniken, die Haltungen, die Tricks, hinter der schwierigen Tätigkeit des Therapeuten, der, den Anregungen Michael Musaleks Folge leistend, das Mögliche möglich machen will?

Doppelt sehen – die Vorstellungskraft

„Mein Traum waren die Twin Towers des World Trade Centers, ein Traum, der schon begann, bevor sie entstanden [...] Ich sah auf einem Magazin das Projektfoto. In dem dazugehörigen Artikel hieß es: ‚Eines Tages werden diese Türme errichtet worden sein. Und sie werden die höchsten der Welt sein'. [...] mit dem Bleistift, den ich immer bei mir trug für den Fall, dass mir eine Idee käme, zeichnete ich ein kleines Seil zwischen die Türme auf dem Foto [...]."
(Petit 2008, 13-14)

Liebe zum Cognac hin oder her – wenn es etwas gibt, das es um jeden Preis zu vermeiden gilt, während man über ein Seil balanciert, dann ist es doppelt zu sehen. Und doch ist es gerade diese Fähigkeit, die dem sich an der Ästhetik orientierenden Therapeuten abverlangt wird.

Verlangt wird von ihm die Fähigkeit, etwas jenseits der Realität wahrzunehmen, die „Neben-Möglichkeiten" (*possibiles latéraux)* – wie Raymond Ruyer (1988, 9) es ausdrückt – zu erkennen, um Leopardis Anregung folgend jenseits der Türme, Felder, Glocken, der Welt und der Gegenstände ihr Doppeltes auszumachen.

Es geht darum, den Sinn für das Mögliche zu schulen (vgl. Bernegger & Musalek 2011, 269-70), von dem Musil spricht: „Wenn es Wirklichkeitssinn gibt [...], dann muss es auch etwas geben, das man Möglichkeitssinn nennen kann. Wer ihn besitzt, sagt beispielsweise nicht: Hier ist dies oder das geschehen, wird geschehen, muss geschehen; sondern er erfindet: Hier könnte, sollte oder müsste geschehen; und wenn man ihm von irgend etwas erklärt, daß es so sei, wie es sei, dann denkt er: Nun, es könnte wahrscheinlich auch anders sein" (Musil 1930-33, Kapitel 4).

Es darf nicht vergessen werden, dass das Mögliche, wie bereits erwähnt, neben einer hellen auch eine dunkle Seite besitzt. Der Sinn für das Mögliche kann dazu führen, dass sich der Einzelne furchterregende Zukunftsszenarien ausmalt oder sich vorschnell Illusionen über allgemein gegebene Chancen hingibt, zu denen das Subjekt in Wirklichkeit keinen Zugang hat (die Gefahr, das allgemeine „es ist möglich" mit dem individuellen „es ist mir möglich" zu verwechseln, besteht also), und so der Sinn für das Mögliche das Leid eher noch verstärkt, anstatt zum Wohlbefinden beizutragen.

Bei der hier vertretenen Sichtweise einer sich an der Ästhetik orientierenden Behandlung geht es allerdings um die leuchtende Ausprägung des Möglichen. Sie stellt das erwünschte Mögliche dar und bringt neue Realitäten mit sich. Um es in einer Bloch'schen Perspektive zu sagen: „Der Wunsch malt in der Vorstellung das vor, was der Mensch herbeisehnt [...], im Akt des Wünschens vollzieht sich also eine Handlung: die des Malens, in der sich Phantasie und Gedanke treffen. Der Wunsch, verstanden als die Handlung des Malens in der Vorstellung, offenbart sich als gemeinsame Wurzel von Kunst und Philosophie. Er ist Lebensantrieb, der sich, indem der Gedanke eine Brücke zur Wirklichkeit schlägt, in den Antrieb verwandelt, eine neue Wirklichkeit schaffen zu wollen" (Dibitonto 2009, 92).

Es ist jedoch notwendig, mit angemessenem Realismus an die Logik des Wunsches heranzugehen, an die Doppelsichtigkeit, die dem Möglichen Raum gibt. Ganz wesentlich ist „eine Logik des Wunsches, der utopische Impuls; aber der Wunsch darf nicht unverhältnismäßig sein, nicht unbelastet, unbeschwert von der Last der Aufmerksamkeit, die es den realen Umständen zu widmen gilt, den unwegsamen Pässen, den Scheidewegen, den Sackgassen, die das Leben uns in jedem Moment präsentiert" (Bodei 1998).

Dies setzt demnach ein maßvolles Vorstellungsvermögen voraus, da die Möglichkeiten oft gut hinter der harten, monolithischen Wirklichkeit versteckt sind. Mit anderen Worten braucht es die Fähigkeit „sich andere Leben vorzustellen" (Bodei 2013), es braucht „Phantasie", das heißt „die Fähigkeit, sich inexistente Möglichkeiten vorzustellen, eine Sache für eine andere, und eine Sache in einer anderen zu sehen, eine wahrgenommene Form mit komplexem Leben zu füllen" (Nussbaum 1995).

Der Kontakt mit künstlerischen und fiktiven Werken ermöglicht es am besten, ein Vorstellungsvermögen zu kultivieren, indem er dazu anregt, aus dem Inneren heraus unterschiedliche Perspektiven auf die Welt einzunehmen, sich das vorzustellen, was sein könnte (und das, was genau deswegen, sein können wird, weil wir sein Stattfinden vertrauensvoll vorwegnehmen).

Das Jenseitige sehen (und daran glauben) – oder auch: das Fell des Bären verteilen, bevor er erlegt ist

„Wenn ich auf dem Seil stehe, wenn ich meine Balancierstange aufgenommen habe und bereit bin loszugehen, muss ich vorher wissen, schon bevor ich den ersten Schritt tue, was mich auf der anderen Seite erwartet. Wüsste ich es nicht, ich ergriffe die Flucht, so beängstigend wäre das. Das ist Glaube." (Petit 2008, 45)

In der Fähigkeit, sich „inexistente Möglichkeiten" (Nussbaum 1995), „andere Leben" (Bodei 2013) vorzustellen, sich das, was „geschehen könnte" (Musil 1930-33), auszumalen, in der Versinnbildlichung (*„figuration"*, Kearney 1991), im Vormalen der Zukunft (Bloch 1923) liegt neben dem Vermögen, *doppelt zu sehen*, die Kunst, *das Jenseitige zu sehen.* Und die Insel, die sich Stück für Stück aufbaut, während man auf sie zusteuert (ein Bild, das Michael Musalek, sich auf Ernst Bloch berufend, gerne verwendet), so ernst zu nehmen, als gäbe es sie bereits. Es geht um die paradoxe Kunst „das Fell des Bären zu verteilen, bevor er erlegt ist". Diese Kunst hat einen fruchtbaren, erzeugenden Charakter, weil sie es zulässt, dass das Mögliche sich „öffnet" und „ermöglicht", dank des Umstandes, dass es vorweggenommen wurde (vgl. Ricœur 2005). Das ist die utopische Funktion der Erzählung, der Vorstellung, die das Kommende ermöglicht, indem sie es bereits in der Gegenwart vorzeichnet: eine Utopie, im Sinne von Möglichkeit, die noch ihrer Realisierung harrt (vgl. Poltrum 2011).

Hans Georg Zapotoczky verdanke ich ein paradigmatisches Beispiel aus seiner therapeutischen Praxis, das er in der Diskussion im Anschluss an einen Vortrag von mir anführte und die Wirkung der Vorwegnahme auf klinischer Ebene verdeutlicht: Ein junger Mann, sehr gehemmt und mit geringem Selbstvertrauen, erzählt eines Tages seinem Therapeuten, er sei gerade von einer Reise in eine andere Stadt am letzten Wochenende zurückgekehrt, wo er mit für ihn ungewöhnlichem Mut zu Verabredungen gegangen sei, die von einer sexuellen Begegnung gekrönt wurden. Einige Wochen später, in der nächsten Sitzung, erklärt der Patient für den Psychiater überraschend: „Letztes Wochenende bin ich *wirklich* nach X gefahren" und berichtet dann von dem nun tatsächlich stattgefundenen sexuellen Erlebnis, von dem er zuvor bereits erzählt hatte.

„Das Jenseitige zu sehen" hat eine schaffende Wirkung, fördert das Wachstum, die Verwandlung, die Kosmopoesie: „die Freiheit, sich zu erfinden", wie es Bodei (2013, 62) so gelungen formuliert. „Das Jenseitige zu sehen" gehört jedoch weder zur Kategorie der Pläne, geschweige denn zur Kategorie der Fantasterei, in der man sich verliert (Musalek 2012, 182), sondern fällt in die Kategorie der *rêverie* (Bachelard 1960), einer hoffnungsvollen Antizipation. „Ein mögliches Erlebnis oder eine mögliche Wahrheit sind nicht gleich wirklichem Erlebnis und wirklicher Wahrheit weniger dem Werte des Wirklichseins, sondern sie haben, wenigstens nach Ansicht ihrer Anhänger, etwas sehr Göttliches in sich, ein Feuer, einen Flug, einen

Bauwillen und bewußten Utopismus, der die Wirklichkeit nicht scheut, wohl aber als Aufgabe und Erfindung behandelt" (Musil 1930-33, Kapitel 4). Das „Jenseitige", das am Horizont zu erahnen möglich und vorteilhaft ist, ist weder, noch ist es nicht, es ist einfach *noch nicht,* wie es uns Blochs Ontologie des Noch-Nicht-Seins (Bloch 1961) ehrt: „Das Jenseitige, das Drüben, das nicht Erreichte, die Erde, auf der es sich vielleicht lohnen wird zu wandern, Spuren zu hinterlassen", schreibt Pusterla und wir unterstreichen das „vielleicht".

Demut

> „wenn ich dort oben bin [...], wenn ich mich in einer Situation befinde, in der ich mich entweder ganz und gar einsetze oder sterbe, konzentriere ich mich aufs Höchste, auf das, was ich gerade tue. In solchen Momenten bedarf es großer Demut. [...] Ich muss meine Grenzen kennen [...]. Um die eigenen Grenzen zu erkennen, muss man an das eigene sterbliche Sein denken, an die Möglichkeit, Fehler zu begehen. Das bedeutet Demut. Auch wenn ich denke, dass ich insgesamt kein demütiger Mensch bin, so bin ich es unter bestimmten Umständen eben doch sehr und nehme die Tatsache, dass ich mich auf das Unbekannte einlasse, sehr ernst."
> (Petit 2008, 47)

Auf der Grundlage des Möglichen zu arbeiten, aus einer am Ästhetischen orientierten Haltung heraus, bedeutet, sich – in der Therapie wie auch im Leben – im Spannungsverhältnis zwischen dem Hochmut, dem „das Fell des Bären verteilen, bevor er erlegt ist", und dem Bewusstsein, wie viel außerhalb der eigenen Kontrolle liegt, zu bewegen. Demut ist etwas, das der Therapeut – ebenso wie Philippe Petit – sicherlich in erster Linie aus Respekt vor der Gefahr, der Fehlbarkeit und der Furcht vor dem Unbekannten benötigt. Aber Demut heißt auch, die Grenzen des Unmöglichen zu akzeptieren (Musalek 2012, 182). Demütig ist auch die Haltung desjenigen, der anerkennt, dass die eigenen Taten, so zielorientiert sie auch sein mögen, aufgrund ihres ästhetischen, symbolischen und vieldeutigen Charakters stets der unkontrollierbaren Rezeption der anderen unterliegen. Auch wenn wir die Rezeption nicht restlos kontrollieren können – wie es uns die Theorie der Kunst lehrt (man denke nur an die Überlegungen Umberto Ecos zur *Opera aperta* (1962) („das offene Kustwerk", offen im Sinne der beliebigen Auslegung des Rezipienten) – müssen wir uns dennoch weiter bemühen. In jedem Fall lässt sich verstehen, wie verschiedene im therapeutischen Setting relevante ästhetische Komponenten dabei helfen können, die „dem Subjekt eigensten Möglichkeiten" zu eröffnen und zu verschließen, zu ermöglichen oder entsprechend zu „verunmöglichen", und es erlauben, diese besser zu kontrollieren (anstatt von ihnen kontrolliert zu werden, denn sie haben eine Wirkung, ob man nun möchte oder nicht) und sich ihrer zu bedienen, um den therapeutischen Prozess in Richtung des musalekianischen „das Mögliche möglich machen" zu lenken.

Tatsächlich ist eine demütige Haltung des Therapeuten erforderlich, der sich des ästhetischen und nicht mechanischen Charakters des eigenen Handelns bewusst ist, der bescheiden darüber nachsinnt, wie er nicht so sehr das Mögliche verwirklichen, sondern vielmehr die Voraussetzungen für Möglichkeiten schaffen kann, damit sich das Mögliche verwirklicht, d.h. damit der Patient in seinem selbst verantworteten Werk unterstützt wird (vgl. Weizsäcker 1986-2005). „Du schützt die kleine Pforte der Worte. Die Passage der anderen, die gehen, die bloße Möglichkeit des Passierens", schrieb Fabio Pusterla im weiter oben zitierten Gedicht.

Anders ausgedrückt geht es darum, eine Umgebung, eine Atmosphäre zu schaffen, in der etwas geschehen kann, das sich in die gewünschte Richtung der Ermöglichung, der Öffnung bewegt (wie bei den „öffnende[n] Lichtspiele[n]" von Pusterla). Es geht also darum, eine *propositive* (vorschlagende, konstruktive), eine optative statt einer präskriptiven Haltung einzunehmen, nämlich die der Kunst, der die Therapie im besten Fall ähnelt. Diese kann die Form einer Einladung annehmen, einer Einladung zu ..., die es schon für sich allein genommen ermöglicht, in die empfohlene Richtung zu gehen, ohne diese zu erzwingen – „[...] dein Passieren liegt vielleicht im Nicht-Verhindern, dass es stattfindet, [...] dass nichts weggesperrt oder geleugnet wird" (noch einmal Pusterla, ebd.).

Die Voraussetzungen für die Verwirklichung bestimmter Möglichkeiten zu schaffen bedeutet also, sich um die Grundlage für das Mögliche zu kümmern, um die *Atmosphäre*, aus der ein jeder das ziehen kann, was richtig für ihn (*für sich*) ist, das, was zu ihm spricht, in ihm nachhallt, was sich als für ihn „öffnend" offenbart, in diesem bestimmten Moment.

Die Voraussetzung für Mögliches schaffen –Atmosphären

„Es war so schön ... so schön ..."
(Allix in in Marsh 2009)

Dass eine Beschäftigung mit der Schaffung einer Grundlage für das Mögliche zur Auseinandersetzung mit dem Begriff Atmosphäre führt, ist offensichtlich, wenn wir die folgende Definition von Martin Seel heranziehen: „Atmosphäre ist ein sinnlich und affektiv spürbares und darin existentiell bedeutsames Artikuliertsein von realisierten oder nicht realisierten Lebensmöglichkeiten" (Seel 2003, 152). Eine Definition, die auf beeindruckende Weise mit der Beschreibung der Ziele übereinstimmt, die in einem sich an der Ästhetik und am Möglichen orientierenden Therapiekonzept angestrebt werden, wie es dem Orpheusprogramm des Anton Proksch Instituts Wien zugrunde liegt, das vom Leitgedanken „das Mögliche möglich machen" getragen wird: „[...] the Anton Proksch Institute's Orpheus Programme is concerned with *opening up spaces and creating atmospheres* in which it becomes possible for the individual addicts *to realise their possibilities.* The challenge in the therapeutic process is not only to recognise the significance of the disorders' pathology but also *to find ways out of the imagined impossibilities by opening up new possibilities and uncovering resources* of the suffering human" (Musalek 2010, 530, Hervorhebung der Autorin).

Der Atmosphäre wird von Seiten der European Society of Aesthetics and Medicine schon lange besondere Aufmerksamkeit zuteil, da es einen Zusammenhang zwischen dieser ästhetischen Idee par excellence und dem Begriff der Ermöglichung gibt. Insbesondere macht die Atmosphäre (im besten Fall) das Mögliche möglich, indem sie einlädt, zu sich ruft, einen willkommen heißenden und beherbergenden Raum schafft, in welchem eine bestimmte Art der Erfahrung möglich ist und stattfinden kann.

Die Atmosphären fördern, verhindern, inspirieren, behindern, offerieren, erlauben, encouragieren, ermöglichen und „verunmöglichen" bestimmte Formen des Wahrnehmens, des Wohnens, des Lebens oder Seins sowie das Gestalten von sich entfaltenden Beziehungen, von therapeutischen Methoden, von Austausch. Sie beeinflussen die Art unserer Erfahrungen und unserer Existenzformen entscheidend, wie auch die Möglichkeit dieser Existenzformen selbst.

Man muss sich also der im therapeutischen Rahmen entstehenden Atmosphäre bewusst sein, d.h. ihres Charakters in Bezug auf die Normativität oder „Optativität" (auf der Achse vorschreiben – vorschlagen), und in Bezug auf ihr Vermögen, verschließende oder öffnende, ermöglichende oder „unermöglichende" Erfahrungen, schöne oder unschöne Erlebnisse von Ausgeschlossen- oder Aufgenommensein zu verhindern oder zu fördern. (Erinnern wir uns an dieser Stelle an die Worte Fabio Pusterlas: Wenn ein Kunstwerk zu uns spricht, dann tut es das, weil es die Schaffung eines „Ort(es) voller Geborgenheit [...], an dem ein Anderer vielleicht einen Platz zum Wohnen finden kann" bietet und das Gleiche gilt, wie ich hinzufügen würde, für die Interaktion im Rahmen einer Therapie.)

Tatsächlich kann eine Atmosphäre, von ihrem Charakter und ihrer Orientierung einmal abgesehen, eine bestimmte Form des Erlebens nur fördern, höchstens anstoßen, aber niemals erzwingen. Eine Auseinandersetzung mit dem Begriff der Atmosphäre kann also dabei helfen, die ästhetische Dimension zu erkennen, die das therapeutische Umfeld auf durchdringende, wenn auch kaum wahrnehmbare Weise stets mitbestimmt, und dem Behandelnden eine an der Ästhetik orientierte Haltung aufzeigen. Eine Haltung, die sich nur darauf beschränken kann, Erfahrungsformen zu empfehlen, vorzuschlagen, zu ermöglichen. Das bedeutet nicht, auf ein bewusstes Verfolgen der Therapieziele zu verzichten, sondern anzuerkennen, dass zwischen der Empfehlung eines gangbaren Weges – selbst wenn dieser unter anderen ausgewählt und gemeinsam mit dem Patienten entworfen wurde – und den Auswirkungen, wie bereits erwähnt, eine individuelle Art und Weise liegt, diesen zu interpretieren, ihn sich zu eigen zu machen, ihn zu gehen. Eine Art und Weise, die bestenfalls eine ästhetische positive (öffnende, ermöglichende, wohltuende) Wirkung hat, aber keiner strengen Ursache-Wirkung-Logik folgt. Das verlangt vom Behandelnden, sich auch einen kritischen und kompetenten Blick auf die Theorie der Ästhetik anzueignen[6].

„Es war so schön ... so schön ..." erzählt in Marshs Dokumentarfilm (2009), mehr als dreißig Jahren nach der Performance zwischen den Zwillingstürmen Annie Allix, die Frau, die jahrzehntelang Philippe Petits Lebensgefährtin war, mit immer noch tränenfeuchten Augen vor Rührung ob so viel Schönheit. Das Schöne nimmt – wie es Michael Musalek nicht versäumt, uns zu erinnern – eine vorrangige Rolle bei der Schaffung einer ermöglichenden Atmosphäre ein. Das Schöne, verstanden als *für sich* schön, scheint zu einem Katalysator zu werden, der dazu fähig ist, das Mögliche über den Wunsch in eine tatsächliche Erfahrung zu verwandeln. Das Schöne ist, nach der Beschreibung Wilhelm Schmids, das, was von Grund auf „lebensbejahend" ist, was uns dazu veranlasst, *ja zu sagen* zum Leben und diesem so Sinn verleiht: „Schön ist das, was als *bejahenswert* erscheint" (Schmid 2000, 177). Das Schöne ist folglich das, was uns dazu bewegt „Ja, ich will" auszurufen. So heißt es bei Sergio Givone: „[...] wir sagen vorbehaltlos ja zur Sache; ja, die Sache ist so, wie sie sein muss" (Givone 2003, 15) – das Kontingente wandelt sich so ins Notwendige. Anders ausgedrückt, ist das Schöne das, was Zustimmung evoziert: „Die Schönheit [...] ist ein Wunsch, der im Innersten der Menschen entspringt [...] wie

6 Analog dazu ist es nötig, sich mit Bewertungsinstrumenten auszustatten, die auf dem Wissen der Disziplinen der Ästhetik und der Hermeneutik aufbauen, wenn man die ästhetische Wirksamkeit prüfen will.

eine unversiegbare Quelle [...] dazu fähig, zur Zustimmung einzuladen, zur Interaktion und mit der Macht ausgestattet, Verwandlungen herbeizuführen" (Cheng 2007, 23-24).

Es ist mir wichtig zu präzisieren, dass es sich bei dieser Schönheit, mit der sich ein mit großer Spannung erwartetes Werk Musaleks beschäftigt, immer nur um eine „mögliche Schönheit" handeln kann, also einen Raum der Möglichkeit, in dem das Schöne sich im besten Fall entfaltet. Es geht also nicht darum, apollinisch schöne Umgebungen zu schaffen, um die mögliche Schönheit zu verwirklichen. Im Gegenteil ist, wie der Architekt Louis Kahn vehement vertritt „to make a thing deliberately beautiful [...] a dastardly act" (Kahn 1986, 91). Schönheit *existiert nicht in sich*, sondern *entsteht für sich*, in dem Augenblick, in dem sie die Fähigkeit hat, Zustimmung zu generieren, das Selbst in der weiträumigen Freude zu erweitern, das Mögliche möglich zu machen.

Die Atmosphäre betrifft alle ästhetischen Aspekte des therapeutischen Settings: den Raum, die zwischenmenschliche Beziehung, das Verbale, das Nonverbale, die Formen des Umgangs, die Technik, die Narrationen ... (vgl. Böhme 1995). Wir haben hier nicht die Möglichkeit, alle einzeln zu betrachten, aber wir sollten nicht vergessen, dass das Mögliche (oder das Unmögliche) alle Ebenen betrifft: die absichtsvolle Handlungsebene ebenso wie die neutraleren Gegebenheiten (z.B. das Licht). Sowohl im Raum als auch innerhalb der Beziehung, im Verbalen und im Nonverbalen, im Gespräch und im Schweigen. An dieser Stelle sei exemplarisch auf die Gestalten und Figuren näher eingegangen, die mit ihrer Aura[7] das Mögliche in bestimmte Richtungen ermöglichen.

Die richtige Begleitung und die richtigen Metaphern wählen – Ausgewählte Figuren: der Seiltänzer und der Lyraspieler

> „Der Mensch ist ein Seil, geknüpft zwischen Thier und Übermensch, – ein Seil über einem Abgrunde. Ein gefährliches Hinüber, ein gefährliches Auf-dem-Wege, ein gefährliches Zurückblicken, ein gefährliches Schaudern und Stehenbleiben. Was gross ist am Menschen, das ist, dass er eine Brücke und kein Zweck ist: was geliebt werden kann am Menschen, das ist, dass er ein Übergang und ein Untergang ist."
>
> (Nietzsche 1883/1891, VI, 5.4)

7 Auch diesem Thema hat Michael Musalek kürzlich eine inspirierende Betrachtung gewidmet (vgl. Musalek 2014).

Aus der Auseinandersetzung mit dem Erleben von Kunst (ausgehend von Philippe Petits Performance) können wir einen letzten Ratschluss ziehen:

Es gilt, die richtige Begleitung zu finden. Zuerst einmal die richtigen Helfer und Komplizen, die das Seil spannen, die einen warnen, wenn Gefahr im Verzug ist, während man mitten durch den Himmel schreitet. Aber die richtige Begleitung sind auch die Figuren, die aufgrund ihrer ikonographischen und metaphorischen Bedeutung als „Passagehelfer", als Ermöglicher fungieren können. „Können wir uns der Figuren unserer Kultur als ‚Kontingenzoperatoren' (*opérateurs de contingence*) bedienen, um Möglichkeiten zu eröffnen?", fragt sich die Philosophin Martine de Gaudemar. „Oder gibt es für uns nur eine einzige Rolle, die wir spielen können, die für uns bestimmt ist?" (de Gaudemar 2011, 15).

In diesem Sinne erweist sich eine Figur wie die des Seiltänzers, eine Gestalt, welche die Fähigkeit, den „eigensten" Weg zu ermöglichen, sowie Demut, Ausdauer und Vorstellungskraft verkörpert, als metaphorisch bedeutungsvoll. Sie ist imstande, dort neue Wege aufzuzeigen, wo sie sich niemand vorstellen würde, neue Möglichkeiten zu eröffnen und damit die Notwendigkeit, die Unausweichlichkeit des Schicksals zu durchbrechen.

Analog dazu können auch andere Figuren „Möglichkeiten eröffnen". Das trifft beispielsweise auf Orpheus zu, eine Figur, die Michael Musalek sehr am Herzen liegt. Sie ist dazu fähig, den vielleicht unabwendbar erscheinenden Lauf des Schicksals abzuwandeln, umzuleiten. Man kann den Sirenen widerstehen. Man kann widerstehen, indem man das Schöne anvisiert und mithilfe der Lyra eine Musik erklingen lässt, die noch schöner ist als ihre Gesänge. Genau diese mythische Gestalt, die im Gegensatz zu der Figur des Odysseus steht, ist Inspiration und Orientierungshilfe für das weiter oben genannte, im Suchtbereich angesiedelte Therapieprogramm des Anton Proksch Instituts (vgl. Musalek 2010, 2012). Ein Programm, dessen Ziel es ist, der Versuchung durch die Sirenen (eine Metapher für die Verlockung durch Suchtmittel) zu begegnen, ohne dabei das Subjekt, wie im Fall Odysseus, an den Schiffsmast zu binden, sondern indem man anderen – im besten Fall übergeordneten und letztendlich auch attraktiveren – Erfahrungen von Schönheit und Freude den Vorzug gibt. Martine de Gaudemar bezeichnet die Figuren als „Kontingenzoperatoren, die das Schicksal verändern können" (ebd., 386) und schreibt ihnen die Funktion von „Werkzeugen zur Erfindung von Lebensmöglichkeiten" (ebd., 13) zu, die als Vermittler „zwischen dem Äußeren und dem Inneren" (ebd., 385) sowie als Wirkungsträger, als „philosophische und psychosoziale – man könnte auch sagen, als therapeutische – Operatoren" (ebd., 13) fungieren. Sie fügt hinzu: „Die individuellen Lebensgeschichten der Figuren zeigen Möglichkeiten auf, den Ausgang der Geschichte zu verändern. Sie regen unsere Phantasie an, indem sie uns mehrere Arten zu leben anbieten" (ebd., 386). Sowohl die legendären Gestalten aus der Mythologie (Orpheus, der eine Befreiung vom Schicksal verkörpert) als auch gewöhnlichere Figuren, wie die aus einem Film – ich denke da an die Cinematherapie, die von Martin Poltrum (vgl. seinen Beitrag in diesem Buch) im Anton Proksch Institut angeboten wird – erweisen sich demnach als nutzbringend für die Therapie. „Eine ganz gewöhnliche Person kann den offensichtlichen Beweis dafür liefern, dass es möglich ist, *anders zu leben*, vom Kurs abzuweichen oder den Lauf eines Lebens zu verändern, ohne ein Held oder ein Halbgott zu sein. Und dies selbst in einem zwingenden Kontext" (ebd., 387) wie dem Zustand des Leidens oder der Abhängigkeit. Die Geschichten der anderen können eine „befreiende Kraft" (ebd.) besitzen und in demjenigen, der sich mit ihnen auseinandersetzt, eine „manchmal verschüttete Hoffnung, dass es möglich ist, anders zu leben und ein festgeschriebenes Schicksal abzuändern" (ebd.) freilegen.

Dennoch wirft der gedankliche Brückenschlag zu den Figuren ein Paradoxon auf, das zum Teil dem oben Betrachteten ähnelt: Der Therapeut müsste gleichzeitig die *Vermutung* desjenigen haben, der das Fell des Bären verteilt, bevor er erlegt ist, und dessen *Demut* angesichts der Ungewissheit, die das eigene Handeln mit sich bringt, und der Unmöglichkeit der vollständigen Kontrolle über dessen Wirkung.

Durch die Figur ergibt sich das folgende neue Paradoxon: Wenn die Figuren und im Allgemeinen die Geschichten der anderen ungeahnte Wege aufzeigen und unbekannte Möglichkeiten eröffnen, begünstigen, freisetzen können, dürfen solche Wege niemals zu verbissen als *für sich* möglich genommen werden. Aus diesem Grund sollte man sich vor folgendem Gedanken hüten (und davor, den anderen, den Patienten zu diesem zu veranlassen): „Wenn er es geschafft hat, dann kann ich es auch schaffen!" Philippe Petit ist Philippe Petit, Orpheus ist Orpheus. Eine der Tugenden der Kunst ist es, dass sie die fraglose Einzigartigkeit sowohl des Kunstschaffenden als auch des Rezipienten zum Ausdruck bringt und uns daran erinnert, dass im Kontakt mit einem Kunstwerk ein jeder das aufnimmt, herauszieht, was für ihn passend ist, ihm entspricht und für ihn in diesem Augenblick angemessen ist.

Als exemplarisch haben wir in diesem Beitrag über das musalekianische „das Mögliche möglich machen" die Figur Philippe Petit herangezogen, die einen vollkommen idiosynkratischen Pfad beschreitet, dem niemand anders folgen könnte, und die dadurch doch allen zeigt, dass ein jeder den eigenen Weg finden kann, auch da, wo es keinen zu geben scheint (weil er tatsächlich noch nicht vorgezeichnet ist) – vorausgesetzt, es hilft ihm jemand, das Seil zu spannen. Oder besser noch, es hilft einem jemand dabei, mehrere Wege zu beschreiten, um herauszufinden, welcher der wirklich „eigenste" ist oder vielleicht „die eigensten" sind, so wie es all die am Orpheusprogramm mitwirkenden Helfer tun.

„Handle immer so, dass die Anzahl der Möglichkeiten steigt" lautet der ethische Imperativ Heinz von Foersters. Angewendet auf die Ästhetik der Therapie bzw. die Therapie des Ästhetischen könnte man diesen Imperativ wie folgt umformulieren: „Mach das Mögliche möglich" und wenn du kannst, tue es mithilfe von etwas Schönem.

Michael Musalek sei Dank!

Aus dem Italienischen übersetzt von Vera Nebelung

Literatur

Bachelard, G. (1960) La poétique de la rêverie. PUF: Paris.

Bergson, H. (1907) L'évolution créatrice. PUF: Paris.

Bernegger, G. (2011a) Perché un'attenzione estetica? In: Rivista per le Medical Humanities, N. 19, Juli-September, 28-28.

Bernegger, G. (2011b) Aesthetics of the possible (Vortrag). Symposium, European Society of Aesthetics and Medicine, 11./12. Februar 2011. Berlin.

Bernegger, G. (2014) Un passo indietro. A colloquio con Fabio Pusterla. In: Rivista per le Medical Humanities, N. 29, September-December, 59-67.

Bernegger, G. & Musalek, M. (2011) Und Odysseus weinte. Ästhetische und narrative Elemente in der therapeutischen Beziehung. In: M. Musalek & M. Poltrum (Hg.) Ars Medica. Zu einer neuen Ästhetik in der Medizin. Pabst Science Publishers/Parodos Verlag: Lengerich/Berlin, 257-276.

Bernegger, G. & Musalek, M. (2014) La forza del bello. Una prospettiva estetica nella cura. In: L'arco di Giano. Rivista di Medical Humanities. N. 81 („La salute, la bellezza e l'armonia: le vie della guarigione", hrsg. v. B. Fantini), 87-98.

Bernegger, G., Musalek, M., Rehmann-Sutter, Chr. (2012) An alternative view on the task of prognosis. Critical Reviews in Oncology/Hematology, 84S1, 31 December, 17-24.

Blankenburg, W. (2007) Psychopathologie des Unscheinbaren. Ausgewählte Aufsätze. Hrsg. v. M. Heinze. Parodos Verlag: Berlin.

Bloch, E. (1923) Geist der Utopie. Suhrkamp: Frankfurt am Main [1985].

Bloch, E. (1954-59) Das Prinzip Hoffnung. Suhrkamp: Frankfurt a.M. [1985].

Bloch, E. (1961) Philosophische Grundfragen I. Zur Ontologie des Noch-Nicht-Seins. Suhrkamp: Frankfurt a.M.

Bodei, E. (2013) Immaginare altre vite. Realtà, progetti, desideri. Feltrinelli: Milano [im Text zitiert in eigener Übersetzung].

Bodei, E. (1998) La logica del desiderio. In: G. Cunico (a cura di), Attualità e prospettive del „Principio speranza". L'opera fondamentale e il pensiero di Ernst Bloch. La Città del Sole, Napoli, 107-118 [im Text zitiert in eigener Übersetzung].

Böhme, G. (1995) Atmosphäre. Suhrkamp: Frankfurt a.M.

Cheng, F. (2006) Cinque meditazioni sulla bellezza. Bollati Boringhieri: Torino [2007; im Text zitiert in eigener Übersetzung].

Chrétien, J.-L. (2007) La joie spacieuse. Essai sur la dilatation. Minuit: Paris

[im Text zitiert in eigener Übersetzung].
Dibitonto D. (2009) Luce, oscurità e colore del desiderio. Un'eredità non ancora indagata della filosofia di Ernst Bloch. Mimesis: Milano-Udine [im Text zitiert in eigener Übersetzung].
Gaudemar, M. de (2011) La voix des personnages. Les Éditions du Cerf: Paris [im Text zitiert in eigener Übersetzung].
Givone, S. (2003) Prima lezione di estetica. Laterza: Roma/Bari [im Text zitiert in eigener Übersetzung].
Eco, U. (1962) Opera aperta. Bompiani: Milano.
Ehrenberg, A. (1998) Das erschöpfte Selbst. Depression und Gesellschaft in der Gegenwart. Suhrkamp Verlag: Frankfurt a.M. [2008].
Kearney, R. (1991) Poetics of Imagining. Harper Collins/Routledge: London/New York.
Kahn, L. (1986) Wanting to be: The Philadelphia school. In: R. S. Wurman (ed.) What Will Be Has Always Been: The Words of Louis I. Kahn. Access Press Ltd.: New York, 89-92.
Leopardi, G. (1817-1832) Zibaldone di pensieri. Zanichelli: Milano [2009; die zitierte Übersetzung befindet sich in: C. Augias (2014) Die Geheimnisse Italiens. Roman einer Nation. Übers. v. Sabine Heymann. Beck: München, 19].
Maldiney, H. (1973) Regard, parole, espace. L'Âge d'Homme: Lausanne [1994; im Text zitiert in eigener Übersetzung].
Marsh, J. (2009) Man on wire. Arthaus collection [im Text zitiert in eigener Übersetzung].
Musalek, M. & Poltrum, M. (Hg.) (2011) Ars Medica. Zu einer neuen Ästhetik in der Medizin. Pabst Science Publishers/Parodos Verlag: Lengerich/Berlin.
Musalek, M. (2010) Social aesthetics and the management of addiction. Current Opinion in Psychiatry, 23, 530-35.
Musalek, M. (2012) Das Mögliche und das Schöne als Antwort. Neue Wege in der Burnout-Behandlung. In: M. Musalek, M. Poltrum (Hg.) Burnout. Glut und Asche. Parodos Verlag: Berlin.
Musalek, M. (2013) Health, Well-being and Beauty in Medicine. Topoi, 32, 171-77.
Musalek, M. (2014) Aura. Ausstrahlung von Patienten und Therapeuten (Vortrag). Symposium, Ästhetik in der Psychiatrie. Aura und Atmosphäre, DGPPN-Kongress, 29. November 2014. Berlin.
Musalek, M. (2015) Der Wille zum Schönen. Auf dem Weg zu einem schönen Leben. Parodos Verlag: Berlin (in press).
Musil, R. (1930-33) Der Mann ohne Eigenschaften. Rowohlt Verlag: Berlin.

Nietzsche, F. (1883-91) Also sprach Zarathustra. Schmeitzner: Chemnitz.
Nussbaum, M. C. (1995) Poetic justice. The literary imagination and public life. Beacon Press: Boston [im Text zitiert in eigener Übersetzung].
Petit, Ph. (2008) Credere nel vuoto. Bollati Boringhieri: Torino [im Text zitiert in eigener Übersetzung].
Poltrum, M. (2011) Eutopie, Dystopie, Kolonie. Utopisches Denken in der Psychotherapie. In: M. Musalek, M. Poltrum (Hg.) Ars Medica. Zu einer neuen Ästhetik in der Medizin. Pabst Science Publishers/Parodos Verlag: Lengerich/Berlin.
Pusterla, F. (2014) Argéman. Marcos y Marcos: Milano [im Text zitiert in eigener Übersetzung].
Ricœur, P. (2005) Das Selbst als ein Anderer. Wilhelm Fink Verlag: München.
Ruyer, R. (1988) L'utopie et les utopies. Gérard Monfort: Paris.
Sbarbaro, C. (1914) Pianissimo. La Voce: Firenze. Übers. v. Stefanie Golisch. Quaderni di Traduzioni, IV, Marzo 2010 [im Text zitiert nach dieser Übersetzung, die minimal überarbeitet wurde].
Schmid, W. (2000) Schönes Leben? Einführung in die Lebenskunst. Suhrkamp: Frankfurt am Main.
Seel, M. (2003) Ästhetik des Erscheinens. Suhrkamp: Frankfurt a.M.
Stengers, M. (2013) Au temps des catastrophes. Résister à la barbarie qui vient. La Découverte: Paris [im Text zitiert in eigener Übersetzung].
Weizsäcker, V. von (1986-2005) Gesammelte Schriften, Suhrkamp: Frankfurt a.M.
Weizsäcker, V. von (1987) Der Arzt und der Kranke. Gesammelte Schriften. Bd. 5. Suhrkamp: Frankfurt a.M.
M. Zambrano (1986) El sueño creador. Turner: Madrid.

Anhang

Autorenverzeichnis

Helmut Albrecht, Dr. med. Dipl.-Psych., Facharzt für Psychosomatische Medizin und Psychotherapie und Innere Medizin, Chefarzt der Klinik für Psychosomatische Medizin und Psychotherapie am Helios Klinikum Emil von Behring, Berlin. Schwerpunkte: Chronischer Rückenschmerz, Burn Out, Stationäre multimodale Psychosomatik und Tagesklinik. Lehranalytiker, Supervisor und Balintgruppenleiter der Ärztekammer Berlin, Dozent der Akademie für Psychosomatische Medizin APM Berlin – Individualpsychologie, Daseinsanalyse. Mitglied in der European Society of Aesthetics and Medicine.
Korrespondenzadresse: Dr. med. Dipl.-Psych. Helmut Albrecht, Klinik für Psychosomatik und Psychotherapie, Helios Klinikum Emil von Behring, Walterhöferstr. 11, D-14165 Berlin. Mail: helmut.albrecht@helios-kliniken.de; doc.albrecht.psm@gmail.com

Ute Andorfer, Mag. Dr. rer. nat., Klinische Psychologin, Gesundheitspsychologin und Psychotherapeutin (Verhaltenstherapie) am Anton Proksch Institut Wien. Schwerpunkte: Traumafolgestörungen, Burnout, Angehörige von Suchtkranken, Sucht am Arbeitsplatz, Gender und Diversity. Vorstandsmitglied der Österreichischen Gesellschaft für Arbeitsqualität und Burnout (Burn-Aut), Vorstandsmitglied der Österreichischen Gesellschaft für Verhaltenstherapie (ÖGVT), Vorstandsmitglied der Österreichischen Gesellschaft für Biofeedback und Psychophysiologie (ÖBFP). Zudem Arbeit in freier Praxis als Psychotherapeutin und Supervisorin, Veröffentlichungen und Vortragstätigkeit.
Korrespondenzadresse: Mag. Dr. Ute Andorfer, Anton Proksch Institut Wien, Klinikum – Akademie – Forschung, Gräfin Zichy Straße 6, A-1230 Wien, Mail: ute.andorfer@api.or.at, uteandorfer@me.com

Guenda Bernegger, Lic. Phil., Studium der Philosophie in Lausanne und Berlin. Master in Medical Humanities an der Università dell'Insubria und Master in Teatro sociale e di comunità an der Università di Torino. Forschungsschwerpunkt im Bereich Medical Humanities und Dozentin für Klinische Ethik an der Scuola universitaria professionale della Svizzera italiana. Vicepräsident der European Society of Aesthetics and Medicine. Chefredakteurin von Rivista per le Medical Humanities: www.rivista-rmh.ch.

Korrespondenzadresse: Guenda Bernegger, Scuola universitaria professionale della Svizzera italiana, Dipartimento economia aziendale, sanità e sociale, Stabile Piazzetta, Via Violino 11, Ch-6928 Manno, Mail: guenda-bernegger@yahoo.it

Selina Franzke, Mag.a phil., Studium der Pädagogik und Bildungswissenschaft in Wien. 2010 Sponsion. Studienschwerpunkte: Sozialpädagogik, Psychoanalytische Pädagogik und Sonder- und Heilpädagogik. Seit 2010 beschäftigt im Anton Proksch Institut. Konzepterstellung und Implementierung der Gruppe zum Genusserleben. Evaluation und Forschung zu ressourcenorientierten therapeutischen Maßnahmen. Mitglied der Arbeitsgruppe XENIA zur Verbesserung der interkulturellen Kompetenz im Umgang mit Menschen mit Migrationshintergrund. Publikationen im Spektrum Psychiatrie und suchtspezifischer Fachliteratur.
Korrespondenzadresse: Mag.a Selina Franzke, Anton Proksch Institut Wien, Klinikum – Akademie – Forschung, Gräfin Zichy Straße 6, A-1230 Wien, Mail: selina.franzke@api.or.at

Rainer Gross, Dr. med., geb. 1953, Facharzt für Psychiatrie und psychotherapeutische Medizin, Psychotherapeut, Psychoanalytiker (WPV, IPA), Primarius der sozialpsychiatrischen Abteilung in Hollabrunn, Psychotherapeut in freier Praxis in Wien. Schwerpunkte der Referate und Publikationen der letzten Jahre: Anwendung psychodynamischer Konzepte in der Psychiatrie, Psychiatrie/Psychoanalyse und Film, psychische Struktur und Arbeitswelt. Publikationen: Der Psychotherapeut im Film. Kohlhammer: Stuttgart 2012; Angst, Depression und die Verleugnung von Abhängigkeit: Ein Essay. Österreichische Zeitschrift für Soziologie/ÖZS – Jg. 37, Heft 4/2012, 439-454; The Sphinx and the Riddles of Passion, Love and Sexuality (with Bolognini, St. and Zwettler-Otte, S.). Peter Lang Scientific Publishers: London 2013; Angst am Arbeitsplatz, Angst um den Arbeitsplatz, Huber: Bern 2015 (im Druck).
Korrespondenzadresse: Prim. Dr. Rainer Gross, LK Hollabrunn, A-2020 Hollabrunn, Robert Löffler Straße 20, Mail: psychiatrie@hollabrunn.lknoe.at

Nicolai Gruninger, Univ.-Prof. Mag., Studium der Psychologie, Philosophie und Musik. Professor für Humanwissenschaften an der Konservatorium Wien Privatuniversität, Arbeit in freier Praxis als Psychotherapeut, Coach und Supervisor. Veröffentlichungen und Vortragstätigkeit an der Schnittstelle von Kunst und Therapie im In- und Ausland.

Korrespondenzadresse: Univ.-Prof. Mag. Nicolai Gruninger, Praxis für Musikpsychologie und Psychotherapie, Bäckerstrasse 14/13, A-1010 Wien, Mail: psychotherapie@gruninger.at, siehe auch: www.gruninger.at

Christian Haring: Univ. Prof., Dr. med., M.Sc., Facharzt für Psychiatrie und Psychotherapeutische Medizin, Prof. für Psychiatrie an der Univ. Innsbruck, Ärztlicher Direktor des Landeskrankenhauses Hall in Tirol, Vorstand der Abteilung für Psychiatrie und Psychotherapie B. des Landeskrankenhauses Hall in Tirol, Past-Präsident der Österreichischen Gesellschaft für Psychiatrie und Psychotherapie (ÖGPP), Vorsitzender der „Sektion Suchterkrankungen und Suchtforschung" der ÖGPP und der AG Suizidprävention und Krisenintervention der ÖGPP, Vorsitz der ÖGS (Österreichische Gesellschaft für Suizidprävention), Focal Point der WHO in Österreich zu Suizidfragen, Gründungs- und Vorstandsmitglied der European Society of Aesthetics and Medicine, Leiter des Vereins BIN (Beratung, Information und Nachsorge) für Alkohol- und Medikamentenabhängigkeit und Pathologisches Spielen.
Korrespondenzadresse: Univ. Prof. Dr. Christian Haring, Psychiatrisches KH des Landes Tirol, Milser Strasse 10, A-6060 Hall i. Tirol, Tel: +43(0)50-504-32030, Fax: +43-(0)50-504-32035, Mail: christian.haring@tilak.at

Ulf Heuner, Dr. phil., arbeitet als Verleger und Lektor in Berlin. Monographien: Tragisches Handeln in Raum und Zeit. Raum-zeitliche Tragik und Ästhetik in der sophokleischen Tragödie und im griechischen Theater. Metzler: Stuttgart 2001; Patzer, Pannen, Missgeschicke. Das erste Überlebenshilfebuch. Klett-Cotta: Stuttgart [in überarbeiteter Form neu aufgelegt als: Missgeschicke. Eine Philosophie der kleinen und großen Katastrophen. Parodos: Berlin 2013]; Wer herrscht im Theater und Fernsehen? Parodos: Berlin. 2008.
Korrespondenzadresse: Dr. Ulf Heuner, Parodos Verlag, Traunsteiner Str. 7, D-10781 Berlin, Mail: ulf.heuner@parodos.de

Margret Kuderer, Mag.a phil., Studium der Psychologie an der Universität Wien. 2003 Sponsion. Klinische- und Gesundheitspsychologin, Notfallpsychologin. Mitarbeit in der mobilen Krisenintervention des Akutteams Niederösterreichs. Seit 2004 beschäftigt im Anton Proksch Institut. Schwerpunkte: Bereich Lebensneugestaltung, Forschung, Burnout und Arbeitssucht, psychologische Diagnostik und Behandlung, interkulturelle Arbeitsgruppe XENIA. Vorstandsmitglied der Österreichischen Gesellschaft für Biofeedback und Psychophysiologie. Publikationen und Vor-

tragstätigkeit zu den Themen Horticultural Therapy, Burnout und Biofeedback in der Suchtbehandlung.
Korrespondenzadresse: Mag.a Margret Kuderer, Anton Proksch Institut Wien, Klinikum – Akademie – Forschung, Gräfin Zichy Straße 6, A-1230 Wien, Mail: margret.kuderer@api.or.at

Alfried Längle, Dr.med. Dr.phil. Dr. h.c.mult., Professor für Psychotherapie an der HSE (Moskau), Gastprofessor an der Sigmund Freud PrivatUniversität Wien. 2002-2010 Vizepräsident der International Society for Psychotherapy (IFP), Präsident der internationalen Gesellschaft für Logotherapie und Existenzanalyse (GLE) mit Sitz in Wien, jahrelange Zusammenarbeit mit Viktor Frankl, International Board of Advisors des American Journal for Psychotherapy, wiss. Leiter der et&l-academy Wien-Zürich, Psychotherapeut in freier Praxis in Wien. Monographien: Viktor Frankl – ein Porträt. München 1998; Existenzanalyse und Daseinsanalyse. Wien 2008; Erfüllte Existenz. Wien 2011; Lehrbuch der Existenzanalyse – Grundlagen. Wien 2013. Siehe dazu www.laengle.info.
Korrespondenzadresse: Univ.-Doz. DDr. Alfried Längle, Internationale Gesellschaft für Logotherapie und Existenzanalyse, Ed. Sueß-Gasse 10, A-1150 Wien, Mail: alfried.laengle@existenzanalyse.org, alfried.laengle@et-l.org

Martin Poltrum, Univ.-Doz. Dr., Studium der Philosophie und Pädagogik in Innsbruck, Wien und Sevilla. Diplomkrankenpfleger. Psychotherapeut. 2003 Promotion. 2014 Habilitation an der Sigmund Freud PrivatUniversität Wien (Venia Docendi für das gesamte Gebiet der Psychotherapiewissenschaften). Koordinator der Akademie des Anton Proksch Instituts. Generalsekretär der European Society of Aesthetics and Medicine. Monographien: Philosophische Psychotherapie. Das Schöne als Therapeutikum. Berlin 2015 (im Druck); Musen und Sirenen. Ein Essay über das Leben als Spiel. Lengerich/Berlin 2013; Klinische Philosophie. Logos Ästhetikus und Philosophische Therapeutik. Berlin 2010; Schönheit und Sein bei Heidegger. Wien 2005; Chefredakteur und Herausgeber von Rausch. Wiener Zeitschrift für Suchttherapie; Nationale und internationale Vortragstätigkeit. Zeitschriftenaufsätze und Buchbeiträge an der Schnittstelle von Philosophie, Psychotherapie und Ästhetik – siehe dazu: www.philosophiepraxis.com.
Korrespondenzadresse: Univ.-Doz. Dr. Martin Poltrum, Anton Proksch Institut Wien, Klinikum – Akademie – Forschung, Gräfin Zichy Straße 6, A-1230 Wien, Mail: poltrum@api.or.at; m.poltrum@philosophiepraxis.com

Oliver Scheibenbogen, Mag. Dr. rer. nat., Klinischer Psychologe, Gesundheitspsychologe und Biofeedbacktherapeut am Anton Proksch Institut Wien. Leitung der Klinischen Psychologie sowie der Abteilung für Aktivierung, Kreativität und Lebensneugestaltung. Schwerpunkte: Burnout, Sucht am Arbeitsplatz, Biofeedbackbehandlung. Vizepräsident der Österreichischen Gesellschaft Biofeedback und Psychophysiologie (ÖBFP). Wissenschaftsbeirat der Österreichischen Gesellschaft für Arbeitsqualität und Burnout (Burn-Aut). Zudem Arbeit in freier Praxis als Klinischer Psychologe und Biofeedbacktherapeut, Veröffentlichungen und Vortragstätigkeit.
Korrespondenzadresse: Mag. Dr. Oliver Scheibenbogen, Anton Proksch Institut Wien, Klinikum – Akademie – Forschung, Gräfin Zichy Straße 6, A-1230 Wien, Mail: oliver.scheibenbogen@api.or.at, office@scheibenbogen.at

Martin Tauss, Dr. phil., Studium der Medizin, Germanistik und Geschichte an der Universität Wien, Studienaufenthalt am interdisziplinären Institut für Drogenforschung der Universität Bremen (BISDRO), seit 1995 Journalist, Redakteur und Herausgeber für Medizin- und Gesundheitsmedien, von 2003 bis 2013 Wissenschaftskommunikation und Veranstaltungsmanagement bei Update Europe – Gesellschaft für ärztliche Fortbildung, Wien; seit 2013 Leiter des Ressorts „Wissen" bei der österreichischen Wochenzeitung Die Furche (www.furche.at). Buchpublikationen: Fachbuchserie Medizin Online (mit Thomas Stodulka). Public Voice Verlag: Wien 2000, 2001, 2003); Rausch Kultur Geschichte. Studienverlag: Innsbruck 2005; wissenschaftliche Arbeiten vor allem im Bereich der „Medical Humanities".
Korrespondenzadresse: Dr. Martin Tauss, Die Furche, Redaktion „Wissen", Lobkowitzplatz 1, A-1010 Wien, Mail: martin.tauss@furche.at

Verzeichnis der ESAEM-Meetings

(sowie einiger Programmbeiträge der ESAEM zu anderen Kongressen mit den wichtigsten Referaten, eine vollständige Auflistung finden Sie im Internet unter: http://www.esaem.eu/index.php?page=2)

Mailand, September 2005
Gründungsmeeting

Lausanne, Januar 2006
Martin Poltrum: Aestetics and Anaesthetics, Medicine and Health
Vincent Barras: Literature, Modernity and Psychiatry in the XX. century

Wien, Oktober 2006
Martin Poltrum: Aesthetic based Medicine: A postmodern Perspective
Michael Musalek: Ars Medica between Skylla and Karybdis

Hall in Tirol, Februar 2007
Lazare Benaroyo: Vulnerability and alterity in the thought of Emmanuel Levinas; their significance for medical ethics and aesthetics
Christian Haring: Misuse of Aesthetics

Verona, August 2007
Michael Janny: The persuasive power of pictures. How pictures produce knowledge in Medicine

Mailand, Dezember 2007
Alessandra Ferlini: Poetry: Care – Word – Cure in Psychotherapy
Jan Schlimme: Existential aesthetic in addiction. The importance of the indefinability for a psychiatric understanding of addiction

Mailand, März 2008
Martin Poltrum: Utopia – Eutopia – Dystopia
Roland Winter: The aesthetic dimension of desire
Guenda Bernegger: Aesthetical understanding and symbolic efficacy

Wien, November 2008
Alessandra Ferlini: The aesthetic dimension of masochism
Michael Musalek: Cooperation and Partnership in postmodern Medicine – why not?!

Berlin, Mai 2009
Guenda Bernegger: Bad or Mad? Aesthetics of Badness
Vincent Barras: Hallucination and the culture in the 20th century
Christian Haring: Ars moriendi

Tübingen, August 2009
Guenda Bernegger: Aesthetic dimensions in the patient's narrative
Michael Musalek: Aesthetic dimensions in institutional care: hospitality in the hospital

Lissabon, Oktober 2009
Michael Musalek: Hospitality in psychiatry
Martin Poltrum: Aesthetics and Hermeneutics – The therapeutic power of beauty
Pedro Varandas: Attractivenes of Treatment for Mental Disorder
Christian Haring: Aesthetics of disgust

Berlin, Mai 2010
Ulf Heuner: Thinking about the death (on stage) makes me happy – the happiness of spectatorship
Jan Schlimme: Ars vivendi – aesthetics of existence
Helmut Albrecht: The embodiment of pain and suffering in the Laokoon-Sculpture and the works of Auguste Rodin and Frida Kahlo

Berlin, November 2010
Michael Musalek: Zu einer neuen Ästhetik in der Suchtbehandlung. Das Orpheusprogramm
Martin Poltrum: Musen und Sirenen. Dichtung als Therapeutikum
Ulf Heuner: Schön gestolpert: eine Ästhetik des Missgeschicks

Berlin, Februar 2011
Gnenda Bernegger: Asthetics of the possible
Martin Heinze: Aesthetics, Anthropology and Social Psychiatry
Christian und Lisa Haring: Suicide in Literature
Christian Pajek: Living – Active Ways of Calmness

Sils Maria, August 2011
Peter André Bloch: Nietzsches Sehnsucht –
Vision paradiesischer Vollkommenheit
Michael Musalek: Nietzsche. Nur Narr. Nur Dichter?!

Helmut Albrecht: Alfred Adler – Pionier der Psychosomatik und Patient im Burn Out. Die Geburt der Tragik aus dem Geist der Fiktion
Nikolaus Lange: Leibbilder. Schritte auf dem Weg zu sich selbst. Ästhetik des Leibes in der psychotherapeutischen Arbeit

Berlin, Mai 2012
Michael Musalek: Ästhetisches Denken und Atmosphären – eine Einführung
Guenda Bernegger: Atmosphären als Raum der Möglichkeit
Lukas Hartl: Atmosphäre und Leiblichkeit
Christian Kupke: Zeitstimmung und Atmosphäre. Eine stimmige begriffliche Konstellation?
Erika Schuchardt: Carpe Diem: Komplementär-Spirale-Wege zum Sein
Julia Heimerdinger: Atmosphäre durch Musik und Tongestaltung im Film

Sils Maria, August 2012
Christian Haring: Sprache in der Psychiatrie
Nicolai Gruninger: R.M. Rilke und die Heilkraft der Sprache
Martin Poltrum: Reiz und Rührung: Cinematherapie in der stationären Suchtbehandlung
Michael Musalek: Genieße, wer kann!? Zur Phänomenologie des Genusses

Berlin, Mai 2013
Isolde Eckle: Psychiatry and Cinema. Interpretation of Kathrin Bigelow's The Hurt Locker
Guenda Bernegger: Dimensions of intimacy in old age homes: a look through films

Berlin, April 2014
Michael Musalek: Joyful life
Guenda Bernegger: About the sense of possibility or what medicine can learn from art

Oxford, Juni 2014
Michael Musalek: Aesthetics and Social Aesthetics in Medicine: hospitality, atmospheres and the joyful life
Martin Poltrum: The Orpheus Treatment Programme
Guenda Bernegger: Aesthetics and Atmospheres

Madrid, September 2014
Guenda Bernegger: Atmospheres in clinical settings: where the possible becomes possible
Martin Heinze: Social psychiatry as an opening up of possibilities
Martin Poltrum: Clinical philosophy: cinema-therapeutic interventions

Michael Musalek
Martin Poltrum (Hg.)

Ars Medica
Zu einer neuen
Ästhetik in der Medizin

978-3-938880-39-5

Parodos Verlag /
Pabst Science Publishers

332 Seiten

30,00 EUR [D] / 30,90 EUR [A] /
40,90 CHF UVP

parodos.de

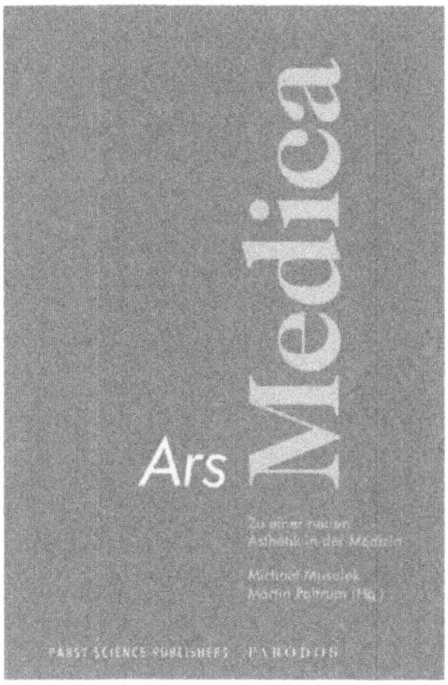

Schaut man auf die europäische Geistesgeschichte, dann zeigt sich schnell: Das Schöne ist heilsam – es ist das Antidepressivum und Weckamin des Seins. Eine Sozialästhetik als Wissenschaft des Schönen in den zwischenmenschlichen Beziehungen kann somit ein Wissen zur Verfügung stellen, das in die medizinische Praxis Eingang findet.

Themen, die es hier wissenschaftlich zu bearbeiten und klinisch umzusetzen gilt, sind z.B. die Kultivierung von Patientenkontakten, die Dekonstruktion von Interaktionsgrenzen, das Schaffen von angstfreien und gesundheitsfördernden Atmosphären, das Einführen von Humanität in leere Patientenrituale, die Eleganz der Diagnostik, die Attraktivität von Behandlungsformen, die Sensibilisierung für Wahrnehmungen und Erfahrungen des Schönen sowie das Eröffnen von ästhetischen Zukunftsperspektiven. Der Band versammelt grundlegende Texte zu einer solchen neuen Ästhetik in der Medizin.

Mit Texten von Michael Musalek, Rainer Thurnher, Lukas Hartl, Helmut Albrecht, Martin Poltrum, Martin J. Tauss, Günter Gödde, August Ruhs, Martin Poltrum, Guenda Bernegger und Michael Musalek, Hinderk M. Emrich, Jann E. Schlimme und Christian Haring.

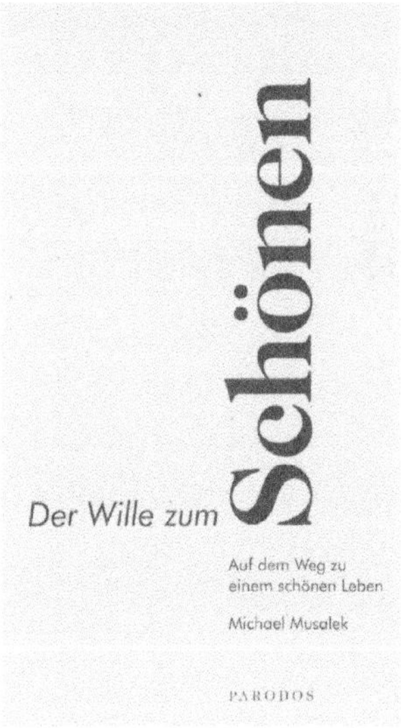

Michael Musalek

Der Wille zum Schönen

Auf dem Weg zu
einem schönen Leben

978-3-938880-71-5

Parodos Verlag

ca. 150 Seiten

ca. 15,00 EUR [D] / ca. 15,50 EUR [A] / 21,90 CHF UVP

September 2015

parodos.de

Das Schöne ist nicht nur Zierleiste des Lebens, die quasi als Ornament unter einen arbeitsamen und erfolgreichen Tag gesetzt werden darf. Schönheit bzw. das Erleben von Schönem sind auch nicht nur die durch tägliche Mühsal erworbenen Zahlungsmittel, deren Erhalt uns erst dann zusteht, wenn wir all das gut und brav erledigt haben, was uns ein arbeitsreiches Leben, als Vorgabe unserer Gesellschaft, an Aufgaben abverlangt. Das Schöne ist viel mehr. Es ist zugleich Kraftquelle und Kraftstoff unseres Lebens.

Jener auf das Schöne ausgerichtete Wille, jenes Drängen, jene basale dunkle Kraft ist es, was uns dazu bringt, nicht nur zu überleben, sondern überhaupt als Menschen leben zu können – der Wille zum Schönen ist die aus dem Dunkeln kommende Urkraft des Lebens, die uns das Tor in einen lichtvollen Kosmos des als angenehm, freudvoll, begeisternd und genussreich Erlebten öffnet.